Günter Wiegelmann (Hrsg.)

Volksmedizin heute

D1724570

Beiträge zur Volkskultur in Nordwestdeutschland
herausgegeben von der
Volkskundlichen Kommission für Westfalen
Landschaftsverband Westfalen-Lippe

Heft 57

Münster 1987

Volksmedizin heute

herausgegeben von
Günter Wiegelmann

Materialien und Studien

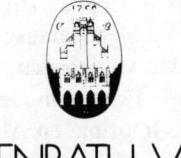

F. COPPENRATH VERLAG

Redaktion: Daniele Schmidt

Titelbild: Jan Forystek, Dortmund, 1987

ISBN: 3-88547-308-9
ISSN: 0724-4096
© 1987 F. Coppenrath Verlag, Münster
+ Herausgeber
Alle Rechte vorbehalten, auch auszugsweise
Printed in Germany
Imprimé en Allemagne

Inhaltsverzeichnis

VI

Der Mensch muß bei dem Glauben verharren,
daß das Unbegreifliche begreiflich sei;
er würde sonst nicht forschen.

Johann Wolfgang von Goethe

IX

Vorwort

„Volksmedizin? Das ist eine Sache der Vergangenheit, die gibt es heute nicht mehr. Man kann sie nur historisch betrachten, ähnlich wie die ländliche Tracht." So erklärte mir eine Mitarbeiterin, als ich mit ihr meinen Plan besprach, den Stellenwert der Volksmedizin in unserer Zeit zu untersuchen.

Kurz vorher hatte ich aber andere Beobachtungen machen können. Bei einem Kuraufenthalt sagte mir der leitende Arzt des Sanatoriums, ich müsse mein Schlafzimmer unbedingt auf Erdstrahlen hin untersuchen lassen. Von mehreren Patienten hörte ich, daß sie mit derartigem schon viel Erfahrung hatten. Manche pendelten Lebensmittel und Arzneien aus. Andere waren vom Einfluß der Sterne fest überzeugt. Als Tischnachbarin hatte ich eine Wahrsagerin, die auch gesundheitliche Ratschläge gab. All das und manche beiläufige Beobachtung der letzten Jahre machten mich neugierig.

Zu einem regelrechten Forschungsprojekt kam es dann, weil in dem orientierenden Hauptseminar des Winter-Semesters 1984/85 das Interesse unter den Studierenden ungewöhnlich groß war. Wir machten schon damals erste Befragungen. Im Sommer-Semester 1985 folgte ein Praktikum, in dem zweigleisig gearbeitet wurde: Für einzelne Themenkomplexe bildeten sich kleine Arbeitsgruppen, so für Geistheiler, Magnetiseure, Heilpraktiker, für die Einstellung der Schulmediziner und für homöopathische Therapeuten. Die meisten Teilnehmer arbeiteten allerdings an der Übersichtsbefragung mit, die im Herbst 1985 durchgeführt wurde. Dann folgten noch zwei Seminare, in denen wir die Auswertung der Materialien diskutierten.

Nun, da der lange Weg gemeinsamer Arbeit abgeschlossen ist und eine Publikation vorgelegt werden kann, ist es mir ein echtes Anliegen, allen Beteiligten zu danken. Vor allem gilt mein Dank den Studentinnen und Studenten der vier Seminare. Ohne ihr begeistertes, engagiertes Mitmachen, ohne ihren persönlichen Einsatz bei den manchmal schwierigen Befragungen und Gesprächen im Lande wäre diese Schrift nicht zustande gekommen. Insbesondere danke ich jenen, die während der ganzen Zeit durchhielten und zudem ein Manuskript beisteuerten. Darüber hinaus haben die Interviewerinnen und Interviewer der Übersichtsbefragung wichtige Arbeit geleistet. Ihnen sowie ihren Gesprächspartnern danke ich herzlich für die gründliche, sachkundige Arbeit. Neben den Ärzten, den Heilpraktikern (sowie deren Patienten) möchte ich vor allem die Geistheiler, Magnetiseure und Spruchheiler eigens erwähnen, denn sie leben hierzulande unter einem schwierigen gesellschaftlichen und obrigkeitlichen Druck. Daß sich einige von ihnen dennoch zu ausführlichen Gesprächen bereit fanden, war uns ganz besonders wertvoll.

X

Die Studien wurden getragen von der Volkskundlichen Kommission für Westfalen des Landschaftsverbandes Westfalen-Lippe sowie dem Volkskundlichen Seminar der Westfälischen Wilhelms-Universität. Den Mitarbeiterinnen und Mitarbeitern dieser beiden Institutionen danke ich aufrichtig dafür, daß sie die Untersuchungen bereitwillig unterstützten.

Die redaktionellen Arbeiten übernahm freundlicherweise Daniele Schmidt. Sie hat sich dieser Aufgabe gewissenhaft und mit viel Einsatzbereitschaft gewidmet. Dafür danke ich ihr besonders.

Die Abbildungen zeichnete Bernd-Wilhelm Linnemeier, den Satz besorgte Marlis Dormann. Beiden danke ich bestens für die sorgfältige Ausführung ihrer Aufgaben.

Obwohl es sich um ein zeitaufwendiges Unterfangen handelte, können wir nun doch nur einen ersten Überblick bieten, der den Charakter einer Pilotstudie hat. Ich hoffe zuversichtlich, daß Zeit und Kraft dafür reichen, gründlichere Untersuchungen bald folgen zu lassen. Sie werden allerdings nur möglich, wenn ich wiederum ähnlich engagierte Mitarbeiter finde, wie bei dieser Studie.

Im Juli 1987   Günter Wiegelmann

Hinweis für interessierte Leser.

Da die volksmedizinischen Handlungen zur privaten Sphäre der Menschen gehören, ist es für die Wissenschaftler vielfach schwierig, Genaueres über diese Dinge zu erfahren. Leicht wird Wichtiges übersehen. Deshalb wäre ich allen Lesern, die Erfahrungen in diesem Bereich haben, sehr verbunden, wenn sie mir darüber berichten könnten. Denn die Erhebungen und Untersuchungen sollen weiterlaufen. Es ist gleichgültig, aus welcher Region Mitteleuropas Erfahrungen vorliegen. Alles ist uns von Wert.

Meine Adresse: Prof. Dr. G. Wiegelmann, Volkskundliches Seminar der Westf. Wilhelms-Universität, Domplatz 23, 4400 Münster (Tel. 0251-83 44 00/01).

Die Situation der Volksmedizin in der Nachkriegszeit

von

Günter Wiegelmann

Zur „Volksmedizin" rechnet man die von der Bevölkerung in eigener Verantwortung durchgeführten Maßnahmen zur Erhaltung der Gesundheit und zur Behandlung von Krankheiten; insbesondere jene Maßnahmen, die nicht zur sogenannten Schulmedizin gehören, also im Medizinstudium nicht gelehrt und deshalb den Patienten von den Ärzten in der Regel nicht verordnet werden.

Aber „Volksmedizin" markiert wie stets bei kulturellen Begriffen keineswegs einen scharf abgrenzbaren Block von Realität, sondern eine vielfach gestufte, weite Skala von Möglichkeiten, mit breiten Überlappungssäumen zu (anders bezeichneten) Sachverhalten unterschiedlicher Qualität. Um es an Beispielen zu erläutern: Wenn Krankheiten von sogenannten Gesundbetern oder Spruchheilern mittels christlicher Gebete und Segenssprüche „besprochen" werden, ist man extrem weit von der üblichen medizinischen Versorgung entfernt und steht zugleich mit im Bereich von Volksglauben und Theologie.

Wenn eine junge Mutter wegen der hochfiebrigen Lungenentzündung ihres kleinen Kindes – außer den Hausarzt – auch ihre erfahrenere Schwester um Hilfe bittet und man auf ihren Rat eine Laienbehandlung durchführt (heiße, zerquetschte Pellkartoffeln auf die Brust, Herumtragen des Kindes im überheizten, gut gelüfteten Zimmer) – eine Maßnahme, von der man dem erstaunten Arzt anderntags nichts verrät –, so befinden wir uns im Kernbereich der unabhängig von der medizinischen Wissenschaft erprobten und tradierten Volksmedizin.

Am anderen Rande der Skala mehren sich die Überschneidungen mit der Schulmedizin. So wurden die Kneipp'schen Anwendungen von einem Laien entwickelt und blieben lange auf den Bereich der volksmedizinischen Praxis beschränkt. Aber in den letzten Jahrzehnten fanden sie mehr und mehr Anerkennung auch bei niedergelassenen Ärzten. Eine ähnliche Randstellung hat die Homöopathie. Obwohl von einem Arzt begründet, konnte sie bis heute keine volle Eingliederung erreichen. In einigen europäischen Ländern (DDR, Schweden) ist sie sogar verboten. Hierzulande wird sie viel von Heilpraktikern benutzt, daneben gibt es eine beachtliche Zahl homöopathischer Ärzte, und schließlich haben nicht wenige in der Bevölkerung ihre homöopathischen Hausmittel. Eine derartige Selbstmedikation betreibt man freilich auch, ja sogar in ungleich größerem Umfange, mit allopathischen Mitteln. Damit haben wir schon den äußersten Rand der Volksmedizin (gegenüber der üblichen ärztlichen Versorgung) angesprochen; denn wenn jemand eine verordnete Medizin nicht nimmt oder sich derartige Medikamente (aufgrund der eigenen Erfahrung) selbst kauft, so handelt er zwar auch in eigener Verantwortung, aber doch im Kontakt zur ärztlichen Versorgung, in Auseinandersetzung mit ihr.

Wegen dieser Stellung der Volksmedizin wird ihr jeweiliger Rang im Gesamten des Gesundheitswesens nicht zuletzt von den Entwicklungen innerhalb der offiziellen Medizin bestimmt, daneben freilich von den allgemeinen geistigen und gesellschaftlichen Orientierungen der Zeit. Wie ist es zu verstehen, daß der volksmedizinische Bereich seit den siebziger Jahren eine kräftige Aufwertung erfahren hat? Und das nicht nur in Westdeutschland, sondern in zahlreichen europäischen Ländern, wie z.B. in Frankreich und England, in Belgien, den Niederlanden und in Dänemark, in Finnland und Polen (vgl. Barthel 1986). — Offensichtlich kamen dabei verschiedene Stränge zusammen.

Grundlagen der heutigen Volksmedizin

Der erste große Aufschwung der modernen Medizin lag im späten 19. Jahrhundert. Damals wurde sie eine naturwissenschaftliche Disziplin, chemische und physikalische Methoden bildeten die Grundlage von Diagnose und Therapie. Durch Mikroskopie und Photographie, Röntgengeräte und die neuen Formen der Narkose konnten in Chirurgie und Bakteriologie grundlegende Erfolge erreicht werden. Die Asepsis drängte die Übertragung von Krankheitskeimen zurück. Kurz: Die europäische (und nicht zuletzt die deutsche) Medizin machte durch die konsequente naturwissenschaftlich-technische Orientierung gewaltige Fortschritte. — Aber der Blick wurde damit ganz auf das mechanisch faßbare körperliche Geschehen gelenkt. Zudem bewirkte die herrschende Lehre von der Zellularpathologie, daß sich eine punktuelle Auffassung der Krankheit entwickelte. Darauf fußt die fachärztliche Spezialisierung, die auch durch die stetige Verfeinerung der Methoden nahegelegt wurde.

Die Erfolge der Medizin waren (gegenüber dem früher Üblichen) für die Menschen so offenkundig, daß viele bis dahin gängige Praktiken der Volksmedizin außer Kurs gerieten, besonders im Bereich der sogenannten „Zaubermedizin" (also der im Mentalen ansetzenden Maßnahmen) — die Gustav Jungbauer noch als „Volksmedizin im engeren Sinne" ansah (1934: 2). Demgegenüber blieb von dem anderen großen Bereich, der volkstümlichen (materiellen) Erfahrungsheilkunde, noch vieles über Jahrzehnte erhalten (in den ländlichen Regionen meist bis zum Zweiten Weltkrieg). Da die „abergläubischen" Vorstellungen und Praktiken damals bald beiseite gelegt wurden, erwachte bei historisch Interessierten der Sammeleifer, um noch möglichst viel von dem altartigen Gut aufzuzeichnen. So ist es ganz konsequent, daß die volksmedizinische Dokumentation im deutschsprachigen Mitteleuropa „im ausgehenden 19. Jahrhundert . . . ihre erste wissenschaftliche Entfaltung" fand (Grabner 1967: 1).

Aber damit ist nur eine Seite des Geschehens angesprochen. Daneben bleibt zu beachten, daß die Volksmedizin gerade auf dem damaligen Höhepunkt des schulmedizinischen Fortschritts neue Impulse erhielt. Denn in den achtziger Jahren, als Robert Koch den Tuberkelbazillus und andere Krankheitsbazillen entdeckte, begann auch die Breitenwirkung von Sebastian Kneipp. Sein Hauptwerk „Meine Wasserkur" mußte von 1886 bis zur Jahrhundertwende über siebzigmal neu aufgelegt werden. Der erste Kneippverein wurde 1890 gegründet, das erste Kneippsche Heilmittelwerk 1892 (in Würzburg). Die achtziger Jahre markieren sich auch in anderen Bereichen der naturheilkundlichen Bewegung. Das erste Reformhaus wurde im Jahre 1887 unter der Bezeichnung „Gesundheitszentrale" in Berlin gegründet. Anhänger einer gesunden Lebensweise und der naturheilkundlichen Behandlung hatten bereits in den sechziger Jahren allmählich damit begonnen, Vereine zu gründen, damals insbesondere im Raume Sachsen. Aber erst in den achtziger Jahren war es soweit, daß man daran denken konnte, eine gesamtdeutsche Vereinigung zu etablieren. 1883 unternahm man den ersten Versuch. 1888 kam es zum dauerhaften Beginn des „Deutschen Bundes der Vereine für Gesundheitspflege und arzneilose Heilweise", der seit 1900 die Bezeichnung führte „Deutscher Bund der Vereine für naturgemäße Lebens- und Heilweise". Die Mitglieder dieser Vereine bildeten im ausgehenden 19. und frühen 20. Jahrhundert eine Volksbewegung mit großer Breitenwirkung. Vom Jahre 1889 bis zum Jahre 1913 stieg die Mitgliederzahl im Deutschen Reich von 19.000 auf 148.000. Wenn man bedenkt, daß zu jedem Mitglied eine mehrköpfige Familie gehörte und selbst in jenen Jahrzehnten großer Vereinsmeierei nicht jeder Anhänger der Naturheilkunde in einem Verein organisiert war, dann muß man wohl damit rechnen, daß die naturheilkundliche Bewegung damals zwischen einer halben und einer Million Anhänger im Deutschen Reich umfaßte.

Diesen Höhepunkt konnte die Bewegung nach dem Ersten Weltkrieg nicht halten. Erst zwei Jahrzehnte später (1939) erreichte die Mitgliederzahl noch einmal etwa 100.000, aber die Vereine für Naturheilkunde spielten doch nicht mehr die gleiche Rolle wie vor dem Ersten Weltkrieg. Nach dem Zweiten Weltkrieg trat an die Stelle des Bundes für Naturheilkunde der Kneipp-Bund, der in den siebziger Jahren 65.000 Mitglieder zählte (Krabbe 1974). Bei diesem zeitlichen Vergleich muß man jedoch einkalkulieren, daß die Neigung, sich Vereinen anzuschließen, in Deutschland nach dem Ersten Weltkrieg und insbesondere nach dem Zweiten Weltkrieg deutlich abnahm. Deshalb ist aus den Zahlen der Vereinsmitglieder nicht unmittelbar auf die Breitenwirkung der naturheilkundlichen Bewegung zu schließen.

Damit ist schon eine Wurzel für den heutigen Boom der Volksmedizin genannt: Die Tradition der naturheilkundlichen Bewegung in Deutschland, die in den siebziger Jahren — als die neue Welle der Volksmedizin sich zu formieren begann — auf eine Zeitspanne von etwa einem Jahrhundert zurückblicken konnte. Dieser anscheinend für Deutschland spezifische Strang ist in seiner Bedeutung hoch

einzuschätzen. Man muß sich vor Augen halten, daß es bereits in der Zwischen-
kriegszeit ein recht dichtes Netz von Reformhäusern in den Groß- und Mittelstädten gab, daß zur gleichen Zeit die Kneippschen Kursanatorien und andere
naturheilkundliche Kurheime in beachtlicher Zahl ausgebaut wurden und daß
schon seit der Jahrhundertwende ein breiter Strom an Überlieferung von Wissen
und Praktiken in den Familien Deutschlands vorhanden war.

Auf dieser Grundlage konnte es geschehen, daß einige reformerische Artikel
sehr früh in den normalen Handel kamen (wie z.B. Kathreiners Malzkaffee) und
daß nach dem Zweiten Weltkrieg Reformideen schon in der ersten Gesundheits-
welle eine größere Breitenwirkung erreichten. So gelangten um 1960 zugleich
mehrere der bis dahin auf Reformhäuser beschränkten Waren (wie verschiedene
Arten Vollkornbrot, naturtrübe Säfte, Diätmargarinen) in das Sortiment der
Lebensmittelgeschäfte. Zudem glaubten damals die Apotheken, durch eigene
Reformabteilungen der wachsenden Konkurrenz der Reformhäuser begegnen
zu müssen. Diese Reformabteilungen der Apotheken bestanden zwar meistens
nicht mehr als ein Jahrzehnt, zeigen aber, welchen Anklang die lebensreforme-
rischen Ideen damals in breiten Bevölkerungskreisen hatten.

Aber diese Tradition der Naturheilkunde hätte sicherlich allein nicht zu der
neuen Welle der Volksmedizin in den achtziger Jahren geführt, wenn nicht zwei
andere Impulse hinzugekommen wären: Die Enttäuschung über manche Tendenzen in der Schulmedizin und die internationale Welle der Bio- und Alternativbewegung.

Es muß zunächst noch angemerkt werden, daß — spätestens seit der Nachkriegszeit — der Schwerpunkt der naturheilkundlichen Bewegung innerhalb der
Bundesrepublik Deutschland ganz eindeutig im Süden lag. In Süddeutschland gibt
es eine ungleich größere Dichte von naturheilkundlich orientierten Ärzten, von
Heilpraktikern sowie von einschlägigen Sanatorien und Kurheimen (vgl. Koch u.a.
1986). Entsprechend finden die meisten Kongresse dieser Art im Süden statt.

Medizinkritik und neue gesellschaftliche Impulse

Die Fortschritte der offiziellen Medizin erhielten nach dem Zweiten Weltkrieg
einen entscheidenden Schub, wahrscheinlich den größten in der Geschichte
der Medizin überhaupt. Es wurden ganz neue Medikamentengruppen entdeckt,
wie die Sulfonamide, die Antibiotika und die Hormonpräparate. Die Chirurgie
entwickelte sich so rasch, daß es nach wenigen Jahrzehnten gar zu Organtrans-
plantationen (Herz-, Nieren- und Leberverpflanzungen) kommen konnte. Dadurch
wurde es auch möglich, daß sich eine eigene Sparte „Ersatzmedizin" bildete, die
z.B. künstliche Hüftgelenke, künstliche Nieren, künstliche Herzen und künstliche
Beatmung bietet. Auf den neuen Diagnose-, Kontroll- und Ersatzmechanismen
beruht die sogenannte Intensivmedizin (mit all ihren Erfolgen und Problemen).

Auch in anderen Bereichen wurde die Spezialisierung weitergetrieben. Es kann hier nicht darum gehen, die Modernisierungen der Medizin im Detail zu erläutern. Wichtiger ist es, die Konsequenzen für die Patienten und die Zeitphasen abzuschätzen.

In den sechziger und den frühen siebziger Jahren glaubte man, der Medizin werde bald alles möglich sein. Man war optimistisch, auch die letzten Krankheiten bis zur Jahrtausendwende besiegt zu haben. Die Außensteuerung des Menschen durch die Medizin schien grenzenlose Möglichkeiten zu bieten. Man plante riesige Klinikkomplexe — wie das Aachener oder das Wiener Klinikum —, um auf diese Weise die enorm gewachsene Zahl der Spezialisten und die Gesamtheit der Apparaturen noch zum Einsatz bringen zu können. Es kam zu einem euphorischen Ausbau des Medizinwesens, das gigantische Ausmaße annahm und damit zu einer Kostenexplosion führte, die sehr bald besorgniserregend wurde. Von 1950 bis 1980 stiegen die Ausgaben für die Gesundheit in der Bundesrepublik um das Dreißigfache, allein von 1960 bis 1980 um das Achtzehnfache, obwohl in dieser Spanne die Lebenshaltungskosten sich nur verdoppelten (Halter 1981).

Die Kritik ließ nicht lange auf sich warten. 1974 eröffnete Ivan Illich die Diskussion mit einer grundlegenden Kritik. Seine Thesen waren schockierend. Die Schäden des modernen Gesundheitswesens seien größer als der Nutzen, ja er ging soweit, die Schäden der letzten Jahrzehnte mit den Folgen einer Seuche früherer Jahrhunderte zu vergleichen. Aber seine Behauptungen waren nicht aus der Luft gegriffen, sondern fußten auf einem weiten internationalen Literaturstudium. Bald folgten angesehene Vertreter der medizinischen Wissenschaft wie Julius Hackethal oder Heinrich Schaefer. Einem Höhepunkt strebte die Medizinkritik um 1980 zu. Damals erschienen Titel wie „Vorsicht Arzt! — Krise der modernen Medizin" (Halter 1981), in der die Texte einer Spiegel-Serie zusammengefaßt waren. Wenige Jahre vorher (Ende 1975) begann in der „Bunten" eine bis heute laufende Artikel-Serie „Der kritische Patient", in der mit immer neuen Beispielen der Schulmedizin Spiegel vorgehalten und Alternativen aufgewiesen werden (vgl. Schmidsberger 1987). Derartige Serien wie die Spiegel-Serie und die Publikationen in der „Bunten", sorgten für entsprechende Breitenwirkung. Andere Publikationen kamen hinzu, wie die „Bitteren Pillen" von 1983 oder die „Krebsmafia" von 1981 (Bachmann 1981, Taschenbuchausgabe 1983). Seitdem ist die Literatur zur Medizinkritik außerordentlich angewachsen. Da zugleich immer wieder Berichte in den Zeitungen, Illustrierten und Magazinen über Arzneimittelskandale erscheinen, ist die Bevölkerung hellhörig geworden. Man glaubt der Schulmedizin nicht mehr so ohne weiteres, daß sie allein eine optimale Behandlung bieten kann. Entsprechend steigt der Druck der Patienten auf die Ärzte, ihnen weniger gefährliche, weniger aggressive Arzneimittel zu verschreiben (vgl. Wiedemann 1978/85).

Deshalb dringen die pflanzlichen Heilmittel und die homöopathischen Medikamente stetig weiter vor. Schon mehr als die Hälfte der niedergelassenen Ärzte verschreibt gelegentlich oder häufiger Medikamente dieser Art. Einen guten

Indikator für das Vordringen der Kräutermedizin bietet der Erfolg des Buches von Maria Treben „Gesundheit aus der Apotheke Gottes". Dieses Buch der österreichischen Kräuterkundigen erschien 1980 zum ersten Mal. Innerhalb weniger Jahre konnten im deutschsprachigen Raum mehr als 4 Millionen Exemplare abgesetzt werden. Mit Vorträgen bereiste Frau Treben das Land und fand begeisterte Anhänger.

Die breite Aufnahmebereitschaft für naturheilkundliche Produkte und Ideen zeigte sich auch in folgenden überraschenden Erfolgen: Der in Lünen/Westfalen ansässige Bäckermeister Wilhelm Kanne begann 1979 mit dem Verkauf eines von ihm entwickelten milchsaueren, kwaßähnlichen Getränks („Kanne Brottrunk"). Da es anscheinend bei mancherlei Gebrechen hilft, entwickelte sich die Nachfrage — trotz des Verzichts auf die heute übliche Großwerbung — so stürmisch, daß die Jahresproduktion derzeit (1986/87) zwischen 10 und 15 Mio. Flaschen liegt. Bei normalem Gebrauch entspricht das einer Zahl von gut 100.000 regelmäßigen Benutzern.

Auf einer anderen Ebene liegt der enorme Anklang, den die von Frau Dr. Veronica Carstens gegründete Fördergemeinschaft „Natur und Medizin" fand. Es ist ihr Ziel, die naturheilkundlichen Verfahren wissenschaftlich so zu fundieren, daß sie als gleichrangig neben der Schulmedizin anerkannt werden. Innerhalb von nur drei Jahren — von 1984 bis Ende 1986 — traten mehr als 21.000 spendende Mitglieder der Gesellschaft bei.

Während die Kritik an der Schulmedizin und die dabei erörterten anderen Formen der Therapie von allen Erwachsenen irgendwie verfolgt wurden (vielleicht mit einem Schwerpunkt bei der älteren und mittleren Generation), konzentrierte sich die sogenannte Alternativbewegung ausgesprochen auf die Jugend. Dabei muß man allerdings unter „Jugend" einen recht weiten Kreis fassen, denn die Träger dieser Bewegung sind heute mindestens in den dreißiger Jahren. Die Alternativbewegung ist eine internationale Erscheinung der westlichen Industrieländer und geht im wesentlichen zurück auf die Studentenbewegung von 1968. Jene Protestwelle richtete sich ganz allgemein gegen die Lebens- und Produktionsformen der bestehenden Gesellschaft, gegen die allgemeinen Ordnungen kultureller, sozialer und sonstiger Art. Da die Studentenbewegung politisch zunächst nicht erfolgreich werden konnte, begannen die jungen Leute in den siebziger Jahren, in ihrem eigenen Umfeld neue Formen zu versuchen. In die Kritik wurde die Medizin mit einbezogen und als „technokratische Medizin" abqualifiziert. Ihr wurden einfachere Formen gegenübergestellt. Man sucht, auf altes, überliefertes Wissen zurückzugreifen und die Volksmedizin neu zu beleben.

Die gesundheitliche Breitenwirkung dieser Protestbewegung in andere Schichten hinein erfolgte ebenfalls in den Jahren um 1980; denn damals wurden in rascher Folge Biokostläden in den Städten eröffnet. Sie machten den älteren Reformhäusern bald Konkurrenz, da sie größeren Anklang fanden, bei der Jugend, dann auch in anderen Kreisen der Bevölkerung. In den Bioläden werden die Zubereitungen und Produkte für eine Gesundheitskost einfacher, weniger fabrikmäßig verarbeitet angeboten. Die Läden haben sich seither ständig erweitern und vermehren können.

Zugleich mit der Bewegung der Bürgerinitiativen entstanden in den westlichen Ländern zahlreiche gesundheitliche Selbsthilfegruppen, die mehr Selbstbestimmung und Eigenverantwortung forderten und praktizierten. Allein in der Bundesrepublik Deutschland schätzte man die Zahl der in derartigen Initiativen tätigen Menschen um 1983 auf über 150.000. Im Jahre 1980 trafen sich Mitglieder dieser Gruppen zum ersten Mal in Berlin zu einem eigenen Kongreß („Gesundheitstag Berlin") (Dersee 1986).

Zu beachten bleibt daneben der Einfluß aus der süd- und ostasiatischen Medizin. Vor allem sind zu nennen Yoga, Akupunktur, verschiedene Formen der Meditation und die makrobiotische Ernährung. Da diese Methoden meist ganzheitlich ausgerichtet sind und den mentalen Bereich stets mit einbeziehen, sind sie mit der primär auf das Detail schauenden westlichen Schulmedizin kaum in Einklang zu bringen. Deshalb fanden diese Anregungen (primär aus Indien und aus China) vor allem Eingang in das Repertoire der Heilpraktiker, sie wurden vermittelt über Jugendsekten, private Arbeitskreise und Kurse. Zeitlich paßt die Breitenwirkung jener Anregungen mit der anderer volksmedizinischer Tendenzen zusammen.

Wenn man die Wurzeln für die heutige Blüte der Volksmedizin verstehen will, darf man allerdings einen Zweig nicht vergessen, der etwas mehr am Rande steht. Es handelt sich um die Impulse, die aus esoterischen Kreisen kommen, also aus jenen Kreisen, die paranormale Erscheinungen verfolgen. Als Indikator kann man die Entwicklung der Zeitschrift „Esotera" heranziehen. Jene Zeitschrift behandelt speziell grenzwissenschaftliche Phänomene und hat etwa Rubriken wie „geheimes Wissen der Völker", „paranormale Erscheinungen", „ganzheitliche Gesundheit", „esoterische Lebenshilfen". In dieser Zeitschrift gab es in den sechziger und siebziger Jahren eine Rubrik mit dem Titel „Das hat mich geheilt, das hat mir geholfen – nützliche Winke und Ratschläge unter Geistesfreunden – aus der Praxis für die Praxis". Darin konnten die Leser von eigenen Erfahrungen mit Heilungen verschiedener Art berichten. Es war eine sehr beliebte Rubrik, die sowohl erfahrungsheilkundliche Ratschläge enthielt (die der entsprechenden Sparte der Volksmedizin zuzurechnen sind) als auch Heilungserfolge mit Geistheilern, mit Magneten, durch Magnetiseure und ähnliche Phänomene (vgl. Geisler 1983). Aus diesen Kreisen kamen insbesondere Impulse für eine Intensivierung der Geistheilung und verwandter Verfahren im deutschsprachigen Raum. Andere Anstöße bot die entwickelte Geistheilertätigkeit in England und in Amerika.

Breitenwirkung seit etwa 1980

Wenn man auf die Zeitphasen und auf die regionalen Unterschiede der Nachkriegszeit schaut, erkennt man folgendes: Im ersten Jahrzehnt — etwa bis zur
Mitte der fünfziger Jahre — hatte die (meist traditionell geprägte) Volksmedizin
einen relativ hohen Stellenwert. Das erklärt sich aus noch vorhandenen Tradi-
tionssträngen (man vergleiche für Westfalen Hüffer 1945), die durch die Not-
jahre des Krieges und der unmittelbaren Nachkriegszeit erneut belebt wurden.
Überhaupt war jene Zeit eine dem Glauben, dem Traditionellen, ja dem Wunderbaren offene Phase. Es sei nur an die große Zahl der damaligen Marienerschei-
nungen vom Typ Heroldsbach/Mfrk. erinnert, die in der Bevölkerung breite
Resonanz fanden, obwohl die kirchliche Obrigkeit sie nicht anerkannte, ja
bekämpfte. In diese Zeitsituation paßt es, daß Geistheiler und Magnetiseure
großen Zulauf hatten. 1948 begann Bruno Gröning im östlichen Westfalen sein
Aufsehen erregendes öffentliches Wirken. Seit 1952 arbeitete Dr. rer. pol.
Kurt Trampler als „geistiger Heiler" in Deutschland und in der Schweiz, mit
Schwerpunkt in Freiburg/Br. (Strauch 1958: 16). In Emmerich fand zur gleichen
Zeit der Magnetiseur Georg Cornielje großen Anklang. 1958 begann die derartigen
Fragen gewidmete Zeitschrift „Esotera" zu erscheinen (früher: „Die okkulte
Stimme"), im gleichen Jahr wurde die erste Dissertation über das geistige Heilen
(von Ingeborg Strauch) abgeschlossen (vgl. Schleip 1980).

In jener frühen Nachkriegsphase ergab sich ein Nord-Süd-Unterschied auch
dadurch, daß in Süddeutschland traditionelle Formen der Volksmedizin in größerem Maße bewahrt worden waren. Das zeigte sich, als Ebermut Rudolph zwischen
1971 und 1975 die Spruch- und Gebetsheiler des deutschsprachigen Gebietes
untersuchte und dabei in Süddeutschland und Österreich ungleich mehr fand als
in Nordwestdeutschland (1978; vgl. Thimmel/Kirfel 1985).

Es folgte eine nüchterne, mehr rational geprägte Zeit, die Jahrzehnte des wirt--
schaftlichen Aufbaus, des rasch steigenden Wohlstands. In die saturierte, opti-
mistische Gesellschaft brach die Studentenrevolte von 1968 wie ein Unwetter
ein. Aber eine Wende im allgemeinen Bewußtsein kann man doch erst für die
späten siebziger Jahre konstatieren, als die Umweltprobleme immer drängender
wurden, die grüne, alternative Partei sich 1980 etablierte und die Medizinkritik
allgemein aufhorchen ließ.

Jene Phase zwischen etwa 1955 und 1980 galt den damals tonangebenden
Köpfen als „zweite Aufklärung". Die naturwissenschaftlich-technisch orien-
tierte Krankenversorgung wucherte bis zu hypertrophen Formen, die Schulmedizin wurde erst in dieser Zeit zur eigentlichen „Apparatemedizin". Die
schlichten Praktiken der volksmedizinischen Erfahrungsheilkunde und erst recht
die der mentalen Heilverfahren rückten ganz an den Rand des allgemeinen Interesses. — Deshalb entsprach es präzise dem Zeitgeist, wenn Rudolf Schenda sich
in seinem Orientierungsbeitrag von 1973 „Volksmedizin — was ist das heute?"
auf die „empirisch-rationalen Elemente" beschränkt, „die Versorgungs- und Heil-

kapazität des (offiziellen) Medikalsystems (für) optimal entwickelt" hält und sich beunruhigt zeigt, daß es noch „Heiler, Seherinnen" usw. gebe, daß darüber gar in einem deutschen Verlag publiziert werde (s. 204 f.; vgl. Assion 1975).

Die Jahre um 1980 waren anscheinend nicht nur für die Volksmedizin eine Wendemarke, sondern zugleich für die allgemeine geistige Orientierung. Denn in diesen Jahren begann auch die Breitenwirkung der „New-Age-Bewegung", die einen Wertewandel zu einem neuen, ganzheitlichen Weltbild und sinnvollen Leben anstrebt. Man glaubt, damit stehe man an einer Epochengrenze, die der zwischen Mittelalter und Neuzeit zu vergleichen sei. Nun haben die Zeitgenossen schon oft die Tiefenwirkung ihrer eigenen Zeit überschätzt. Immerhin scheint sich eine stille, aber tiefgreifende Revolution zu vollziehen, die zumindest für das 20. Jahrhundert eine wichtige Wende darstellen wird.

Als Indikatoren sei nur auf die seit 1978 einsetzenden Taschenbuch-Reihen verwiesen („Esotera-Taschenbücher" des Herm. Bauer Verlages, „Esoterik/ Grenzwissenschaften" und „New Age" des Goldmann Verlages, „Esoterik" von Knauer, „Transformation" von Rowohlt — um nur die wichtigsten zu nennen), ferner auf das breite Interesse, das einschlägige Themen in populären Wochenzeitungen, Illustrierten, im Fernsehen und im Rundfunk finden.

Die Beobachtung, daß mehrere der von Norbert Elias (1969) dargelegten langfristigen Zivilisationsprozesse — die meist im 15./16. Jahrhundert begannen — nunmehr anscheinend zu einem Ende gekommen sind und neuen Ansätzen Raum geben, könnte darauf hindeuten, daß wir wirklich eine bedeutendere Schwellenzeit erleben.

Methoden, Ergebnisse, Aufgaben

von

Günter Wiegelmann

Im Herbst 1984 begannen die Planungen für die Aufgabe, die Situation der Volksmedizin in unserer Zeit zu dokumentieren und zu analysieren. Um allen potentiellen Mitarbeitern eine breite Übersicht über die Themen- und Fragestellungen zu geben, wurde im Winter-Semester 1984/85 ein Hauptseminar durchgeführt unter dem Thema „Volksmedizin heute". Referate und Hausarbeiten beleuchteten die verschiedenen Aspekte. Wir luden Medizinstudenten, junge Ärzte und Heilpraktiker zu einigen Sitzungen ein, um authentische Informationen aus der Studien- und Berufspraxis zu erhalten. Zudem befragte jeder Teilnehmer des Seminars mindestens zwei Personen anhand eines vorläufigen Frageplans, der in den Grundzügen der späteren Übersichtsbefragung „Die eigene Entscheidung in Krankheit und Gesundheit" (s. Anhang) entsprach. Dadurch erhielten die Teilnehmer des Seminars unmittelbare Eindrücke von den Problemen und Ansichten der Bevölkerung. Die Beteiligung an diesem Seminar war groß, das Engagement der Studierenden besonders intensiv. Dadurch wurde der Plan, eine Befragung im westfälischen Raum durchzuführen, bestärkt.

Im Sommer-Semester 1985 diente ein empirisches Praktikum dazu, die Befragungen und sonstigen Materialerhebungen vorzubereiten und durchzuführen. Im Frühjahr 1985, also vor dem Beginn des Praktikums, mußte jeder Teilnehmer den weiterentwickelten vorläufigen Fragebogen bei mindestens drei Personen verschiedenen Alters und Geschlechts einem Gespräch zugrunde legen und die Ergebnisse schriftlich einreichen. Schon am Ende des Winter-Semesters 1984/85 hatten sich zudem thematische Arbeitsgruppen gebildet. Diese bestanden in ihrem Kern jeweils aus jenen Studierenden, die sich vorher in Referaten oder Hausarbeiten genauer mit einem Thema befaßt hatten. Es gab Arbeitsgruppen über Heilpraktiker und ihre Patienten, Erdstrahlen und Krankheiten, Magnetiseure und ihre Patienten, Geistheiler, alternative Heilverfahren bei niedergelassenen Ärzten und über Homöopathie bei Ärzten und Heilpraktikern. Außerdem hatte eine Studentin (Dorle Weyers) die Untersuchung einer großen Magnetiseur-Praxis in den Niederlanden, die meistens von deutschen Patienten aufgesucht wird, zum Thema ihrer Zwischenarbeit gemacht. Da Zwischenarbeiten für Hauptfachvolkskundler einen Test darstellen über ihre Fähigkeiten zum wissenschaftlichen Arbeiten, wurde dieser Teilbereich besonders intensiv bearbeitet. Die Mitglieder der Arbeitsgruppen suchten sich ihre Interviewpartner selbständig und griffen dabei regional über den sonst gesetzten Rahmen der Provinz Westfalens in mehreren Fällen hinaus.

In dem Praktikum des Sommer-Semesters 1985 wurden die Fragepläne, das methodische Vorgehen und die ersten Befragungsergebnisse der Arbeitsgruppen diskutiert. Ferner wurde aufgrund der Probebefragung der Text für die Übersichtsbefragung gemeinsam erarbeitet und die Auswahl der Gewährspersonen erörtert.

Da wir für das Thema Geistheilen — trotz einiger Hinweise von Prof. Dr. B. Kirfel, Köln — noch keinen direkten Zugang hatten, veröffentlichten wir einen Aufruf in der Tagespresse. Daraufhin liefen nicht nur zahlreiche Hinweise zum Thema Geistheiler und Magnetiseure ein (s.u. den Beitrag von L. Graefen-Johannimloh und U. Castrup), dadurch wurden auch Journalisten verschiedenster Medien auf unser Vorhaben aufmerksam. Das Interesse der Journalisten war außerordentlich groß, und an dieser Spiegelung ließ sich abschätzen, daß die Bevölkerung in ähnlichem Maße interessiert war. Durch den Zeitungsaufruf und die Berichte der Journalisten erhielten wir zahlreiche wichtige Hinweise, nicht allen konnten wir für diese Untersuchung nachgehen. Als herausragendes Beispiel dafür nenne ich die reichen und wichtigen Einsendungen von Herrn Carl Hubbertz, der über die Nahrungstherapie der Duisburger Heilerin Frau Nowacki berichtete. Diese Unterlagen könnten in Zukunft eher einer Monographie zugrunde gelegt werden.

Die Befragungen und sonstigen Erhebungen wurden im wesentlichen im Laufe des Jahres 1985 durchgeführt, einzelne Nachträge in der ersten Hälfte des Jahres 1986 aufgenommen. Aber was uns nach dem Sommer 1986 erreichte, konnte nicht mehr für diese Publikation berücksichtigt werden, so wichtig manche Information auch war. Ich denke vor allem an die Kontakte zu weiteren Geistheilern.

Als Ziel schwebte uns bei den Bemühungen vor, ein realistisches, möglichst breitgefächertes Bild der gegenwärtigen volksmedizinischen Tendenzen am Beispiel der Region Westfalen zu erstellen. Es ging uns nicht darum, möglichst alte Traditionen zu erfassen. Maßgebend für die Auswahl der Themen und die Schwerpunkte der Arbeit war vielmehr der Rang, den die verschiedenen Tendenzen in den 80er Jahren haben.

I. Methoden

In den Methoden der Materialerhebung legten wir uns nicht auf ein starres Schema fest, sondern suchten aus dem weiten Repertoire der empirischen Verfahren jeweils diejenige Kombination, die uns am optimalsten schien. Daher reicht die Spannweite von der teilnehmenden Beobachtung bei niederländischen Magnetiseuren (s. den Beitrag von B. Mott) über Intensivinterviews — wie sie insbesondere mit Geistheilern, Patienten und Heilpraktikern geführt wurden —, die verschiedenen Zugriffe der Übersichtsbefragung bis hin zu der schriftlichen Befragung, wie sie bei niedergelassenen Ärzten angewandt wurde. Die methodischen Einzelheiten für die Spezialthemen werden in den Texten der einzelnen

Arbeitsgruppen dargelegt. Hier ist noch das Vorgehen bei der Übersichtsbefragung zu erläutern.

Der Fragebogen „Die eigene Entscheidung in Krankheit und Gesundheit" wurde in dem Praktikum des Sommer-Semesters 1985 entworfen. In den nachfolgenden Monaten August, September, Oktober befragten 16 Studentinnen und Studenten, die an diesem Praktikum teilgenommen hatten, in jeweils einem Ort Westfalens eine Reihe von Personen. Die Zahl der einzelnen Gesprächspartner lag zwischen sechs und acht Personen. Außerdem wurde der Fragebogen (mit der Anweisung für Interviewer) an die Mitglieder der Volkskundlichen Kommission für Westfalen versandt, mit der Bitte, falls sie Gelegenheit hätten, Befragungen durchzuführen. Daraufhin sandte Herr Museumsleiter W. Elling, Vreden, eine beachtliche Zahl von Fragebogen (16) aus diesem Ort. Ein weiteres Mitglied der Kommission füllte zudem einen Fragebogen aus. Auf diese Weise kamen insgesamt 130 verwertbare Fragebogen ein.

Bei der Auswahl der Gewährspersonen hatten wir nur einige grobe Vorgaben gewählt. Zunächst achteten wir darauf, daß aus möglichst allen Landesteilen von Westfalen Fragebogen hereinkamen, zudem gestreut nach Großstädten, Mittelstädten und Dörfern. Freilich konnte das nicht in repräsentativer Weise geschehen. Das war bei den Möglichkeiten, die wir zur Verfügung hatten, gar nicht machbar. Zudem sollten nur Personen über 50 Jahre befragt werden; denn bei den Vorbefragungen hatte sich ergeben, daß die vielfach befragten jungen Leute, die den Studenten nahe standen, ein anderes Verhältnis zum Gesundheitswesen, zur Gesunderhaltung und zu Krankheiten hatten als die älteren Personen. Deshalb wählten wir die Altersgruppe über 50 Jahre, um eine relativ homogene Gruppe anzusprechen. Denn bei den Menschen dieses Alters kann man voraussetzen, daß sie über eine relativ breite Lebenserfahrung verfügen und schon viel von Krankheiten in der Familie gehört und miterlebt haben, zudem auch schon mit Krankheiten am eigenen Körper konfrontiert worden sind und daher zu den angesprochenen Themen mehr zu sagen haben. – Freilich hielten sich die Interviewer nicht sklavisch an die Altersgrenze. Es wurden auch einige Endvierziger befragt.

Im übrigen konnten die Interviewer in ihren Orten relativ frei wählen. Manche gingen von Bekannten, andere von Verwandten aus und erkundigten sich dann, wer aus dem Bekanntenkreis oder aus der Nachbarschaft sonst noch für eine Befragung in Frage käme. Dabei sollte freilich darauf geachtet werden, daß möglichst in gleichem Maße Männer wie Frauen befragt wurden. Das gelang leider nicht – es wurden fast doppelt so viele Frauen befragt –, was damit zusammenhängen mag, daß unter den Interviewern nur drei Studenten waren und die anderen (13) Studentinnen.

Die Befrager waren im Praktikum und durch einen eigenen Anleitungsbogen darauf hingewiesen worden, wie das Interview durchzuführen war. Sie sollten sich vorher eingehend mit dem Inhalt und der Abfolge der Fragen vertraut machen, damit sie das Interview gesprächsähnlich gestalten konnten. Eine

14   Günter Wiegelmann

Gesprächsatmosphäre sollte auch durch Zulassen von Gegenfragen, selbst wenn
sie abschweiften, hergestellt werden. Ferner sollte beim Ausfüllen des Fragebogens möglichst der Wortlaut der Antworten berücksichtigt werden, selbst
dann, wenn vorgegebene Antwortkategorien durch Ankreuzen vorhanden waren.
Die ausgefüllten Fragebogen sollten den Antworten möglichst nahe kommen.
Ferner waren die Gesprächspartner darauf hinzuweisen, daß sie – falls Interesse
besteht – später eine kleine Schrift mit Ergebnissen der Auswertung zugesandt
bekämen. Diese Adressen wurden getrennt von den Fragebogen gesammelt, so
daß gewährleistet ist, daß die Auswertung absolut anonym erfolgt.

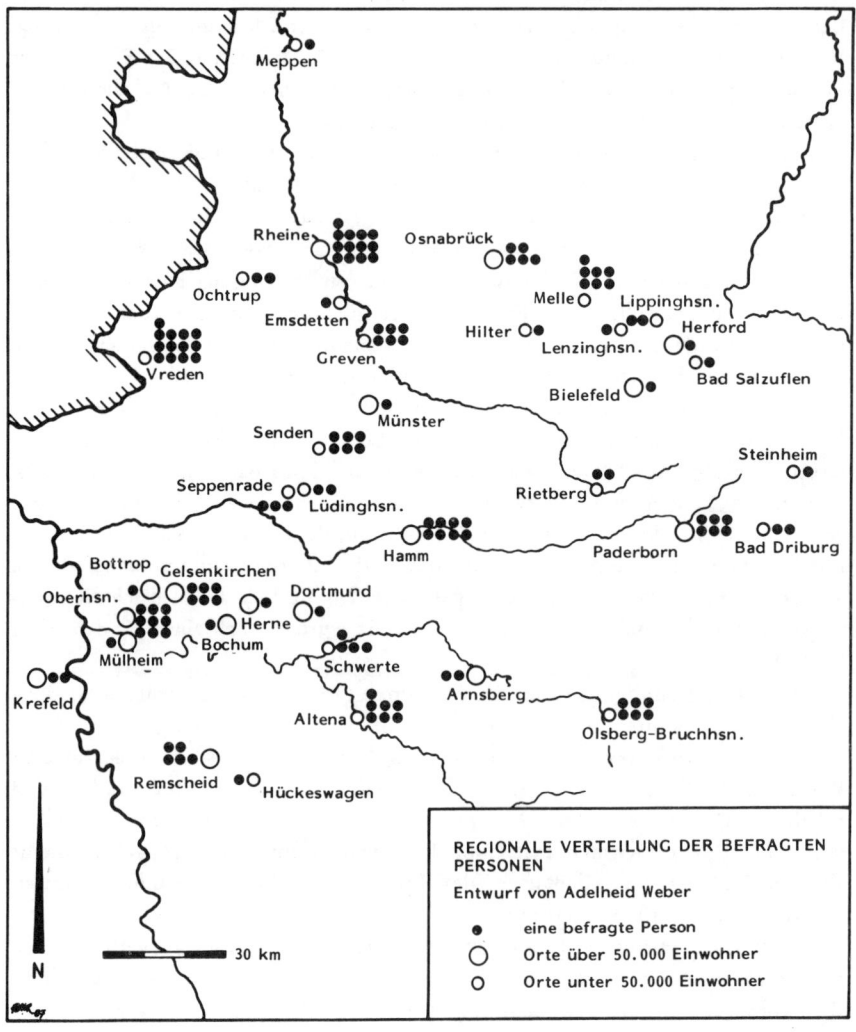

Karte 1

Trotz dieser Anweisungen sind die ausgefüllten Fragebogen nicht alle von gleicher Qualität. Manche sind so wortkarg ausgefüllt, daß man dahinter eine gewisse Interesselosigkeit der Interviewer vermuten kann. Aber die meisten wurden doch in hinreichender Ausführlichkeit und Gründlichkeit erfragt und ausgefüllt. Manche sind ausgezeichnet in der Genauigkeit und in dem Verzeichnen von zahlreichen Spontanangaben.

Von den 131 Fragebogen, die von den studentischen Interviewern und den beiden Mitgliedern der Volkskundlichen Kommission für Westfalen einkamen, mußte einer ausgeschieden werden, weil er zu lückenhaft ausgefüllt war. Dem-

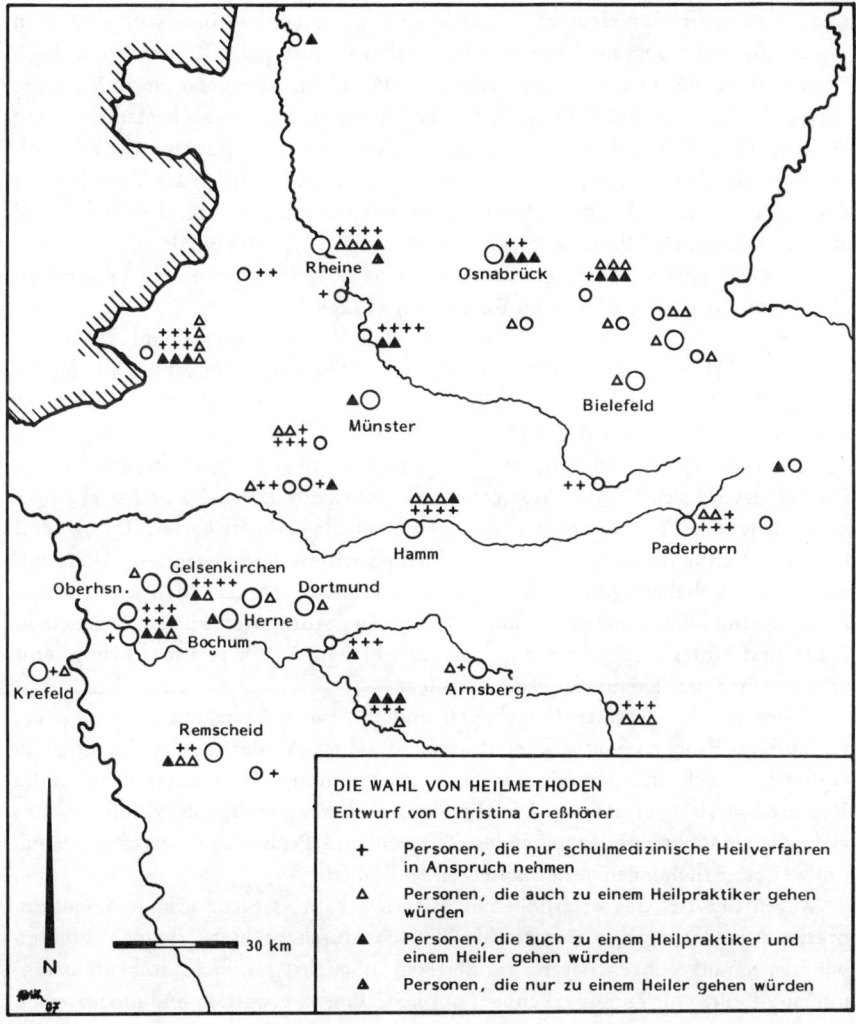

DIE WAHL VON HEILMETHODEN

Entwurf von Christina Greßhöner

+   Personen, die nur schulmedizinische Heilverfahren in Anspruch nehmen

△   Personen, die auch zu einem Heilpraktiker gehen würden

▲   Personen, die auch zu einem Heilpraktiker und einem Heiler gehen würden

▲   Personen, die nur zu einem Heiler gehen würden

Karte 2

nach liegen der Auswertung 130 Fragebogen zugrunde. Davon sind freilich noch einige problematisch, weil nicht darauf geachtet wurde — wie vereinbart —, von einer Familie jeweils nur eine Person zu befragen. Dieser Hinweis war in den Vorbesprechungen wohl nicht deutlich genug zum Ausdruck gebracht worden. So sind in drei Fällen zwei Mitglieder ein und derselben Familie befragt worden. Dadurch können den statistischen Auswertungen nicht nur die in der Regel zugrunde gelegten 130 Fragebogen als Grundgesamtheit dienen, sondern je nach Fragestellung auch manchmal nur 127 (wenn Doppelbefragungen beiseite bleiben) oder bis zu 133 (wenn alle einbezogen wurden).

Wenn man den Fragebogen (s. Anhang) durchliest, sieht man auf den ersten Blick, daß es sich um eine Art Übersichtsbefragung handelt. Insgesamt sind neun Themenbereiche angesprochen worden. Dabei konnte jeder Komplex nur angerissen, nicht im Detail erfragt werden. Die Themenbereiche sind: Vorsorge (Frage 1, 2), Selbsthilfe (Frage 3, 4), die Überlieferung des volksmedizinischen Wissens (Frage 5, 14), die Meinungen über die Ursachen von Krankheiten (Frage 6), die Beurteilung der medizinischen Versorgung (Frage 7, 10b), das Verhältnis zu den Heilpraktikern (Frage 8, 9 und im gewissen Maß auch Frage 10), Gebet und andere religiöse Handlungen bei Krankheit (Frage 11), das Verhältnis zu Gesundbetern, Geistheilern und Magnetiseuren (Frage 12), das Wissen über Erdstrahlen als Krankheitsursache und deren Beseitigung (Frage 13).

Aufgrund der seit Herbst 1984 laufenden Vorbefragungen und den damit erreichten Erfahrungen haben wir uns bemüht, Themen auszuwählen, die für die heutige Situation der volksmedizinischen Einstellung wichtig sind, und diese durch Fragen so abzutasten, daß wir einen ersten Überblick über die Einstellung der Bevölkerung zur Schulmedizin und zu alternativen Heilverfahren bekamen. Freilich erwies sich bei der Auswertung der Antworten, daß die Fragestellungen nicht in jedem Falle so optimal waren, wie wir das erhofft hatten. Damit muß man bei Befragungen wohl stets in einem gewissen Maße rechnen. Allerdings hatten die Probebefragungen doch so viel Erfahrung gebracht, daß keine Frageformulierung direkt mißverstanden wurde. Die Antworten zu jeder einzelnen Frage und Unterfrage waren durchaus auswertbar. Kritik zu Einzelheiten wird bei den einzelnen Themenkapiteln dargelegt.

Daher ist der gesamte Fragebogen und die ganze Befragungsaktion als ein vorläufiges Erheben von groben Daten zu sehen. Weder in sozialer noch in regionaler noch in thematischer Hinsicht konnten wir Vollständigkeit oder Repräsentativität erreichen. Die Ergebnisse dieser Befragung sollten es uns vielmehr erlauben, die anstehenden Themen und Probleme schärfer zu sehen, um weitere Erhebungen gezielt ansetzen zu können.

Wegen der Art des so erhobenen Materials kam es nicht primär darauf an, präzise Auswertungen in statistischer Hinsicht durchzuführen. Vielmehr mußten wir uns darauf konzentrieren, das Material möglichst sensibel durchzumustern, um eine Reihe von Trends erkennen, um neue Fragen ermitteln und um manchen Aspekt präziser beurteilen zu können.

Die Methoden der Materialaufbereitung mußten schon wegen der verschiedenen Fragestellungen und Erhebungsverfahren unterschiedlich sein. Aufgrund der Antworten auf die Übersichtsbefragung konnte meist einiges an statistischen Tabellen und Diagrammen geboten werden, aber es wurde generell durch eine Anzahl von charakteristischen Zitaten ergänzt, so daß die abstrakten Zahlenverhältnisse durch wörtliche Wiedergaben der tatsächlichen Vielfalt der Aussagen angenähert wurden.

Bei allen Gesprächsniederschriften und bei den Zitaten nach dem Übersichtsfragebogen wahrten wir die Anonymität der befragten Patienten und Heiler. Bei den Heilern wurde lediglich der Anfangsbuchstabe des Namens wiedergegeben sowie die Region, in der sie wohnen. Bei Zitaten aus dem Fragebogenmaterial steht hinter dem Zitat jeweils in Klammern das Alter und der Beruf der zitierten Person.

Bei den Auswertungen der Materialien sollte jeweils versucht werden, außer einem sachgerechten Darbieten des Materials und verschiedenen Zugriffen der Durcharbeitung wenigstens erste Arbeitshypothesen für die Interpretation zu bieten. Bei der Bewertung der Ergebnisse und ihrer Einordnung in die allgemeine Diskussion über Volksmedizin und Gesundheitswesen hielten wir uns ganz bewußt zurück; denn diese erste Pilotstudie kann noch keine hinreichend solide Basis für weitreichende, generalisierende Schlüsse bieten.

II. Ergebnisse

Mit den vorliegenden Untersuchungen konnte erstmals für eine deutsche Region eine thematisch komplexe Bestandsaufnahme der gegenwärtigen Tendenzen in der Volksmedizin vorgelegt werden. Dabei zeigte sich, daß die Volksmedizin derzeit wieder einen erstaunlichen Rang einnimmt, daß das Interesse an diesen Fragen ungewöhnlich groß ist und eine Vielfalt von neuen Aspekten entstanden ist. Zwar sind manch alte Traditionen — wie das seit Jahrhunderten praktizierte Spruchheilen — inzwischen weit zurückgedrängt worden, aber dafür bildeten sich andere Formen neu, wie das Geistheilen. Manche seit langem bekannte Grundstrukturen — wie die Vermittlung des Wissens im Familienumkreis oder überhaupt das Behaupten eines eigenverantwortlichen Sonderbereichs — erwiesen sich als überraschend stabil.

Das Besondere dieser Untersuchung liegt darin, daß es möglich wird, verschiedene Bereiche der volksmedizinischen Praxis zu vergleichen und gegeneinander abzuschätzen. Allerdings kann man den Rang einzelner Komplexe nur in der ungefähren Größenordnung erfassen, nicht ganz präzise, weil die Befragungen nicht als wirklich repräsentativ gelten können, aber auch deshalb, weil nicht bei jeder Frage genau nach dem gleichen sozialen Rahmen gefragt wurde. So fragten wir beim Heilpraktikerbesuch und bei der Gesundheitsplanung nach den Erfahrungen der ganzen Familie, bei der Geistheilung aber lediglich nach der persönlichen Entscheidung.

Vergleicht man die Resultate der einzelnen Komplexe der Übersichtsbefragung miteinander, so erkennt man eine aufschlußreiche Abstufung. Praktisch jeder der Befragten verfügt über ein Konzept zur Gesunderhaltung und zum Vermeiden von Krankheiten. Ebenso haben alle ihre eigenen Hausrezepte für leichtere Krankheiten und für vertraute chronische Beschwerden. Auch Vorstellungen über die Krankheitsursachen sind bei erstaunlich vielen und manchmal in frappierender Präzision vorhanden. Im Gegensatz zur dominierenden Meinung der Schulmediziner räumt die Bevölkerung den seelischen Ursachen einen hohen Rang ein. Aus der Befragung wird ebenfalls deutlich, daß keiner auf den Rat der Ärzte ganz verzichtet. Alle scheinen die anderen Möglichkeiten zur Krankheitsbekämpfung als ergänzende Maßnahmen anzusehen. Immerhin sucht etwa aus der Hälfte der befragten Familien jemand gelegentlich oder regelmäßig einen Heilpraktiker auf und fast ebenso viele wissen von Beeinträchtigungen der Gesundheit durch Erdstrahlen. Demgegenüber ist der Anteil derjenigen, die sich eine Behandlung durch Geistheiler, Magnetiseure oder Spruchheiler vorstellen können, wesentlich geringer (um 20 %).

An dieser Stelle ist nachzutragen, daß die Antworten auf Frage 11 („Suchen Sie bei schweren Krankheiten auch Hilfen im Gebet?") nicht in die genauere Auswertung einbezogen wurden, weil wir versäumten, bei den Grunddaten nach der Konfession zu fragen. Immerhin läßt sich auch aufgrund einer groben Durchsicht einiges Interessante sagen: Fast 70 % der Befragten geben an, daß sie bei schweren Krankheiten Hilfen im Gebet suchen. Wenn man diese Angaben nach dem Alter der Gewährspersonen aufgliedert, dann zeigt sich, daß die älteren Leute offensichtlich häufiger beten als die jüngeren. Von den Sechzigjährigen ab aufwärts überwiegen in der Regel die positiven Angaben. Demgegenüber sagen die jüngeren Gewährspersonen häufiger, daß sie nicht beten. Trägt man die Angaben in eine Karte ein, dann erkennt man sofort, daß in den katholischen Gebieten (Sauerland, Paderborner Land und Münsterland) weit häufiger gebetet wird als in den evangelischen Gebieten; ferner, daß in den städtischen Regionen, wie z.B. im Ruhrgebiet, das Beten selten genannt wurde. Die Unterfrage b) lautete, ob man auch Hilfe in anderen religiösen Handlungen sucht. Darauf antworteten nur 27 % der Befragten mit Ja, und als Handlungen nannten sie vor allen Dingen „Kerze opfern", „Wallfahrten" und „Messe lesen lassen". Aus der Art dieser Angaben erkennt man schon, daß es sich um katholische Rituale handelt. Die regionale Verteilung der Angaben ergibt eine noch striktere Begrenzung auf ländliche katholische Räume, vor allen Dingen auf das hohe Sauerland und das westliche Münsterland.

Man kann nicht einfach davon ausgehen, daß die Ergebnisse aus Westfalen auch für andere Regionen Westdeutschlands in gleichem Maße gelten. Immerhin ist darauf hinzuweisen, daß Westfalen in dieser Hinsicht nicht gerade eine extreme Situation innehatte. Aber wo genau die Ergebnisse in der Skala der westdeutschen Regionen anzusiedeln sind, ist schwierig abzuschätzen. In mancher Hinsicht erscheinen die westfälischen Ergebnisse als relativ modern, so, wenn man die Bedeutung des traditionellen Spruchheilens etwa mit der Eifel oder dem Allgäu vergleicht (vgl. Thimmel/Kirfel 1985; Rudolph 1977). Dagegen ergibt sich nach dem Buch von Anita Höhne über „Die neuen Magier der Gesundheit", daß Westfalen, wie fast das gesamte Nordwestdeutschland, bei den dargelegten neuen Formen eher unterentwickelt bleibt. Anscheinend wird man generell davon ausgehen können, daß in Süddeutschland (und auch in Österreich) die Volksmedizin in den alten wie in den neuen Formen einen höheren Stellenwert hat als im Nordwesten.

Die Befragungen wurden großflächig angelegt, um erste Hinweise auf regionale Unterschiede in Westfalen und auf Stadt-Land-Unterschiede zu erhalten. In dieser Hinsicht ist die Ausbeute allerdings mager. Aus Karte 2 kann man lediglich ersehen, daß die alternativen Heilverfahren im östlichen Westfalen anscheinend wichtiger sind als in anderen Teilregionen. Darüber hinaus ergab sich bei der Ärzte-Befragung, daß Landärzte alternativen Heilverfahren deutlich offener gegenüberstehen als Ärzte in der Stadt. Allerdings ergab sich dieser Unterschied beim Vergleich zwischen dem westlichen Münsterland und der Großstadt Gelsenkirchen. Deshalb ist die Aussage ohne weiteres nicht zu verallgemeinern, denn man muß bedenken, daß im Ruhrgebiet der Anteil der pflichtversicherten Patienten sicherlich besonders hoch liegt, und umgekehrt in den ländlichen Bezirken des Münsterlandes überdurchschnittlich viele Privatpatienten anzutreffen sind. Privatpatienten haben aber eine größere Freiheit in der Wahl der Therapeuten und der Heilverfahren, wie bei der Befragung der Heilpraktiker und ihrer Patienten erkennbar wurde. Deshalb könnte sich der aufgezeigte Stadt-Land-Unterschied schon wieder verwischen, wenn man andere ländliche Regionen (etwa das Sauerland) oder andere Städte (wie etwa die Beamten- und Angestelltenstadt Münster) vergleicht.

Eindrucksvoll kommen die Unterschiede und die Wechselbeziehungen zu den Niederlanden zum Ausdruck. Niederländer konsultieren gern Heilpraktiker im Münsterland, deutsche Patienten fahren in Scharen zu Magnetiseuren in die Niederlande, insbesondere zu der Dreierpraxis der Familie C. in einem Grenzort am Niederrhein. Der Einzugsbereich dieser Praxis umfaßt nicht nur große Teile Westfalens und des nördlichen Rheinlandes, er greift auch darüber hinaus nach Niedersachsen und Rheinland-Pfalz. Hinter diesen wechselseitigen Einflußbereichen Nordwestdeutschlands und den Niederlanden steht gewiß die unterschiedliche Gesetzgebung der beiden Staaten. Aber es dürfte auch dabei mitspielen, daß ein Heiler, der im Ausland wohnt, besonders leicht einen besonderen Nimbus erhalten kann, schon allein deshalb, weil die weite Fahrt zu ihm unterstreicht, daß man für seine Gesundheit wirklich alles getan hat. – Ähnlich haben ja auch Fernwallfahrten ins Ausland einen merklich höheren Stellenwert als Nahwallfahrten.

Unterschiede nach Lebensalter konnten wir nur zum kleinen Teil erfassen, da die Befragung auf die über 50jährigen konzentriert war. Immerhin wird aus den ergänzenden Ärzte- und Heilpraktikerbefragungen deutlich, daß die jungen

Menschen hierzulande alternativen Heilverfahren wesentlich aufgeschlossener gegenüberstehen als die älteren. Anscheinend wurden die Älteren in ihrer Grundeinstellung maßgebend geprägt durch die Jahrzehnte der absoluten Gläubigkeit an die Schulmedizin. Demgegenüber wuchsen die Jüngeren in den Jahren der vielfachen Medizinkritik auf, und die Bio- und Alternativbewegungen werden ja ohnehin vor allem von jüngeren Leuten getragen. Wenn man aus dieser Konstellation eine Prognose für das nächste Jahrzehnt wagen darf, dann müßte sich der Trend zur Volksmedizin weiterhin verstärken.

Signifikante Unterschiede konnten wir in vielerlei Hinsicht zwischen Männern und Frauen feststellen, in der Gesundheitsplanung, in der Selbsthilfe, beim Besuch der Heilpraktiker, Magnetiseure und Geistheiler. Aus den verschiedenen Einzelheiten läßt sich in Umrissen das Bild zweier merklich unterschiedlicher Einstellungs- und Handlungsmuster erkennen. Damit ist im Prinzip gewiß nichts Neues gesagt, aber vielleicht bieten die Untersuchungen doch einige bisher wenig beachtete Gesichtspunkte.

In mehreren der untersuchten Bereiche wurde erkennbar, in welch schwieriger Lage die Volksmedizin in unserer Zeit ist. Für Geistheiler, Magnetiseure, Spruchheiler und Wünschelrutengänger ist die Situation in unserem Land wirklich bedrückend. Auch seriösen Persönlichkeiten mit überzeugenden Erfolgen drohen Klagen und empfindliche Strafen; denn das sogenannte „Heilpraktikergesetz" erlaubt eine heilerische Tätigkeit außer den Ärzten nur den geprüften Heilpraktikern. Deshalb gibt es Drohungen, Hausdurchsuchungen und Verurteilungen auch in unseren Tagen. Als Maßstab für die Anklagen und Urteile dient anscheinend nicht der erweisbare Schaden oder Nutzen für leidende Menschen, sondern ein formales Berufsgesetz, das aus einer Zeit stammt, als man noch glaubte, die Schulmedizin könne allen Krankheiten und Leiden optimal begegnen. Wenn man von den Einstellungen der Bevölkerung ausgeht und insbesondere jener, die von schweren Leiden geplagt werden, dann muß man sich fragen, ob diese Gesetzgebung heute noch zeitgemäß ist. Ob es nicht auch in der Bundesrepublik Deutschland möglich sein kann, Grundsatzentscheidungen wie in England zu treffen, wo Geistheiler mit Ärzten in den Krankenhäusern zusammenarbeiten. Versuche zu einem Brückenschlag werden derzeit von der Fördergemeinschaft „Natur und Medizin" unternommen, um für die Homöopathie und für die Existenz pathogener Erdstrahlen eine hinreichende wissenschaftliche Fundierung zu erreichen.

Vor etwa 100 Jahren, als die naturwissenschaftlich ausgerichtete Medizin ihrem ersten Höhepunkt zustrebte, soll Bismarck mit Blick auf die anderen Heilkundigen erklärt haben: „Wem Gott die Gabe des Heilens gegeben hat, dem darf die Polizei sie nicht nehmen." Wäre es nicht an der Zeit, diesem Grundsatz wieder Geltung zu verschaffen?

III. Aufgaben

Einige naheliegende Aufgaben sollen kurz skizziert werden. Wichtig wäre es vor allem, die in dieser Pilotstudie erreichten Ergebnisse und Thesen in einer repräsentativen Untersuchung zu prüfen. Mir scheint es nötig zu sein, eine derartige Folgeuntersuchung in ähnlicher Weise thematisch komplex anzulegen, damit Vergleiche zum Stellenwert der einzelnen Bereiche volksmedizinischer Praxis möglich werden. Es liegt auf der Hand, daß dafür noch manche methodischen Verbesserungen erwünscht wären – ich denke z.b. an einen einheitlichen sozialen Rahmen für die einzelnen Komplexe. Auch wäre zu überlegen, ob nicht weitere Teile der Volksmedizin einbezogen werden könnten, z.B. die Arbeit von Selbsthilfegruppen. Diese wurden in dieser Studie beiseite gelassen, weil die eigenen Vorarbeiten dafür nicht reichten.

In welchem regionalen Rahmen man eine derartige größere Studie ansetzen könnte, hängt vor allen Dingen von den finanziellen und personellen Möglichkeiten ab. Natürlich spricht einiges dafür, im Bereich Westfalens weiterzuarbeiten. Aber dann brauchten wir dringend gleich angelegte Studien aus anderen Regionen Westdeutschlands.

Über fast jedes der angesprochenen Themen fehlen uns bisher noch monographische Bearbeitungen, etwa in der Art, wie sie Ebermut Rudolph 1977 über die Spruchheiler vorlegen konnte. Derartige Monographien können den Problemen detaillierter nachgehen und zahlreiche Einzelfragen behandeln, die in den Übersichtsstudien beiseite bleiben müssen. Freilich wird manches in dieser Richtung auch von anderen Wissenschaften geleistet. So liegen bisher zwei Dissertationen über das Geistheilen vor (Strauch 1958; Schleip 1980), zwei weitere über Außenseitermethoden in der ärztlichen Praxis (Stutzer 1978; Schönrock 1978), ferner liegen Studien über die Heilpraktiker vor, und medizinische Dissertationen über homöopathische Therapeuten sind in Arbeit. Schließlich konnte ich Annette Gravert dafür gewinnen, das schwierige Thema der Magnetiseure in einer volkskundlichen Dissertation zu bearbeiten. Ihre Befragungen und Materialsammlung sind schon sehr weit gediehen. Es wäre wünschenswert, eine Studie über das Wiederaufleben traditioneller Stränge der Volksmedizin, z.B. der Kräuterheilkunde zu erhalten.

Ein anregendes Thema für eine überregionale Bearbeitung sind die Wechselbeziehungen zwischen Patienten und alternativen Heilern in Nordwestdeutschland und in den Niederlanden. Einiges davon bekamen wir schon in dieser ersten Studie zu Gesicht, aber die meisten Fragen mußten doch noch offenbleiben.

Es wäre eine reizvolle Aufgabe, nun bald eine Arbeitstagung von Fachleuten aus verschiedenen europäischen Ländern einzuberufen, um einen Überblick darüber zu gewinnen, wie die Tendenzen in den verschiedenen Teilen Europas derzeit laufen.

„Wenn ich nicht weiter weiß …"
Alternative Heilverfahren in der Praxis niedergelassener Ärzte

von

Susanne Blumberger, Martin Löffelholz, Ingrid Misterek
und Susanne Scheuern

Wenn heutzutage ein approbierter Arzt seinem an Schlafstörungen leidenden Patienten keine Medikamente verschreibt, sondern statt dessen mit ihm ein längeres Gespräch führt, dann kann das sicherlich schon als ungewöhnlich gelten. Wenn der Arzt darüber hinaus diesen Patienten nach dem Gespräch zu einem Wünschelrutengänger schickt, dann kommt das fast einer stillen Revolution gleich. Denn dieser Mediziner hat gegen den wichtigsten Grundsatz der offiziellen Lehrmeinung, gegen das naturwissenschaftliche Fundament der heutigen Schulmedizin verstoßen. Weder die Erdstrahlen, die dem Patienten möglicherweise den Schlaf rauben, noch die Fähigkeit des Wünschelrutengängers, diese Erdstrahlen aufzuspüren, können nämlich mit den Methoden der Naturwissenschaften erklärt werden. Solche ‚unwissenschaftlichen' Heilverfahren sind deshalb in der Medizin verpönt. Dennoch gibt es immer wieder interessierte Ärzte, die aus vielerlei Gründen diese Regeln ihrer Zunft nicht beachten.

Solange sich die Medizin ausschließlich auf das physikalische und chemische Instrumentarium stützt, also seit etwa 150 Jahren, müssen sich die wissenschaftlich geschulten Ärzte mit alternativen Heilmethoden auseinandersetzen. Denn anders als heute holte noch zu Beginn des 19. Jahrhunderts zumindest die bäuerliche und kleinhandwerkliche Bevölkerung nur ausnahmsweise einen Arzt. Wer damals bei Krankheiten oder Verletzungen Hilfe suchte, wendete sich lieber an Bader, Schäfer oder Hebammen (vgl. Kußmaul 1919: 12). Den Konkurrenzkampf mit diesen Heilkundigen haben die Ärzte erfolgreich beendet. Der Arztbesuch gehört heute zum Alltag der meisten Menschen. Alternative Heilverfahren und nicht-approbierte Heiler gibt es aber dennoch — und sie haben zur Zeit offensichtlich Konjunktur. Sie profitieren einerseits von den in den letzten Jahren oft benannten Grenzen und Schwächen der Schulmedizin, andererseits von einem durch die Ökologie-Bewegung gestärkten Gesundheitsbewußtsein der Bevölkerung.

In der Ärzteschaft sind diese Tendenzen durchaus bekannt. Ein großer Teil einer Gruppe von niedergelassenen Ärzten, die von den Autoren befragt wurden, wies darauf hin, daß ihre Patienten den bisherigen therapeutischen Methoden der Schulmedizin zunehmend mit Ablehnung begegnen würden. Gleichzeitig entdeckten diese Mediziner eine positive Einstellung der Patienten zu alter-

nativen Heilverfahren. Einige Ärzte brachten diesen Wandel im Patientenbewußt-
sein auf die griffige Formel „mehr Naturheilkunde – weniger Chemie". Diese
Beobachtungen der Mediziner werden durch das große Interesse an ‚alternativer'
Literatur bestätigt. So ist zum Beispiel der Arzneimittel-Ratgeber „Bittere Pillen"
(vgl. Langbein 1983) ein Verkaufsschlager geworden. Neben solchen eher konkreten Veränderungen bemerkten einige der Befragten bei ihren Patienten
außerdem, daß sie insgesamt mehr fragen, mehr Aufklärung verlangen oder
größere Ansprüche an den Arzt formulieren würden.

    Die Reaktion der Ärzteschaft auf diesen Trend, also ihre Haltung zu alter-
nativen Heilverfahren, von der in diesem Aufsatz die Rede sein soll, ist allerdings
nur in den offiziellen Lehrbüchern, in den einschlägigen Gesetzen und in den
Honorierungsvorschriften der Krankenkassen eindeutig ablehnend: die ‚Gesund-
heitstage' in Berlin (1980) und in Hamburg (1981) demonstrierten, daß ‚unwissenschaftliche' Methoden durchaus diskutabel sein können – auch und gerade
für approbierte Mediziner (vgl. Lundt 1981, Brinkmann 1982). Dennoch herrscht
weitgehend Unklarheit, welche Beziehungen die schulmedizinischen Praktiker,
also die niedergelassenen Ärzte, tatsächlich zur alternativen Medizin pflegen.
Dieses Informationsdefizit wirkt besonders deshalb so erstaunlich, weil daraus
gerade der Ärzteschaft Nachteile erwachsen können. Denn nicht nur den Patienten, auch den Ärzten bleiben so manche positiven Alternativ-Erfahrungen
von approbierten Medizinern verborgen.

    Daß ein Informationsaustausch für manchen Arzt sehr hilfreich wäre, kann
unterstellt werden. Denn obwohl fast alle der in dieser Untersuchung befragten
Ärzte den Gesundungswillen des Patienten, also einen naturwissenschaftlich
nicht meßbaren Faktor, für sehr wichtig halten, macht immerhin etwa die Hälfte
von ihnen keine Angaben darüber, wie sie das in ihrer Praxis berücksichtigen.
Diese hier sichtbar werdende Hilflosigkeit abzubauen, liegt sicherlich auch im
Interesse der Ärzteschaft. Ergänzungen durch naturheilkundliche oder „ganzheitliche" Therapieansätze könnten dazu dienen, die Schulmedizin vor solchen
Schwächen zu bewahren, denn alternative Heilverfahren berücksichtigen die
psychisch-suggestive Komponente in besonderem Maße. Untersuchungsergebnisse
wie die folgenden können zwar kein Ersatz für die intensive Auseinandersetzung mit den Inhalten der neuen oder „anderen" Heilmethoden sein, aber sie
liefern Anhaltspunkte dafür, daß die Grenzen zwischen Schul- und Alternativ-
medizin, zwischen ‚wissenschaftlich' und ‚unwissenschaftlich', auch von niedergelassenen Ärzten überbrückt werden könnten.

Zielsetzung und Methodik

Ein Brückenschlag zwischen Schul- und Alternativmedizin zeigt sich besonders
darin, so unsere Ausgangshypothese, daß Schulmediziner selbst alternative Heilverfahren anwenden. In den folgenden Ausführungen soll deshalb vor allem

geklärt werden, in welchem Umfang dies bei niedergelassenen Ärzten geschieht, welche Methoden bei welchen Krankheiten praktiziert werden, welche Gründe einen approbierten Mediziner dazu veranlassen und welche Voraussetzungen erfüllt sein müßten, damit bestimmte, bisher nicht verwendete Verfahren eventuell doch benutzt werden. Unter alternativen Methoden werden hier insbesondere solche Verfahren verstanden, die von der wissenschaftlichen Medizin weitgehend nicht anerkannt und dementsprechend in den meisten Fällen durch die Krankenkassen nicht finanziert werden. Die Spannbreite reicht dabei von der Neuraltherapie bis zur Geistheilung. Bei der Beantwortung dieser Fragen stützen wir uns auf zwei schriftliche Befragungen niedergelassener Ärzte, die im Sommer 1985 und im Februar 1986 in einigen Gemeinden des Münsterlandes und des Ruhrgebietes durchgeführt wurden.

Dabei diente die erste Erhebung vornehmlich als Vorarbeit und Pretest; entsprechend hatte sie einen eher explorativen Charakter. Angeschrieben wurden hierbei alle Allgemeinmediziner und Fachärzte (wie etwa Internisten, Kinderärzte und Gynäkologen) aus den beiden Kleinstädten Telgte und Warendorf; von ihnen beantworteten 18 den Fragebogen. Neben ersten Ergebnissen erbrachte diese Befragung vor allem einen verbesserten, differenzierteren Fragenkatalog, mit dem schließlich die Hauptuntersuchung durchgeführt wurde. Ausgegangen wurde dabei von der Vermutung, daß nicht nur das Alter und das Geschlecht des Arztes, sondern auch die Größe und die Umgebung der Praxis die Beziehungen zu alternativen Heilern und Heilverfahren bestimmen. Totalerhebungen in unterschiedlich strukturierten Gebieten, also in einer Großstadt (Gelsenkirchen) und in zwei ländlichen Kreisen (Coesfeld und Steinfurt) erschienen deshalb sinnvoll. Alle dort niedergelassenen Allgemeinmediziner wurden angeschrieben; von den 220 verschickten Fragebögen wurde etwa ein Drittel zurückgesandt. Daß letztlich nur 52 Bögen für die Auswertung zur Verfügung standen, verwundert nicht, wenn man berücksichtigt, daß gerade Ärzte täglich einer ungeheuren Flut von Briefen und Anfragen diverser Interessengruppen ausgesetzt sind.

Die Forschungsmethodik bringt es mit sich, daß die im folgenden präsentierten Ergebnisse zwar der überwiegend subjektiven und unsystematischen Alltagserfahrung überlegen sind, aber trotzdem nicht beanspruchen können, ein objektiver und repräsentativer Meinungs-Querschnitt der Ärzteschaft zu sein. Aus forschungsökonomischen Gründen, also durch die Auswahl der Fragen und die Form der Untersuchung, mußte die ursprünglich komplexere Zielsetzung auf die Beantwortung einiger wesentlicher, zumeist quantifizierbarer Frage-Kategorien konzentriert werden. Bei der Lektüre sollte zudem bedacht werden, daß das Interesse von Medizinern an alternativen Heilverfahren zum Teil schon durch die Tatsache der Beantwortung des Fragebogens dokumentiert wird. Zu berücksichtigen ist deshalb, daß wahrscheinlich besonders solche Ärzte den Fragebogen beantwortet haben, die sowieso eine offenere Haltung zu alternativen Heilverfahren haben.

Generelles Interesse an alternativen Methoden

Mit diesen Einschränkungen versehen läßt sich bei den niedergelassenen Allgemeinmedizinern zunächst einmal ein generelles Interesse an unüblichen Heilmethoden
konstatieren. Denn 85 Prozent der Ärzte, die in die Auswertung einbezogen
werden konnten, haben sich schon einmal in irgendeiner Form theoretisch mit
alternativen Heilverfahren beschäftigt. Geweckt wurde dieses Interesse aber nicht
während des normalen Studiums der zukünftigen Ärzte: nur vier der Befragten
wurden in Pflichtveranstaltungen während der Ausbildung angeregt, sich mit
alternativen Heilverfahren zu beschäftigen — ein deutlicher Hinweis auf den
geringen Stellenwert, der solchen Methoden im medizinischen Studium zukommt.
Die meisten Mediziner, nämlich mehr als die Hälfte, informierten sich statt dessen
vor allem durch Literatur oder durch außeruniversitäre Fortbildungsveranstaltun-
gen. Dabei zeigen sich besonders die jüngeren Ärzte an alternativen Heilmethoden interessiert, denn fast alle aus der Gruppe der 31 bis 40jährigen lesen nicht
nur Literatur zu diesem Thema, sondern besuchen außerdem auch Weiterbildungs-
kurse. Auffällig ist darüber hinaus, daß an solchen Seminaren vor allem Ärzte
teilnehmen, die eine Landpraxis haben.

Weitere Anstöße, sich mit alternativen Methoden zu beschäftigen, erhielten
einige Ärzte auch durch Wahlveranstaltungen in der Ausbildung, Hinweise durch
Kollegen oder Patienten, Mitarbeit in Arbeitsgruppen (z.B. im Rahmen der
Ärztefortbildung) und schließlich durch den Besuch öffentlicher Veranstaltungen zu diesem Themenkreis. Immer jeweils etwa ein Fünftel der Befragten nannte
diese Informationsquellen. Ärzte, die in einer Großstadt praktizieren, scheinen es
dabei einfacher als Landärzte zu haben, in Arbeitsgruppen mitzuwirken oder an
öffentlichen Veranstaltungen teilzunehmen — vermutlich , weil das Angebot an
solchen Informationsmöglichkeiten in ländlichen Regionen fehlt. Mediziner, die
in einer Landgemeinde praktizieren, erhalten dagegen Anregungen durch Hinweise
von Kollegen oder Patienten.

Daneben existiert eine ganze Reihe weiterer Quellen, aus denen interessierte
Mediziner ihr Informationsbedürfnis stillen könnten — aber diese Möglichkeiten
erfordern vermutlich einen zu großen persönlichen Einsatz. Nur ein Arzt besuchte zur Fortbildung einen Auslandskurs, drei arbeiteten als Assistent bei einem zur
Weiterbildung ermächtigten Mediziner. Eine zu große zeitliche Belastung durch
solche Fortbildungsmaßnahmen wollen sich demnach viele Ärzte nicht zumuten.
Eine andere Grenze, nämlich die zwischen ‚wissenschaftlich‘ und ‚unwissenschaftlich‘ (oder besser: ‚wissenschaftlich nicht anerkannt‘), überschritten auch nur
wenige: gerade fünf Ärzte informierten sich direkt bei denjenigen, die alternative Therapien hauptsächlich verwenden, also bei den nicht-approbierten
Heilern.

Wichtigste Alternativen: Neuraltherapie und Naturheilverfahren

Diese schwierig zu definierende Grenze liegt nicht nur zwischen den Ärzten und den übrigen Heilern, sondern findet sich auch innerhalb des weiten Spektrums der alternativen Heilverfahren. Das generell zu beobachtende Interesse der Ärzte verteilt sich nämlich nicht gleichmäßig auf alle Methoden. Statt dessen interessieren sich die Mediziner besonders für solche Verfahren, die naturwissenschaftlich zumindest annähernd erklärbar scheinen, vor allem aber schon seit vielen Jahren nicht nur erfolgreich sind, sondern zudem kaum schädliche Folgen haben.

Besonders groß ist das Interesse an der Neuraltherapie, einer Behandlungsmethode, die der deutsche Mediziner Ferdinand Huneke 1925 entwickelte. Mehr als die Hälfte der Ärzte hat sich mit diesem Verfahren beschäftigt, bei dem durch eine gezielte Injektion von Procainhydrochlorid ein Heilreiz gesetzt wird, den der Körper positiv beantwortet. Ebenfalls mehr als die Hälfte der

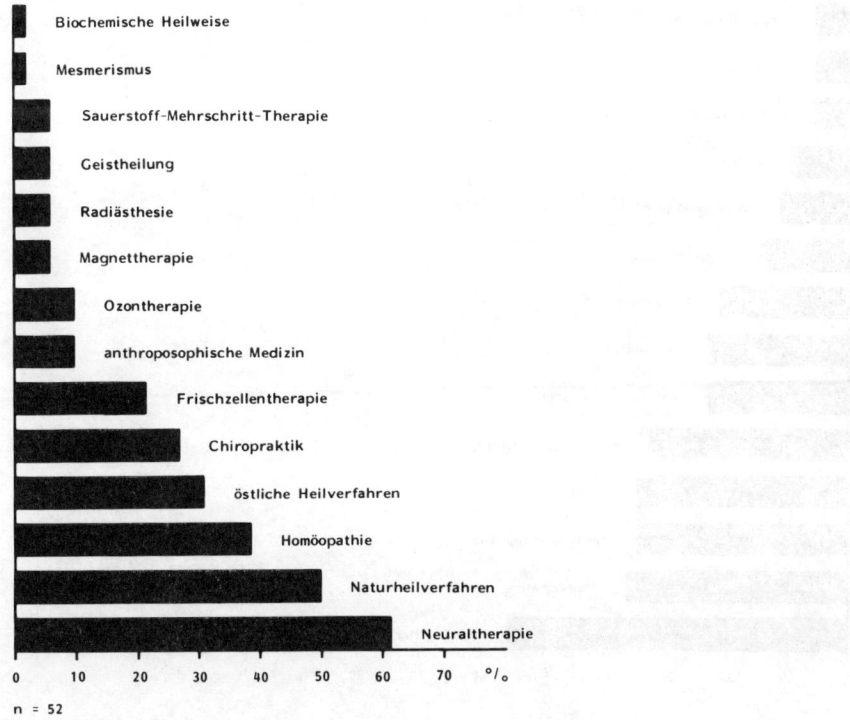

ÄRZTE, DIE SICH THEORETISCH MIT ALTERNATIVMETHODEN BESCHÄFTIGEN

(MEHRFACHNENNUNGEN)

Biochemische Heilweise

Mesmerismus

Sauerstoff-Mehrschritt-Therapie

Geistheilung

Radiästhesie

Magnettherapie

Ozontherapie

anthroposophische Medizin

Frischzellentherapie

Chiropraktik

östliche Heilverfahren

Homöopathie

Naturheilverfahren

Neuraltherapie

0   10   20   30   40   50   60   70   %

n = 52

Abb. 1

Befragten hat sich mit den Naturheilverfahren auseinandergesetzt. Jeweils eine größere Gruppe (25 bis 50 Prozent) hat sich über Homöopathie, östliche Heilverfahren, Chiropraktik und Frischzellentherapie informiert. Alle übrigen Verfahren, so besonders Magnettherapie, Radiästhesie (Wünschelrutengänger), Geistheilung, Mesmerismus, Sauerstoff-Mehrschritt-Therapie und biochemische Heilweisen wurden nur von jeweils einem kleinen Prozentsatz der Ärzte genannt.

ÄRZTE, DIE ALTERNATIVMETHODEN PRAKTISCH ANWENDEN

(MEHRFACHNENNUNGEN)

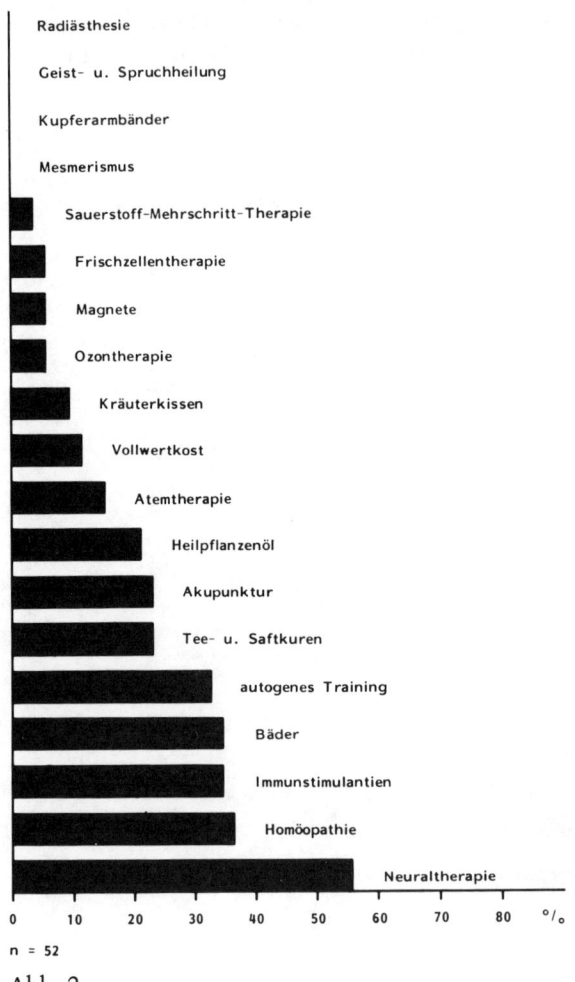

Abb. 2

Die meisten dieser Ärzte haben es nicht bei ihrem bloßen Interesse belassen, sondern wenden die alternativen Verfahren in ihrer Praxis auch an. Zwar ist das theoretische Interesse etwas größer als die Häufigkeit der praktischen Anwendung, aber die Rangfolge der einzelnen Therapiemöglichkeiten ändert sich dadurch nur unwesentlich.

Die größte Akzeptanz genießen demnach die Neuraltherapie und die Naturheilverfahren (die Vollwertkost, Kräuterkissen, Tee- und Natursaftkuren, Bäder mit Kräuterzusätzen und Pflanzenöle in ihr Therapieprogramm einbeziehen). Am anderen Ende der Skala rangieren Verfahren, die einer wissenschaftlichen Erklärung völlig entzogen sind. Für Außenseitermethoden wie Geistheilung, Mesmerismus und Radiästhesie interessieren sich zwar einige befragte Mediziner, aber auf ihre Anwendung verzichten alle.

Anwendung bei Bagatellen und bei Krebs

Detaillierter als diese Rangfolge beschreiben die verschiedenen Anwendungsgebiete, welchen Stellenwert die alternativen Verfahren in der Schulmedizin haben. Dabei zeigen sich zwei auffällige Tendenzen. Einerseits werden solche Methoden bevorzugt bei denjenigen Krankheiten eingesetzt, deren Ursprung die Medizin im weitesten Sinn im psychischen oder psychosomatischen Bereich ansiedelt. So benutzen die Ärzte beispielsweise die Akupunktur bei Nervenschmerzen, die Entspannungstherapie bei Angst- oder Erschöpfungszuständen und die Neuraltherapie bei diversen Schmerzsyndromen. Vegetative Dystonie (eine Sammelbezeichnung für Krankheitserscheinungen, die gekennzeichnet sind durch Fehlregulationen des vegetativen Nervensystems und dadurch bedingten Funktionsstörungen an verschiedenen Organen – allerdings ohne pathologischen Befund) wird mit Tee- und Natursaftkuren, Entspannungs- oder Atemtherapie sowie mit Hilfe von Bädern bekämpft.

Andererseits zeichnet sich ab, daß alternative Methoden bei extrem unterschiedlichen Krankheiten verwendet werden. Auf der einen Seite werden sie bei Bagatellerkrankungen wie etwa Erkältungen benutzt, auf der anderen bei sehr schwerwiegenden Krankheiten wie beispielsweise Krebs, für die die Schulmedizin noch keine zufriedenstellenden Behandlungsmethoden kennt. Hier spiegelt sich zum einen die Geringschätzung, die die Schulmedizin einigen alternativen Verfahren entgegenbringt, zum anderen die Einsicht, daß eine noch so ‚unwissenschaftliche' Methode probiert werden sollte, wenn nichts anderes Hilfe verspricht.

Neuraltherapie (29)
Arthrosen
Bauchschmerzen
Chronische Leiden
Erkrankungen des Bindegewebes
Erkrankungen der Skelettmuskulatur
Hexenschuß
Kopfschmerzen
Migräne
Muskelschmerzen
Neuralgien
Psychosomatische Beschwerden
Schmerz alter Narben
Wirbelsäulenschmerzen

Homöopathische Mittel (19)
Allergien
Ekzeme
Erkältungen
Haarausfall
Infekte
Krebs
Nierenerkrankungen
Psychosomatische Störungen

Immunstimulantien, Mistel (18)
Abwehrschwäche
Arthrosen
Erkältungen
Hypertonie
Keuchhusten
Krebs
Rheuma

Bäder (18)
Durchblutungsstörungen
Erkältungen
Hauterkrankungen
Hexenschuß
Kreislaufstörungen
Muskelverspannungen
Psychosomatische Beschwerden
Rheuma
Vegetative Dystonie
Wirbelsäulenbeschwerden

Entspannungstherapie (17)
Angstzustände
Depressionen
Erschöpfungszustände
Nervosität
Schlafstörungen
Tetanie
Vegetative Dystonie

Tee- und Natursaftkuren (12)
Bluthochdruck
Bronchitis
Magen- und Darmleiden
Stoffwechselkrankheiten
Übergewicht
Vegetative Dystonie

Akupunktur (12)
Hexenschuß
Migräne
Neuralgien
Psychosomatische Störungen
Schmerzzustände
Suchtverhalten

Heilpflanzenöl (11)
Atemwegserkrankungen
Erkältungen, Infekte
Neuralgien, Kopfschmerzen
Rheuma, Gelenkbeschwerden
Speicheldrüsenentzündung

Atemtherapie (8)
Asthma
Bronchitis
Emphysem *
Vegetative Dystonie

Vollwertkost (6)
Akne
Darmerkrankungen
Rheumatische Leiden
Stoffwechselerkrankungen

Kräuterkissen (5)
Arthrosen
Schlafstörungen
Spastische Bauchschmerzen
Wirbelsäulenschmerzen

Frischzellentherapie (3)
Degenerative Leiden
Entzündungszustände
Krebs

Magnete (3)
Arthrosen
Bronchitis
Frakturen
Rheuma
Schmerzen

Ozontherapie (3)
Durchblutungsstörungen
Krebs

Sauerstoff-Mehrschritt-Therapie (2)
Akne
Asthma
Durchblutungsstörungen

Tab. 1   Häufigste Krankheiten, bei denen Alternativmethoden benutzt werden
(in Klammern: Zahl der Ärzte, die diese Methoden anwenden).

Während einige Therapieverfahren gut gehütete Geheimnisse mancher Ärzte zu sein scheinen, also nur von äußerst wenigen angewendet werden, gibt es auch Methoden, die öfter übereinstimmend bei gleichen Krankheitsbildern empfohlen und deshalb auf eine gesicherte Grundlage schließen lassen. So wird die Neuraltherapie bevorzugt bei Muskel- oder Nervenschmerzen und der Migräne eingesetzt. — Die Therapie der Migräne bereitet bekanntlich der Schulmedizin erhebliche Probleme. — Homöopathische Medikamente werden vornehmlich bei Grippe, Erkältung, Haarausfall und viralen Infekten verordnet. Immunstimulantien wie zum Beispiel Mistelpräparate verabreichen die Ärzte besonders bei der Behandlung von Karzinomen. Bei Rheuma, vegetativer Dystonie, Muskelverspannungen und Erkältungen empfehlen zahlreiche Ärzte Bäder mit Kräuterzusätzen. Tee- und Natursaftkuren werden bei Übergewicht, Bronchitis und bei inneren Erkrankungen vorgeschlagen, Heilpflanzenöle zur Behandlung von Rheuma, Kopfschmerzen und Infektionen der oberen Luftwege. Autogenes Training verwenden einige Mediziner zur Therapie diverser psychosomatischer Krankheiten. Bei Schmerzzuständen aller Art und bei Migräne greifen die Mediziner auf die Akupunktur zurück. Die Vollwertkost wird bei speziellen Darmerkrankungen und bei Akne empfohlen. Schließlich halten mehrere Mediziner die Atemtherapie bei Erkrankungen der Atmungsorgane für nützlich. Diese übersichtsartige Auflistung zeigt, wie breit das Spektrum der alternativen Heilverfahren und das ihrer Anwendungsmöglichkeiten ist. In der Praxis eines niedergelassenen Arztes werden sie aber im Normalfall nur dann benutzt, wenn sie reale Vorteile gegenüber den üblichen, schulmedizinischen Methoden aufweisen.

Begründung: Nebenwirkungsärmer und erfolgreicher

Solche Vorteile sehen die Ärzte vor allem darin, daß die alternativen Therapien oftmals weniger oder sogar keine Nebenwirkungen haben, was von der Behandlung mit chemischen Präparaten nicht behauptet werden kann, wie ein Blick auf den Beipackzettel vieler Medikamente beweist. Ein weiterer Vorteil liegt dann vor, wenn eine alternative Methode größeren Erfolg als eine schulmedizinische verspricht. Fast alle Alternativ-Verfahren werden nämlich von den Medizinern mit der Begründung versehen, daß sie nebenwirkungsärmer und erfolgreicher sind. Bemerkenswert ist, daß der Wunsch des Patienten nach alternativen Heilverfahren insgesamt nur eine untergeordnete Rolle spielt. Nur wenige Therapien werden in erster Linie verordnet, weil der Patient es gefordert hat. Eine dieser Ausnahmen ist die Frischzellentherapie: dieses Verfahren wenden die Ärzte hauptsächlich auf Wunsch des Patienten hin an. Bei der Akupunktur, den Teekuren und dem Heilpflanzenöl zeichnet sich darüber hinaus eine gewisse Bedeutung des Patientenwunsches ab. Hier machen die Nennungen immer jeweils etwa ein Fünftel aller für das entsprechende Heilverfahren genannten Gründe aus.

Gemessen an den aufwendigen technischen Apparaturen der Schulmedizin sind einige alternative Methoden relativ kostengünstig. Um so erstaunlicher ist es, daß gerade in einer Zeit, in der die Kosten für die Erhaltung der Gesundheit ständig steigen, das Argument „Kosten sparen" nur selten ausschlaggebend für die Wahl einer alternativen Therapie ist. Nur bei Yoga und der Neuraltherapie wird diese Begründung überdurchschnittlich häufig benutzt. Bei sehr schweren Erkrankungen, die mit den üblichen Methoden nicht immer erfolgreich bekämpft werden können, greifen manche Mediziner auf Alternativ-Methoden zurück, um jede Chance einer Heilung zu nutzen. So verwendet ein Arzt Mistelpräparate bei Krebs, „um alles zu versuchen". Einige Ärzte begründeten ihre Therapiewahl mit dem Argument, daß das entsprechende Verfahren besonders gut zur Vorsorge eingesetzt werden könnte. Genannt wurde dieser Grund bei Yoga, Entspannungstherapie, Bädern, Homöopathie und Vollwertkost. Das Verordnen von Bädern, Saftkuren, Heilpflanzenöl und von homöopathischen Mitteln beruht bei einigen wenigen Medizinern auch auf Familientradition.

Wichtig: wissenschaftlich erklärbar und gesicherte Finanzierung

Für die Ärzte, die alternative Heilverfahren bei ihren Patienten anwenden, scheint eine Grundlage der westlichen Medizin, nämlich das naturwissenschaftliche Ursache-Wirkungs-Prinzip, von untergeordneter Bedeutung zu sein. Denn wenn eine solche ‚unwissenschaftliche' Methode Erfolg oder auch nur bestimmte Vorteile (z.B. weniger Nebenwirkungen) verspricht, sind diese Mediziner aus pragmatischen Gründen eher bereit, auf eine wissenschaftliche Erklärung zu verzichten. Viele ihrer Kollegen wollen ihnen in diesem Punkt nicht folgen: Erst wenn eine Heilmethode im wissenschaftlichen Experiment erprobt und im Rückgriff auf die Naturwissenschaften erklärbar ist, sind sie bereit, dieses Verfahren zu benutzen. So wird verständlich, daß die Frage, welche Voraussetzungen erfüllt sein müßten, damit bislang nicht verwendete Verfahren doch eingesetzt werden, vor allem mit der „naturwissenschaftlichen Erklärbarkeit" beantwortet wurde. So würde immerhin ein knappes Drittel aller Ärzte Akupunktur, homöopathische Arzneimittel und Frischzellentherapie anwenden, wenn diese Methoden durch die medizinische Forschung abgesichert wären.

Die Finanzierung von Heilverfahren durch die gesetzlichen Krankenkassen ist für die Ärzte der zweitwichtigste Grund, um eine bisher nicht praktizierte Methode schließlich doch aufzugreifen. Die meisten Nennungen gibt es bei der Akupunktur, der Entspannungstherapie und der Ozontherapie. Nicht so wichtig sind dagegen für die Ärzte andere Voraussetzungen. Eine neu geschaffene juristische Absicherung durch den Gesetzgeber oder die Forderungen vieler Patienten nach einer bestimmten Behandlungsmethode würden nur wenige Mediziner veranlassen, alternative Methoden einzusetzen. Diese untergeordnete Bedeutung des Patientenwunsches läßt sich ursächlich zurückführen auf den relativ geringen

Einfluß des Patienten auf seine Behandlung insgesamt. Denn die Professionalisierung der Heilkunde hat den Arzt zum unangreifbaren „Experten im weißen Kittel" gemacht. Damit liegt die Verantwortung für die Wahl der Methode beinahe ausschließlich beim Arzt, d.h. selbst wenn viele Patienten eine bestimmte Behandlungsmethode forderten, der Arzt davon aber nicht überzeugt ist, würde dieses Verfahren auch nicht benutzt.

Die geringe Bedeutung der juristischen Absicherung hängt vermutlich damit zusammen, daß die schulmedizinische Lehrmeinung ausschlaggebend für eine gesetzliche Verankerung einer bestimmten Therapieform ist. Manche Ärzte gehen also möglicherweise davon aus, daß, wenn bestimmte Verfahren erst einmal wissenschaftlich anerkannt wären, sie wahrscheinlich auch durch den Gesetzgeber legitimiert würden.

Darüber hinaus ist auffällig, daß die meisten Bedingungen für eine Anwendung nicht an die besonders ‚unwissenschaftlichen' Verfahren (z.B. Geistheilung) geknüpft wurden – wie man vermuten könnte. Statt dessen benannten die Ärzte bestimmte Voraussetzungen vor allem bei Methoden, die sich zum Teil schon durchgesetzt haben, wie etwa Akupunktur oder Homöopathie. Die höhere Zahl von Nennungen darf bei diesen Verfahren allerdings nicht als größere Ablehnung interpretiert werden, sondern weist darauf hin, daß diese Methoden stärker diskutiert werden und damit umstrittener scheinen. Andere Verfahren wie Magnettherapie oder Radiästhesie haben manche Ärzte bei dieser Frage gar nicht erst berücksichtigt, weil sie ihnen möglicherweise zu fremd sind.

Nicht als hinderlich, wie man erwarten könnte, erweist sich ein anderes Problem. Nach den Aussagen der befragten Ärzte sind nämlich schulmedizinische Diagnose- und Therapieverfahren nicht kürzer als alternative Methoden – eher ist es umgekehrt. Zwei Drittel der Mediziner stellen keine Veränderung der Diagnosezeit fest, wenn alternative Verfahren angewendet werden. Die Therapiezeit bleibt nach Meinung der Hälfte der Ärzte auch gleich. Allerdings stellt eine fast gleich große Gruppe eine Verkürzung der Therapiezeit durch Anwendung alternativer Verfahren fest. Kürzere Therapiezeiten geben die Mediziner insbesondere für die Akupunktur, die Sauerstoff-Mehrschritt-Therapie, die Ozon- und Frischzellentherapie sowie für die Behandlung mit Kräuterkissen und Magneten an. Jeweils etwa die Hälfte der Ärzte, die diese Verfahren einsetzen, nennt kürzere Therapiezeiten. Etwas weniger auffällig ist die Verkürzung der Therapie durch die Anwendung der Neuraltherapie, der Homöopathie, der Vollwertkost und von Bäderkuren; hier sieht etwa jeder dritte Arzt eine Verkürzung der Zeiten.

Trotz Vorbehalten: Heilpraktiker am ehesten akzeptiert

Trotz dieser Vorteile stößt die Einführung alternativer Behandlungsmethoden auf Schwierigkeiten: denn nicht jeder Arzt kann diese Methoden anwenden. Oftmals fehlt es an der entsprechenden Ausbildung. Das Heilungspotential der

Alternativ-Medizin könnte dennoch von den Schulmedizinern ausgeschöpft werden, wenn sie bereit wären, mit nicht-approbierten Heilern zusammenzuarbeiten. Die gemeinsame Arbeit wird den Ärzten allerdings nicht nur durch das Verbot, Patienten an alternative Heiler zu überweisen, sondern zudem durch die Einseitigkeit ihres Studiums erschwert. Denn die dort erworbenen Wertmaßstäbe führen dazu, daß die Zusammenarbeit mit einem nicht-wissenschaftlich ausgebildeten Heiler unüblich ist, gilt sie doch als ein Eingeständnis der eigenen Hilflosigkeit. Außerdem sollte nicht vergessen werden, daß Ärzte und nicht-approbierte Heiler jedenfalls teilweise in einem ökonomischen Konkurrenzverhältnis stehen.

Die meisten Vorbehalte der Ärzte betreffen deswegen die Heilpraktiker, die für sie die größte Konkurrenz darstellen. Dabei werden von den Medizinern allerdings nur selten offene Vorurteile geäußert wie zum Beispiel: „Wir sind doch nicht im Mittelalter". Weniger polemisch kritisiert wird statt dessen vor allem die unzureichende Behandlungsweise und die mangelnde fachliche Kompetenz des Heilpraktikers. So wird angegeben, die Therapie des Heilpraktikers sei ganz allgemein erfolglos gewesen, er habe eine Herzklappenentzündung nicht heilen können bzw. den Umfang einer Erkrankung nicht erkannt. Ein Arzt meinte darüber hinaus, daß dem Heilpraktiker „die Grundlagen einer sauberen Diagnostik fehlen" würden. Ein anderer erklärte, ein Patient sei zu ihm gekommen, weil der Heilpraktiker „gepfuscht" habe.

Diese kritische Distanz zu den Nicht-Approbierten hat immerhin mehr als einem Fünftel der befragten Mediziner nicht den Mut genommen, Patienten an einen alternativen Heiler zu überweisen. Fast alle Nennungen beziehen sich allerdings auf Heilpraktiker. Offensichtlich werden sie von approbierten Ärzten am ehesten akzeptiert — möglicherweise, weil ihre Methodik den schulmedizinischen Verfahren am meisten ähnelt. Als Gründe für die Überweisung an einen Heilpraktiker gaben die meisten Ärzte die Erfolglosigkeit der Schulmedizin an. Zwei Mediziner akzeptierten den Wunsch ihrer Patienten, zu einem Heilpraktiker überwiesen zu werden. Abgeraten hat ein Arzt allerdings bei „endogenen Depressionen und metastasierenden Tumor-Leiden, die nicht in die Hände des Heilpraktikers gehören".

Nur sehr wenige Ärzte haben ihre Patienten zu anderen Heilern geschickt: drei Ärzte empfahlen einen Wünschelrutengänger und jeweils einer einen Magnetiseur bzw. einen Homöopathen. Die Gründe für diese Empfehlungen sind unterschiedlich. Zwei Mediziner folgten dem Drängen ihrer Patienten und ließen zu, daß sie einen Wünschelrutengänger aufsuchten. Ein dritter Arzt glaubt, daß das Eingreifen des Wünschelrutengängers die Schlafstörungen des Patienten beseitigen könnte. Die „Überweisung" an den Magnetiseur rechtfertigte ein Arzt mit dem Hinweis auf seine eigene Hilflosigkeit („. . . weil ich nicht weiter wußte"). Ein anderer Mediziner schließlich schickte seinen Patienten zu einem Homöopathen, weil dort „zusätzliche Aspekte in Diagnostik und Therapie berücksichtigt" werden.

Diese Antworten zeigen, daß einige Mediziner durchaus bereit sind, ihre eigenen Grenzen einzugestehen. Auf das Wissen der Alternativ-Heiler wird allerdings offensichtlich erst dann zurückgegriffen, wenn das schulmedizinische Instrumentarium probiert wurde und versagt hat. Ein Blick auf die Häufigkeit der ‚Überweisungen' an einen nicht-approbierten Heilkundigen zeigt, daß auf der Grundlage der Gesamtzahl der durchschnittlich in einem Jahr von einem Arzt behandelten Patienten (mehrere tausend) die Zusammenarbeit quantitativ unbedeutend ist. Denn neun Mediziner haben gerade einmal jeweils bis zu zehn Patienten im letzten Jahr an einen alternativen Heiler verwiesen. Ein Arzt hat insgesamt dreißigmal Patienten im Jahr 1985 zu einem nicht-approbierten Heiler geschickt.

Alternativmethoden: besonders bei jüngeren Ärzten und auf dem Land

Auch wenn viele Ärzte nur selten mit anderen Heilkundigen zusammenarbeiten, gibt es dennoch eine Tendenz, Schul- und Alternativmedizin stärker zu verknüpfen. Sehr auffällig ist, daß Mediziner mit einer Landpraxis und besonders jüngere Ärzte im Alter zwischen 30 und 50 Jahren generell aufgeschlossener gegenüber alternativen Heilverfahren sind. Diese beiden Gruppen haben sich nicht nur weitaus intensiver mit alternativen Verfahren theoretisch und praktisch beschäftigt, sondern sind auch eher bereit, mit nicht-approbierten Heilern zusammenzuarbeiten. So überweisen vor allem Landärzte und jüngere Mediziner gelegentlich Patienten an Heilpraktiker und treffen sich sogar manchmal mit ihnen, um sich über alternative Methoden zu informieren. Das engere Verhältnis von Schul- und Alternativmedizin auf dem Land ist dabei sicherlich traditionsbedingt. In ländlichen Regionen haben sich bestimmte volksmedizinische Elemente länger halten können. Ein Arzt wird sich deshalb dort häufiger beispielsweise mit den Heilwirkungen von Kräutern und anderen Hausmitteln oder den Ratschlägen einer weisen Nachbarin auseinandersetzen müssen.

Das größere Interesse der jüngeren Mediziner an alternativen Heilverfahren läßt sich teilweise auf ihre stärker ausgeprägte Fortbildungsbereitschaft zurückführen. Ein Fünftel der befragten Ärzte liest regelmäßig Literatur zur Alternativ-Medizin, unter ihnen dominieren die Jüngeren. Anders als die älteren Mediziner hatten sie wohl eher die Gelegenheit, sich während des Studiums in Wahlveranstaltungen mit diesem Thema auseinanderzusetzen. Denn seit der Änderung der Approbationsordnung von 1970 gehören erstmals auch offiziell „kulturelle und soziale Grundlagen in der Geschichte des ärztlichen Denkens, Wissens und Handelns" (Approbationsordnung 1970), also über den Rahmen der Naturwissenschaften hinausweisende medizinsoziologische Probleme, zum notwendigen Grundwissen des künftigen Arztes. Außerdem kann angenommen werden, daß die jüngeren Ärzte durch ihre außeruniversitäre Sozialisation, nämlich in

einer Zeit, in der die Selbsthilfegruppen, die Ökologiebewegung und die Kritik
an der Schulmedizin gewachsen sind, verstärkt Anregungen für die Auseinandersetzung mit alternativen Heilverfahren bekommen haben.

Zusammenfassung und Ausblick: Gewandeltes Medizinbewußtsein?

Diese Aufgeschlossenheit gerade bei jüngeren Ärzten deutet darauf hin, daß
langfristig ein Wandel des einseitig naturwissenschaftlich geprägten Medizin-
bewußtseins möglich ist, daß also manche der jetzt noch alternativen Heilverfahren in der Praxis von Schulmedizinern zu üblichen Methoden werden
können. Schon heute greifen einige Ärzte, wie diese Untersuchung gezeigt hat,
auf alternative Heilverfahren zurück, wenn dadurch bestimmte Nebenwirkungen
einer Therapie vermieden werden können. Dieser Trend sollte aber nicht überschätzt werden. Von einem „stürmischen Interesse" (Huber/Lundt 1981: 96) an
der Alternativmedizin kann bei niedergelassenen Allgemeinmedizinern keine
Rede sein. Denn weiterhin klammern die meisten Ärzte die alternativen Methoden aus ihrem Praxisalltag aus, für sie muß ein Heilverfahren jederzeit beweisbar
sein. Wenn Alternativtherapien trotz bestehender Zweifel angewendet werden,
dann besonders bei Krankheiten, die mit den Mitteln der Schulmedizin nicht
bekämpft werden können. Darin drückt sich keine Einsicht in die Notwendigkeit
einer Synthese unterschiedlicher Therapieansätze aus, dahinter steht vielmehr
der Zwang zum Handeln aus Hilflosigkeit.

Dementsprechend kann auch eine ganze Reihe von Medizinern bei ihren
Patienten keine veränderten Ansprüche ausmachen, keine Wünsche nach anderen
Therapien erkennen. Anders als die am Anfang erwähnte Gruppe von Ärzten,
die den Wandel des Patientenbewußtseins mit der Formel „mehr Naturheilkunde
– weniger Chemie" umschrieben haben, sehen sie deshalb auch keine Notwendigkeit, ihr Verhalten in der Praxis zu ändern. Einige dieser Mediziner, die alternative
Heilverfahren unter keinen Umständen in ihre Praxis einbeziehen wollen, möchten
die Entwicklung am liebsten sogar in ihr Gegenteil verkehren; sie interpretieren
diesen Wandel deshalb als „Verunsicherung der Patienten" oder entdecken gar
ein „gefährliches Mißtrauen in die Schulmedizin". Solche Entwicklungen hätten
„fatale Folgen nach einer Tumorbehandlung". Diese Ärzte versuchen deswegen
auch, ihre Patienten davon zu überzeugen, daß in jedem Fall schulmedizinische
Verfahren angewendet werden müßten.

Mediziner mit einer so entschieden ablehnenden Haltung gehören allerdings
bei den niedergelassenen Ärzten zu einer Minderheit. Viele Ärzte zweifeln
zumindest manchmal am ‚Alleinvertretungsanspruch' der wissenschaftlichen
Medizin, sie erkennen bei ihren Patienten einen Einstellungswandel und erklären
allgemein, daß sie darauf eingehen wollen. So führen einige längere Gespräche
als früher, andere versuchen, die Wünsche der Patienten nach „natürlichen"

Medikamenten zu berücksichtigen, zum Teil benutzen diese Mediziner auch bestimmte, schulmedizinisch noch vertretbare Alternativ-Verfahren. Dieser größten
Gruppe der ‚Zweifler' stehen nur wenige Ärzte gegenüber, die zu den Sympathi-
santen der Alternativ-Medizin gezählt werden können. Eine große Ausnahme ist
der Arzt, der auf die Forderungen seiner Patienten nach alternativen Heilverfahren sehr entschieden und deutlich reagierte. Er will seine Fähigkeiten den geän-
derten Ansprüchen anpassen und eine homöopathische Ausbildung absolvieren.
Denn soviel sollte klar sein: solange die medizinische Ausbildung nicht um alternatives Wissen ergänzt wird, bleibt die Grenze zwischen Schul- und Alternativ-
medizin nur schwer überschreitbar.

Alternative Verfahren im Spiegel der ärztlichen Presse

von

Annette Gravert

Die Studie will zeigen, ob und wie sogenannte alternative Heilverfahren und die nichtapprobierten Heiler in der ärztlichen Presse dargestellt und diskutiert werden. Wachsendes Interesse der Bevölkerung an erfahrungsheilkundlichen, außerwissenschaftlichen und paramedizinischen Heilverfahren sowie eine stetige Präsenz dieser Themen in den Medien lassen vermuten, daß sich auch die Ärztepresse nicht davor verschließen kann.

Aus 15 deutsch- und englischsprachigen Ärztezeitungen und -zeitschriften des Erscheinungszeitraumes von 1984 bis 1986, die alle der allgemeinen Ärztepresse zuzuordnen sind und sich in hohen Auflagen an praktizierende Ärzte wenden, wurden als Zufallsstichprobe 40 Artikel zur alternativen Medizin ausgewählt. Die Artikel, die zwecks Quellenangabe im Text numeriert sind, umfassen 23 Aufsätze, 10 Tagungs- und Symposienberichte, 3 Studien, 2 Leserbriefe und 2 Literaturbesprechungen.

Die formal unterschiedlichen Artikel lassen sich inhaltlich in folgende Themengruppen ordnen:
1. Schulmedizinisch nicht anerkannte Heilweisen und Medikamente
   (3 – 5, 9, 11 – 14, 16, 18 – 20, 22, 24 – 26, 31, 34, 35, 38, 40)
2. Heiler ohne Approbation (1, 8, 15, 17, 21, 32, 33)
3. Gesetzgebung zum Heilwesen (7, 27, 40)
4. Aktuelle Trends im Heilwesen und Patientenverhalten
   (2, 6, 10, 23, 29, 30, 36, 37)
5. Ärztliches Handeln unter den Gesichtspunkten einer humaneren Medizin
   (28, 39).

I.

Themenkomplex 1 umfaßt sowohl Methoden am Rande der Schulmedizin (Homöopathie, Chiropraktik, Akupunktur, Akupressur, Zelltherapie, Phytotherapie, Anthroposophie, Ernährungsheilkunde und Hypnose) als auch außerwissenschaftliche Heilweisen nichtapprobierter Heiler (Heilmagnetismus, Astromedizin, Radionik, Radiästhesie, Spruch- und Geistheilung, Biorhythmik, Homotoxikologie, Mistel-, Ozon-, Thymusextrakt- und Sauerstoff-Mehrschritt-

Therapie). Die Methoden am Rande der Schulmedizin werden auch von den
nichtapprobierten Heilern angewandt. Die Quantität dieser Artikel läßt erkennen,
daß die Ärztepresse in bezug auf alternatives Heilwesen in erster Linie allgemein
nicht anerkannte Heilverfahren diskutiert. Die Verfahren werden in ausführlichen
Aufsätzen und Therapieberichten vorgestellt und erörtert, wobei die Beurteilung
von strikter Ablehnung — zum Beispiel von Radiästhesie und Pendeln (20), paranormalen Heilweisen (17, 18), Hypnose durch Nichtapprobierte (27) und „Ge-
sundheitsreligionen" (16) — über teilweise Duldung und Akzeptanz in speziellen
Krankheitsfällen — beispielsweise von Homöopathie (24, 35), elektromagnetischen
Heilverfahren (31), Sauerstoff-Mehrschritt-Therapie (3), Spruch-und Geistheilung
in der Dermatologie (38), Phytotherapie (35), Neuraltherapie (40), Anthroposophie (14) — bis hin zur Eingliederung erfahrungsheilkundlicher Therapien in
den Praxisalltag reicht — zum Beispiel der Homöopathie (5), der ganzheitlichen
Medizin, einzelner Bereiche der Phytotherapie z.B. bei Krebs (5), Hyperthermie
bei Krebs (14) und einzelner Therapien, wie Zuckerpaste in der Dermatologie (34).
Es fällt auf, daß alternative Heilweisen oder Medikamente schulmedizinisch vor
allem dort akzeptiert oder geduldet werden, wo der konventionellen Medizin
häufiger Therapieerfolge versagt bleiben, wie bei der Bekämpfung von Krebs und
chronischen Krankheiten, z.B. Multipler Sklerose, Rheuma und dermatologischen
Erkrankungen (3, 10, 12 — 14). Auch in Krankheitsfällen mit stark psychischer
Komponente werden alternativen Heilmethoden eine gewisse Anwendung
zugestanden (4, 5, 14).

Ferner fällt auf, daß vor allem die Homöopathie häufig und sehr konträr diskutiert wird. Einmal erfährt sie volle Anerkennung durch approbierte Homöopathen und zum anderen Mal strikte Ablehnung bis hin zur Einordnung in den Bereich der Paramedizin. Dies ist darauf zurückzuführen, daß sich die Homöopathie
bei einem Teil der Schulmediziner bereits therapeutisch durchgesetzt hat.

Insgesamt lassen die uneinheitlichen Beurteilungen alternativer Heilmethoden
und die Fülle der Artikel erkennen, daß diese Heilweisen von der Schulmedizin
keineswegs ignoriert werden, sondern daß es eine Auseinandersetzung damit gibt,
die das Ziel verfolgt, erfolgversprechende Methoden in die konventionelle Medizin
zu integrieren und andere endgültig der Scharlatanerie und dem Hokuspokus
zuzuordnen. Zu diesem Zweck werden immer wieder Forderungen nach wissenschaftlichen Untersuchungen und Wirksamkeitsstudien laut (3, 5, 12, 14, 22, 24,
31, 35, 38). Hier finden sich auch die Hauptkritikpunkte der Autoren an den
nichtakademischen Heilverfahren:

1. die fehlende Reproduzierbarkeit der Therapieergebnisse
2. die nichterwiesenen Unbedenklichkeitserklärungen bezüglich der Nebenwirkungen bei Medikamenten und Therapien
3. das Basieren von Therapien auf falschen oder hypothetischen biologisch-
   physikalischen Grundlagen
4. die Therapiefreiheit ohne oder ohne standardisierte, bzw. ohne ausreichende
   Ausbildung der Heiler.

II.

So stehen die Artikel zum Thema Heilberufe unter dem Zeichen deutlicher Abgrenzung der Schulmedizin zu anderen Heilberufen. In erster Linie sind die Heilpraktiker gemeint. Berufsstand, Ausbildung, Gesetzeslage, Berufsausübung und Patientenverhalten werden analysiert und kritisiert (1, 6, 7, 8). Divergierende Meinungen reichen von der Forderung nach einem Berufsverbot (1) bis hin zur stillschweigenden Duldung (8).

Allgemein existiert die Auffassung, daß sich das „Heilpraktikerproblem" von selbst erledigt, wenn die Schulmedizin bereit ist, mehr Naturheilverfahren und eine ganzheitliche Medizin in ihre Therapien zu integrieren.

Heiler, die paramedizinisch, geistig oder metaphysisch heilen (21, 32, 33, 38), werden nicht als ernsthafte Konkurrenz angesehen, so daß keine intensive Auseinandersetzung mit ihnen erfolgt. Berichte über paranormale Heiler werden aus anderen Medien übernommen und kaum kommentiert, wobei diese Heiler am ehesten in die Rubrik „unakademische Heilfritzen" (33) gesteckt werden.

III.

Die Gesetzgebung zum Heilwesen umfaßt sowohl Heilberufe (Heilpraktikergesetz) (7) als auch Heilverfahren (27) und Medikamente. Die Unzufriedenheit der Schulmediziner mit dieser Gesetzgebung wird in der Presse deutlich. Es werden Forderungen nach Neufassungen und Gesetzesanpassungen an die aktuelle Situation im Heilwesen gestellt. Vor allem wird ein wirksamer Patientenschutz gefordert, wie er in der Schulmedizin durch die Aufklärungspflicht und die Deklaration von Nebenwirkungen auf Beipackzetteln zu Medikamenten vorgeschrieben ist.

Es wird in der ärztlichen Presse durchaus erkannt, daß es in der Bevölkerung einen Trend weg von der wissenschaftlichen Apparatemedizin hin zur Naturheilkunde und zur ganzheitlichen Medizin gibt, der sich in Artikeln des Themenkomplexes „Aktuelle Trends im Heilwesen und Patientenverhalten" niederschlägt. Hier findet man Ergebnisse aus Analysen und Studien zum Verhalten von Patienten und dem Verhältnis Arzt-Patient (4, 6, 11, 16, 23, 28, 29, 30, 36, 37). Artikel zum Patientenverhalten nehmen neben jenen zu alternativen Heilverfahren in der Ärztepresse den zweitgrößten Raum ein. Die Beanspruchung bestimmter Heilweisen durch die Patienten sind für die Ärzteschaft von großem Interesse, da sich daraus Rückschlüsse auf die Akzeptanz schulmedizinischer Therapieweisen ziehen und Prognosen für eine zukunftsträchtige Medizin stellen lassen. Inhaltlich ergeben die Studien zum Patientenverhalten jedoch, daß die konventionelle Medizin nicht um ihre Patienten zu bangen braucht, da die meisten nur zusätzlich oder sporadisch einen nichtapprobierten Heiler aufsuchen.

Mit dem aktuellen Trend hin zur Alternativmedizin befassen sich auch zahlreiche Kongresse und Symposien. Nach Ärztepresseberichten wird ihnen eine
besonders hohe Teilnehmerzahl bescheinigt, die auf reges Interesse an diesem
Thema schließen läßt. Trotz der großen Diskutierfreudigkeit zwischen Schulmedizinern und alternativen Heilern können kaum bedeutende Ergebnisse,
allenfalls eine gewisse Annäherung der Standpunkte vermeldet werden.

Der letzte Themenbereich beinhaltet Artikel zum ärztlichen Handeln unter
den Gesichtspunkten einer humaneren Medizin. Dabei handelt es sich nicht um
alternative Therapien, sondern um ärztliches Handeln nach den Forderungen
Paracelsus', der (christlichen) Ethik und der Humanität. Die Artikel enthalten
Aufrufe zu einem patientengerechteren, humaneren Therapieren, besonders im
Bereich der Allgemeinmedizin und der Betreuung chronisch und unheilbar
Kranker. Der Arzt soll wieder Partner und Ansprechpartner für den Kranken
sein (9, 11, 19, 28, 39). Mit Blick auf die alternativen Heiler soll ein Klima
zwischen Arzt und Patient geschaffen werden, das die „Vorzüge" außerschul-
medizinischer Heiler aufhebt.

IV.

Die probeweise Untersuchung der neueren ärztlichen Presse hat ergeben, daß
das Thema „Alternatives Heilwesen" sehr wohl Diskussionspunkt in der Ärzteschaft ist und sich in ihrer Presse niederschlägt. Derartige Heilweisen werden auf
ihren therapeutischen Nutzen hin untersucht, wobei man wissenschaftliche
Beweise fordert, um ihnen eventuell die Möglichkeit einer Aufnahme in den
schulmedizinischen Behandlungskanon zu ermöglichen oder sie als überflüssig
bzw. gefährlich zu deklarieren. Eine humanere, patientengerechtere Medizin
soll innerhalb der konventionellen Medizin ein Klima schaffen, das die der
alternativen Heilszene zugeschriebenen Vorzüge aufhebt und somit die nicht-
approbierten Heiler ins Abseits drängt. Eine gewisse Existenzberechtigung wird
diesen Heilweisen jedoch in speziellen Bereichen, in denen die Schulmedizin
keine (oder noch keine) erfolgversprechenden Heilverfahren aufweisen kann,
von manchen Autoren zugestanden.

Das alternative Heilwesen wird in sehr unterschiedlichen Presseartikeln von
verschiedenen Standpunkten her besprochen, so daß die gesamte Meinungs-
palette von pro bis contra vertreten ist. Die Auseinandersetzung der schulmedizinischen Presse mit unkonventionellen Heilweisen geht weiter und bringt
ständig neue Artikel und Meinungen zu diesem Thema heraus. Man darf gespannt
sein, ob man die alternative Medizin eines Tages in eine allgemeine Medizin
integriert oder ob es weiterhin unüberbrückbare Gegensätze zwischen Natur-
oder Erfahrungsheilkunde und akademischer Medizin geben wird.

Artikel

1	Deutsches Ärzteblatt. Hrsg.: Bundesärztekammer u. Kassenärztliche Bundesvereinigung. Deutscher Ärzteverlag, Köln 81, Heft 35 (1984) S. 2473	HEILPRAKTIKER: Weiter auf der Stelle treten (Der Kommentar)
2	Dt. Ärztebl. 81, Heft 35 (1984) S. 2474	Gesundheitsläden lassen schön grüßen (Der Kommentar)
3	Dt. Ärztebl. 82, Heft 27 (1985) S. 2026 ff.	Untersuchung zur Sauerstoff-Mehrschritt-Therapie nach von Ardenne
4	Dt. Ärztebl. 82, Heft 43 (1985) S. 3189 f.	Paramedizinisches Therapieverhalten chronisch Multiple-Sklerose-Kranker
5	Dt. Ärztebl. 83, Heft 1/2 (1986) S. 34 ff.	Krebs und Alternativmedizin (Bericht über ein internationales Symposium in St. Gallen, Schweiz)
6	Dt. Ärztebl. 83, Heft 11 (1986) S. 677 ff.	Welche Patienten gehen zum Heilpraktiker und weshalb? (Eine empirische Studie)
7	Dt. Ärztebl. 83, Heft 11 (1986) S. 679 ff.	Sicherheit des Patienten ist nicht vorgeschrieben — Das Heilpraktikergesetz ein Unikum
8	Dt. Ärzteblatt 83, Heft 31/32 (1986) S. 2126	1. „In Ruhe lassen" 2. „Eingefroren" (Leserbriefe)
9	Medizinische Klinik. Vlg. Urban und Vogel 81, Heft 2 (1986) S. 64 ff.	Paradigmenwandel in der Medizin — Grundsätze einer ökologischen Medizin
10	Med. Klinik 81, Heft 4 (1986) S. 148 ff.	Kategorien im alltäglichen Verhalten von Arzt und Patient zur Krebserkrankung
11	Med. Klinik 81, Heft 5 (1986) S. 187 ff.	Betreuung statt Behandlung chronisch Kranker
12	Med. Klinik 81, Heft 12 (1986) S. 423 ff.	Die Problematik der sogenannten unkonventionellen Krebstherapie
13	Med. Klinik 81, Heft 12 (1986) S. 433 f.	Krebsmedikamente mit fraglicher Wirkung
14	Med. Klinik 81, Heft 4 (1986) S. 154	Alternativmedizin bei Krebs: Hoffnung oder Trugbild? (Kongreßbericht)
15	Münchner Medizinische Wochenschrift. Hrsg. Münchner Medizin-Verlag, München 127, Heft 41 (1985) S. 6	„Geistige Medizin" ferngesehen
16	MMW 127, Heft 47 (1985) S. 12	Religion vom gesunden Menschen soll die Angst vor Krebs bannen. (Internat. Presseschau)
17	MMW 127, Heft 50 (1985) S. 7	Bei Dr. Fritz in der Schaubude (Medienschau)
18	MMW 127, Heft 51/52 (1985) S. 9	Am Rande der Medizin
19	MMW 127, Heft 51/52 (1985) S. 55 ff	Grenzen ärztlichen Handelns (bes.: Kulturabhängige Paradigmen und außerwissenschaftliche Heilungskräfte)

20   MMW 128, Heft 1/2 (1986) S. 7   Das Pendel weiß alles besser (Nachdruck: Stern, 22. November 1985)

21   MMW 128, Heft 4 (1986) S. 7 f.   Englands Geistheiler dürfen zeigen, was sie können

22   Niedersächsisches Ärzteblatt.   Homöopathie — Möglichkeiten und Grenzen in der
     Hrsg.: Ärztekammer Nieder-   Praxis
     sachsen, Hannover, Heft 7 (1985)
     S. 26 ff.

23   Nieders. Ärztebl., Heft 7 (1985)   Der kranke Mensch in Familie und Umwelt (Tagung
     S. 30 u. 35 f.   Hausarzt und Universität)

24   Nieders. Ärztebl., Heft 12   Gedanken zum Heilungsproblem zu dem Artikel:
     (1985) S. 46 ff.   „Homöopathie — Möglichkeiten und Grenzen in der
                                          Praxis".

25   Nieders. Ärztebl., Heft 15   Mink: Naturheilverfahren in der Gynäkologie.
     (1985) S. 38   Heidelberg 1985 (Buchbesprechung)

26   Nieders. Ärztebl., Heft 8   Landgreder: Von der biologischen zur biophysikali-
     (1986) S. 73   schen Medizin. Heidelberg 1986 (Buchbesprechung)

27   Nieders. Ärztebl., Heft 11   Medizinische und rechtliche Einordnung der Hyp-
     (1986) S. 22 ff. und 29   nose

28   Nieders. Ärztebl., Heft 13   Wertvorstellungen als Leitbilder ärztlichen Handelns
     (1986) S. 4ff.   (bes.: Versachlichung der Arzt-Patienten-Beziehung.
                                          S. 6 und:Ich schätze meinen Hausarzt, weil ... S. 6)

29   Nieders. Ärztebl., Heft 15   Trend zu Naturheilmitteln
     (1986) S. 38

30   British Medical Journal   Why do people seek treatment by alternative me-
     Vol. 290 (1985) S. 28   dicine?

31   Schweizer Medizinische Wochen-   Elektromagnetische Therapie von Schulterschmer-
     schrift. Hrsg.: Schweizer Ärzte-   zen
     kammer. 115, Heft 41 (1985)

32   mtv-Fernsehzeitung für den Arzt.   Ärzte aus dem Jenseits
     Hrsg.: Medical Tribune Verlag,
     Wiesbaden. Heft 52 (1985)

33   mtv. Heft 13 (1986)   Hier bleiben die Grenzen zu unakademischen Heil-
                                          fritzen. „Ärzte aus dem Jenseits" (Leserbrief)

34   Diagnostik. Hrsg.:Münchner   Zuckerpaste heilt Abzesse
     Medizin-Verlag, München. 18,
     Heft 16 (1985) S. 30

35   Medical Tribune. Hrsg.: Medical   Erfahrungsheilkunde und Schulmedizin. Ein öffent-
     Tribune Verlag, Wiesbaden.   liches Streitgespräch
     Heft 10 (1985) S. 26

36   Klinikarzt. Heft 14 (1985)   Das Wohl des Patienten zählt, Therapiefreiheit und
     S. 903   Neulandbehandlung (bes.: Patienten über Außen-
                                          seitermethoden aufklären)

37   Journal of American Medical   MED J Aust — Sydney: „Sind Patienten, die Metho-
     Association (Jama). Hrsg.:   den der ‚Alternativen Medizin' in Anspruch nehmen
     Amerikanische Ärztevereinigung.   mit der ‚Schulmedizin' unzufrieden?"
     Heft 10 (1985) S. 648

38 Arzt heute. Tageszeitung für   Gebete aus dem Mittelalter um Kranke gesund zu
    Ärzte. 15.3.1986 S. 7   machen

39 Arzt und Auto. Hrsg.: Kraft-   Bischof Dr. Alois Wagner: Helfen und Heilen: Offen-
    fahrerverband Deutscher Ärzte   sein für den anderen! (Festvortrag in Fulda am
    e.V., Frankfurt. Heft 62 (1986) 8. Mai 1986)
    S. 8 ff.

40 Ärzte Zeitung. Hrsg.: Ärzte Zei- Naturheilkunde und Schulmedizin nähern sich an
    tung Verlagsgesellschaft Neu-Isen-
    burg. 5, Heft 55, 24.3.1986, S. 1

Behandlung ständig unter Zeitdruck?
Schulmedizinische Versorgung aus Patientensicht

von

Susanne Blumberger, Martin Löffelholz, Ingrid Misterek
und Susanne Scheuern

Vieles spricht dafür, daß Patienten, die mit ihrem Arzt oder dem Krankenhaus unzufrieden waren, bei der nächsten Erkrankung eher bereit sind, einen nicht-approbierten Heiler aufzusuchen. Es gibt deutliche Hinweise, daß die Schwächen der wissenschaftlichen Medizin die Verbreitung alternativer Heilmethoden fördern. Für die approbierten Ärzte birgt dieser Zusammenhang nicht nur Kritik, sondern ist vor allem auch eine Chance. Denn eine genaue Kenntnis der Patientenwünsche ermöglicht dem interessierten Mediziner, seine bisherige Praxis gezielten Änderungen zu unterwerfen, also verstärkt auf die Wünsche seiner Patienten einzugehen und damit bestimmte Defizite der Schulmedizin auszugleichen.

Im folgenden sollen deswegen die Ergebnisse einer Patienten-Befragung vorgestellt werden, in der 130 ältere Menschen die übliche medizinische Versorgung sowohl bei den niedergelassenen Ärzten als auch im Krankenhaus beurteilten. Die Fragen, die den Patienten im Übersichtsfragebogen gestellt wurden, lauteten:

Frage 7a: Wie beurteilen Sie die übliche medizinische Versorgung durch den niedergelassenen Arzt? Was gefällt Ihnen daran? Was gefällt Ihnen nicht daran?

Frage 7b: Wie beurteilen Sie die übliche medizinische Versorgung in Krankenhäusern? Was gefällt Ihnen daran? Was gefällt Ihnen nicht?

Trotz bestimmter, allgemein methodischer Einschränkungen (vgl. dazu die Einleitung) können diese Ergebnisse dazu dienen, die breite Palette abstrahierender Medizinkritik um die oftmals vernachlässigte alltagsweltliche Ebene der Patientenerfahrung zu ergänzen. Dabei ist zu berücksichtigen, daß diese Erfahrungen durchaus widersprüchlich sein können, in ihrer Komplexität also nicht immer nachvollziehbar sein müssen. Auf dieser Grundlage wird zunächst die medizinische Versorgung des Hausarztes im Urteil der Patienten vorgestellt.

Nur ein geringer Teil der Befragten beurteilt die ärztliche Versorgung uneingeschränkt positiv. Dagegen äußert sich immerhin ein Fünftel ausschließlich negativ über den Arzt. Die meisten der potentiellen Patienten finden allerdings sowohl anerkennende als auch ablehnende Worte für ihren Hausarzt. Auffällig ist dabei, daß es bei der Beurteilung keine breite Übereinstimmung gibt; bei keinem der vielfältigen Details, die von den Befragten genannt wurden, stimmen mehr als ein Drittel von ihnen in ihrem Urteil überein. Als verantwortlich

dafür erscheint die offene Form der Fragestellung: es werden nicht alle möglichen
Faktoren in der Antwort berücksichtigt, sondern diejenigen, die einem entweder schon häufiger aufgefallen sind, oder solche, bei denen die Erfahrung erst
kurze Zeit zurückliegt. Dabei herrscht bei den lobenden Äußerungen ein aus-
geglichenes Verhältnis zwischen Faktoren, die eher die eigentlich medizinisch-
technische Versorgung beschreiben, und Faktoren, in denen sich die Arzt-
Patient-Beziehung widerspiegelt. Jeweils knapp die Hälfte der Befragten nennt
zumindest ein positives Detail aus einem der beiden Bereiche.

Positiv: persönlicher Kontakt und qualifizierte Behandlung

Viele Befragte wünschen sich ein besseres Vertrauensverhältnis zu ihrem Hausarzt. Unter allen positiv beurteilten Faktoren gibt es in der Bewertung dieses
persönlichen Kontaktes die größte Übereinstimmung. Für fast ein Fünftel der
Befragten ist das folgende Urteil eines 67jährigen Landwirtes repräsentativ, er
lobt das „Vertrauensverhältnis — man kennt sich persönlich". Eine 65jährige
Hausfrau meint ergänzend: „Der Arzt ist freundlich, er kann zuhören." Darüber
hinaus wird geschätzt, daß „manche Ärzte auf den Patienten eingehen und sich
Zeit nehmen, daß sie zuhören und ein individuelles Gespräch zu führen bereit
sind" (61 Verwaltungsangestellte). Dieses Gefühl, daß der Arzt Zeit für den
Patienten hat, wird aber offensichtlich nur von wenigen geteilt. Denn noch nicht
einmal zehn Prozent der Befragten erwähnen diesen Punkt ausdrücklich. Persönliches Engagement und eine gute Aufklärung durch den Arzt werden nur von
sehr wenigen lobend erwähnt.

Was gefällt Ihnen an der üblichen medizinischen Versorgung durch den niedergelassenen Arzt? (Mehrfachnennungen)

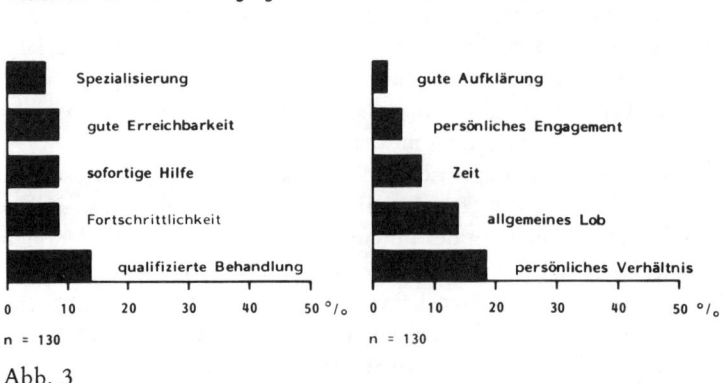

Abb. 3

Im Bereich der medizinisch-technischen Versorgung lobt ein Teil der Patienten „die gute Ausstattung und technische Einrichtung der Praxen; allgemein: die Fortschrittlichkeit" (77 Hausfrau). Technik und Fortschrittlichkeit werden wie die Fähigkeit der Ärzte zur sofortigen Hilfeleistung von knapp zehn Prozent der Befragten als positiv beurteilt. Einige Stellungnahmen beziehen sich auf die „räumliche Nähe" oder auch die „ausreichende Auswahl an behandelnden Ärzten". Diese Faktoren sind ebenfalls für fast zehn Prozent wichtig. Am häufigsten wird in diesem Bereich allgemein die qualifizierte Behandlung gelobt. So meint etwa ein 65jähriger Rentner: „Die Ärzte stellen immer richtige Diagnosen"; eine 61jährige Rentnerin bemerkte: „Die Ärzte untersuchen gut." In einigen Fällen wird zwischen der qualifizierten Behandlung und der Fortschrittlichkeit der medizinisch-technischen Versorgung ein direkter Zusammenhang konstruiert: Die Ärzte bieten demnach „kompetente Hilfe, spezielle Untersuchungen mit optimalen Hilfsmitteln" (74 Hausfrau).

Interessant ist, daß einige der Patienten zwar die Fortschrittlichkeit, die Spezialisierung und insgesamt die qualifizierte Behandlung loben, aber sich gleichzeitig über die mangelnde Zeit der Ärzte beklagen. So glaubt eine 50jährige Hausfrau, daß die Mediziner einerseits „immer richtige Diagnosen" stellen, aber andererseits „zu wenig Zeit für den Patienten haben". Dieser Kritikpunkt findet sich auch bei mehr als der Hälfte derjenigen, die die Beziehung zwischen Arzt und Patient insgesamt positiv bewertet haben. Demnach scheint die heute übliche rationelle medizinische Versorgung, nicht immer den persönlichen Kontakt zum Arzt zu beeinträchtigen. Möglicherweise haben sich die Patienten auch schon an eine kurze Behandlungszeit gewöhnt.

Kritik: zu viele Medikamente und zu wenig Zeit

Eine sehr große Gruppe der Befragten kritisiert das derzeitige Verhältnis zwischen Arzt und Patient. Fast zwei Drittel derjenigen, die den Fragebogen beantwortet haben, bemängelt Elemente in diesem Bereich. Dieses drastisch ablehnende Urteil der Patienten läßt sich darauf zurückführen, daß Vertrauen, menschliche Nähe und genügend Zeit gerade von einem Arzt erwartet werden. Denn wenn diese Anforderungen nicht erfüllt werden, fehlt die wichtigste Grundlage für eine erfolgreiche Behandlung. Etwa ein Drittel der Befragten stimmt darin überein, daß sich die Ärzte zu wenig Zeit für die Patienten nehmen.

Die wichtigsten übrigen Kritikpunkte spiegeln sich in der Aussage einer 71jährigen ehemaligen Kinderkrankenschwester. Sie kritisiert „die übervollen Wartezimmer, die Tatsache, daß der Patient meist nach Schema F behandelt wird und kaum ein persönliches Gespräch zustande kommt. Überdies sind die Sprechstundenhilfen meist sehr arrogant. Man hat den Eindruck, daß der Arzt ständig unter Zeitdruck ist." In vielen Äußerungen wird die Praxis darüber hinaus mit einem „Massenbetrieb" verglichen, die Patienten vermissen die per-

sönliche Zuwendung des Arztes. Daß dieser Kontakt oftmals fehlt, liegt sehr
wahrscheinlich daran, daß der Mediziner selbst unter großem Zeitdruck arbeitet.
Außerdem werden Gespräche mit dem Patienten nach der ärztlichen Gebühren-
ordnung nur unzureichend honoriert.

Was gefällt Ihnen nicht an der üblichen medizinischen Vorsorge durch den
niedergelassenen Arzt? (Mehrfachnennungen)

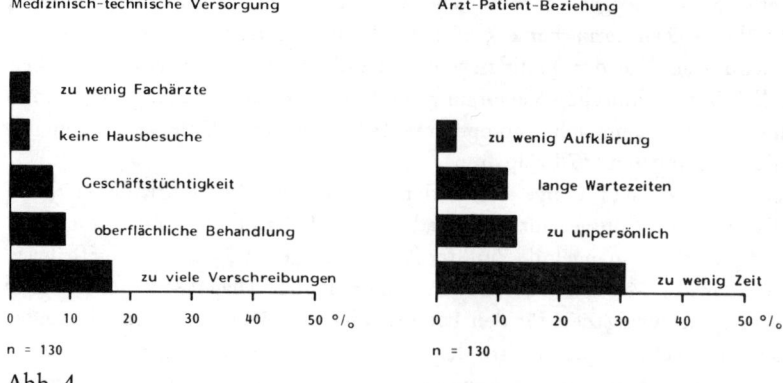

Abb. 4

Von den Patienten wird vor allem auch die zu häufige und zu schnelle Ver-
schreibung von Medikamenten kritisiert. Offensichtlich finden sich diese Befragten nicht damit ab, daß der Rezeptblock für den Arzt eines der wichtigsten
‚Therapieinstrumente‘ darstellt: durch die Verordnung eines Medikamentes
spart der Mediziner den erheblichen Zeitaufwand eines Gespräches, das möglicherweise wichtiger wäre. Zu schnelle Verschreibungen von Präparaten scheinen
daher eine Folge des zu geringen Zeitbudgets der Ärzte zu sein. Ein 65jähriger
Rektor kritisiert die „fragwürdige Verordnung von Medikamenten, weil der Arzt
keine Übersicht über die Wirkungen hat. Es ist die Frage zu stellen, ob der Arzt
aus wirklicher Überzeugung (be-) handelt oder nur, um den Patienten zu beruhigen".

Eine 47jährige Hausfrau findet „schnelle Abfertigung und zuviele Medikamente" negativ, lobt aber allgemein, daß der Mediziner „Hilfe bei Krankheiten und
Beschwerden" leistet. Diese Aussage weist auf eine häufiger zu beobachtende
Tendenz hin: Die Qualifikation des Arztes wird nicht grundsätzlich, sondern nur
punktuell in Frage gestellt. So steht denjenigen, die die „qualifizierte Behandlung" allgemein herausstellen, ein etwa gleich großer Prozentsatz von Befragten
gegenüber, die den Ärzten eine „oberflächliche Behandlung", „falsche Diagnosen"
und „keine Ursachenbekämpfung" vorwerfen. Weniger häufig werden der
Mangel an Fachärzten, fehlende Hausbesuche und die kassenabhängige Behandlung kritisiert.

Krankenhaus-Versorgung: Lob und Kritik fast ausgeglichen

Während der niedergelassene Arzt im Urteil der Befragten eher ungünstig ab-
schneidet, sind die positiven und die negativen Seiten der üblichen medizinischen
Versorgung im Krankenhaus nahezu gleichgewichtig. Etwa zwei Drittel der
Befragten sind entweder allgemein zufrieden oder loben bestimmte Bereiche der
Krankenhaus-Behandlung. Nur geringfügig kleiner ist der Anteil derjenigen, die
verschiedene Details dieser Versorgung ablehnend bewerten.

Was gefällt Ihnen an der üblichen medizinischen Versorgung in Krankenhäusern?

Keine Äußerungen		Organisation	
Keine Antwort	14,3 %	Pflegepersonal	4,8 %
Keine Erfahrung	18,3 %	Ständige Aufnahme	2,4 %
		Besuchszeiten	0,8 %
Allgemein			
Allgemein zufrieden	15,7 %		
		Pflege und Betreuung	
Medizinisch-technische Versorgung		Gute Pflege	8,7 %
Medizinische Versorgung	15,9 %	Gutes Essen	3,2 %
Spezialisierung	4,0 %	Gute Atmosphäre	3,2 %
Neuester Forschungsstand	0,8 %		

Tab. 2

Die meisten Pluspunkte bekommt der Bereich der medizinisch-technischen
Versorgung. Etwa ein Fünftel der Befragten lobt allgemein die ärztliche Versorgung im Krankenhaus, die Spezialisierung der Ärzte und die Anwendung
neuester Erkenntnisse aus der Forschung. Die Pflege und Betreuung bewerten
fast gleich viele Patienten positiv. Dieses Urteil gilt vor allem dem Pflegepersonal,
also nicht so sehr den Ärzten, sondern den Krankenschwestern, die bekanntlich
einen weitaus häufigeren Kontakt mit den Patienten haben. Nur wenig Zustim-
mung finden dagegen die Besuchszeiten-Regelung, das Essen und insgesamt die
Atmosphäre im Krankenhaus.

Die Kritik an der medizinisch-technischen Versorgung fällt ausgesprochen
gering aus: noch nicht einmal zehn Prozent der Befragten beklagen sich über
einzelne Details aus diesem Bereich. Als negative Punkte werden hier zu viele
Untersuchungen, die Apparatemedizin, das zu häufige Verschreiben von Medikamenten, eine schlechte Diagnose und die fehlende Naturheilkunde angemerkt.
So kritisiert ein 56jähriger Verwaltungsangestellter, die „oft schematische
Medikamentenverabreichung, ohne auf eventuelle individuelle Verträglichkeit
für den Patienten zu achten". Solche Einzelkritik wird aber oftmals nur von

einem oder zwei Patienten vorgebracht. Im Krankenhaus akzeptiert man offenbar viel eher als bei einem niedergelassenen Arzt, daß mit technischen Geräten und einem großen Aufwand an Medikamenten therapiert wird. Allerdings könnte auch vermutet werden, daß sich ein Patient bei der Beurteilung der hochmodernen Krankenhaus-Versorgung noch inkompetenter als in der Praxis seines Hausarztes fühlt, weil die Behandlung im Krankenhaus weitaus anonymer erfolgt. So ließe sich auch erklären, warum die Befragten vor allem mit der Betreuung durch das Krankenhauspersonal nicht einverstanden sind.

Was gefällt Ihnen nicht an der üblichen medizinischen Versorgung im Krankenhaus?

Keine Äußerungen		Organisation	
Keine Antwort	21,4 %	Mehrbettzimmer	7,9 %
Keine Erfahrung	18,3 %	Weck- und Eßzeiten	5,6 %
		Zu hohe Kosten	3,2 %
		Schlechtes Essen	1,6 %
Allgemein		Kassenabhängige Betreuung	1,6 %
Nichts	3,2 %	Zu wenig Ruhe	0,8 %
		Toilette im Gang	0,8 %
		Kein Wochenendausgang	0,8 %
Medizinisch-technische			
Versorgung		Pflege und Betreuung	
Zu viele Medikamente	3,2 %	Zu wenig Personal	7,9 %
Zu viele Untersuchungen	1,6 %	Schlechtes Personal	7,9 %
Apparatemedizin	1,6 %	Zu wenig Zeit	7,1 %
Keine Naturheilkunde	0,8 %	Unpersönliche Atmosphäre	6,3 %
Schlechte Diagnose		Arzt zu autoritär	3,2 %
(in kleinen Häusern)	0,8 %	Schlechte Auskunft	2,4 %
		Überlastung des Personals	2,4 %
		Zu wenig Ruhe	0,8 %
Tab. 3		Ausländische Ärzte	0,8 %

Am häufigsten wird nämlich das Verhältnis zwischen den Patienten und dem Krankenhauspersonal kritisiert. Dabei beklagen sich die Befragten besonders über fehlendes oder schlecht ausgebildetes Personal, das außerdem zu wenig Zeit hat. Möglicherweise aus diesem Grund finden einige der Befragten die Atmosphäre im Krankenhaus zu unpersönlich. „Der Patient wird alleingelassen, die Behandlung bleibt undurchsichtig; man wird nicht gefragt" (55 Hausfrau). Eine ähnliche Kritik vertritt eine 71jährige ehemalige Geschäftsfrau: „Ein persönlicher Kontakt zum Personal und zu den Ärzten ist nicht gegeben; zu wenig Zeit für den Patienten." Als weitere Mängel werden die Überlastung der Ärzte und des Personals, die autoritäre Haltung mancher Mediziner und die mangelnde Auskunftsbereitschaft genannt. „Hauptsächlich ältere Ärzte in hohen Positionen erteilen zu wenig Auskünfte; die Patienten sind oft im unklaren darüber, was ihnen fehlt, warum sie soundso behandelt werden" (67 Hausfrau).

Kritik im Bereich der Krankenhaus-Organisation wird von etwa einem Fünftel der Befragten, überwiegend von Frauen, geübt. So sind die Frauen — kein Mann bewertet diesen Punkt negativ — vor allem mit den Mehrbettzimmern nicht einverstanden: „In einem Raum stehen zu viele Betten, das bringt Unruhe und ist unangenehm" (71 ehemalige Kinderkrankenschwester). Weiter werden die Weck- und Eßzeiten, das schlechte Essen und die kassenabhängige Betreuung bemängelt.

Insgesamt gesehen zeigt diese Kritik, daß der niedergelassene Arzt andere, möglicherweise größere Erwartungen zu erfüllen hat als die Institution Krankenhaus. Der niedergelassene Mediziner gilt viel eher als Berater und Vertrauensperson der Patienten, von ihm wird deshalb besonders im Bereich der Arzt-Patienten-Beziehung mehr Engagement als von einem Krankenhausarzt verlangt. Im Krankenhaus akzeptieren die Patienten deswegen eher als beim niedergelassenen Arzt bestimmte Grundlagen der Schulmedizin wie beispielsweise den hohen Grad der Technisierung. Denn ins Krankenhaus gehen die Patienten zumeist, weil sie ernster erkrankt sind, damit also stärker auf die Hilfeleistung der Institution angewiesen sind.

Heilpraktiker und ihre Patienten

von

Juliane Kerzel, Christiane Neuhann, Heike Plaß
und Imke Wolff von der Sahl

I. Einführung

Sowohl in Medizinerkreisen als auch in der Presse läßt sich eine deutliche Tendenz zur Naturheilkunde erkennen. Das Vertrauen in die ausschließlich wissenschaftliche Medizin ist ins Wanken geraten. Es wird immer häufiger Rat und Hilfe bei Vertretern volksmedizinischer Heilverfahren gesucht. Die meisten Patienten vermissen neben der medizinischen Betreuung eine persönliche Zuwendung des Behandelnden (Hewer 1980: 2).

Da die Heilpraktiker auf der Basis eines ganzheitlichen Krankheitsbildes praktizieren, erfüllen sie diesen Wunsch am ehesten. Die führende Stellung der Heilpraktiker unter den „Außenseitern im zentralistischen Gesundheitswesen" (Speiser 1983: 212) liegt auch darin begründet, daß sie als einzige rechtlich anerkannt sind. Vertreter der Schulmedizin sprechen den Heilpraktikern vielfach die Kompetenz zur Ausübung eines Heilberufes ab, weil ihnen die wissenschaftliche Ausbildung und die entsprechenden Grundlagen fehlten. Die führenden Heilpraktiker-Verbände fordern deshalb eine einheitliche, mehrjährige Ausbildung für ihre Berufsanwärter. Sie wollen Argumenten der schulmedizinischen Seite entgegentreten, die etwa lauten, es sei hierzulande möglich, „praktisch Laien auf die leidende Menschheit loszulassen", wie von einem Arzt formuliert wird (Bauer-Hack 1984: 201).

Viele der von den Heilpraktikern angewandten Methoden sind im Gegensatz zur Schulmedizin naturwissenschaftlich nicht nachweisbar, sondern „nur" durch die überlieferte – und bestätigte – Erfahrung gerechtfertigt. Heilpraktiker verfügen über eine große Therapie-Freiheit, die es ihnen gestattet, die Patienten umfassender als der Arzt zu behandeln. Damit schließen die Heilpraktiker eine von der Bevölkerung empfundene Lücke in der gesundheitlichen Versorgung. Die Ursachen für diese Entwicklung sind zum Teil in der Verunsicherung der Bevölkerung durch Arzneimittelskandale und einschlägige Veröffentlichungen in den Medien (z.B. das Buch „Bittere Pillen") zu suchen. Auch die für Laien undurchschaubaren Zusammensetzungen von Medikamenten und die Angst vor Nebenwirkungen ‚aggressiver' Therapien führen zu einer Hinwendung zur Naturheilkunde. Die „Supermedizin" wird zudem als „seelenlos" empfunden („Pfad" 1985: 84). Ein geschärftes Bewußtsein für die Umwelt verstärkt die Tendenz noch: „Jeder zweite Bundesbürger glaubt inzwischen an die Wirksamkeit von Präparaten, die nur pflanzliche Wirkstoffe enthalten" („Pfad" 1985: 84).

Das Interesse an alternativen Heilmethoden und damit auch an den Heilpraktikern schlägt sich in zahlreicher Literatur zu diesem Thema nieder. Einige
wissenschaftliche Untersuchungen sind erst in den letzten Jahren herausgekom-
men, wie z.B. D. Rogalla/A. Wollert 1980: „Warum gehen Patienten zum Heilpraktiker?"; J. Leonhard 1984: „Motive zum Heilpraktikerbesuch".

Ziel dieser Untersuchung ist, die Beziehung zwischen Heilpraktikern und
Patienten im westfälischen Raum darzustellen. Als Arbeitsgrundlage dienten
eigene Interviews mit Heilpraktikern und deren Patienten, ferner die Fragen
8 – 10 der Übersichtsbefragung (s. Kap. IV.).

Die Auswahl der Heilpraktiker, deren Namen und Adressen den Branchen-
verzeichnissen der Städte Bielefeld, Geseke, Lingen, Münster und Rheine entstammen, hat sich durch ihre Bereitschaft zu einem Gespräch ergeben und dadurch, daß ein erheblicher Teil der Heilpraktiker zur Zeit der Befragung (Sommer-
ferien 1985) nicht anzutreffen gewesen ist. Die Interviews sind in den Praxen an
Hand eines Fragebogens, der als Gesprächsleitfaden diente, durchgeführt und
gleichzeitig protokolliert worden. Dabei bleibt zu berücksichtigen, daß nicht alle
Interviews dieselbe Qualität aufweisen, da manche Antworten unzureichend
ausgefallen sind.

Einige der befragten Heilpraktiker haben sich bereit erklärt, Patienteninter-
views in ihren Praxen durchführen zu lassen. Zu berücksichtigen bleibt dabei
die Wartezimmersituation (Aufrufen des Patienten vor Beendigung des Interviews, weitere Zuhörer), die die Qualität der Interviews zum Teil wesentlich
beeinträchtigt hat. Auch hier ist ein Interviewleitfaden benutzt worden, der die
Grundlage für die Gespräche bildete.

II. Fragen an Heilpraktiker

Praxis und Ausbildung

Einer der befragten Heilpraktiker hat seine Praxis erst einen Monat vor dem
Interview eröffnet, während eine andere Praxis bereits seit 25 Jahren besteht.
Alle weiteren Heilpraktiker betreiben ihre Praxis seit zwölf oder weniger Jahren.
Bis auf die Praxis einer Heilpraktikerin werden die der anderen Befragten haupt-
beruflich betrieben.

Zehn von elf Befragten haben eine Heilpraktikerschule besucht – zur Zeit
der Praxiseröffnung vor 25 Jahren gab es noch keine Heilpraktikerschulen –,
fünf Heilpraktiker haben eine Assistenzzeit mitgemacht, und alle haben sich in
Kursen, Seminaren, auf Lehrgängen oder auch durch Lektüre weitergebildet.
Es gibt verschiedene Wege, eine Heilpraktikerausbildung zu absolvieren. Zum
einen besteht die Möglichkeit des Fern- bzw. Selbststudiums, des Besuchs von

Abendkursen oder Wochenendseminaren, und zum anderen kann man sein Wissen in einem maximal drei Jahre dauernden Vollzeitunterricht erwerben. Jeder, der sich zu dem Beruf des Heilpraktikers entschließt, kann frei zwischen diesen Möglichkeiten wählen, da keine bundeseinheitliche Regelung vorliegt.

Bei dem Abschluß der Ausbildung handelt es sich nicht um eine Fachprüfung, sondern nur um eine „Überprüfung" des Wissens („Wege" 1984:3). Dabei gilt es, zwischen der amtsärztlichen Prüfung und dem eigentlichen Aneignen von Fachwissen für den späteren Beruf zu unterscheiden („Wege" 1984:16). „Bei der Überprüfung ist besonderer Wert darauf zu legen, daß der Antragsteller über eine ausreichende Kenntnis des Seuchengesetzes und der Vorschriften über die Anzeigepflicht gemeingefährlicher und übertragbarer Krankheiten und ihrer Erscheinungsformen (Diagnosestellung) verfügt und sich der Grenzen der Heilbefugnis eines Heilpraktikers bewußt ist" („Wege" 1984:12). Untersagt sind dem Heilpraktiker die Behandlung von Geschlechtskrankheiten, Geburtshilfe, Pockenschutzimpfung, Vergabe verschreibungspflichtiger Arzneimittel und die Verwendung von Betäubungsmitteln. Die ungefähre Ausbildungszeit zum Heilpraktiker liegt bei vier Jahren, für Schulmediziner hingegen bei acht Jahren. Eine Heilpraktikerausbildung nimmt demnach nur die Hälfte der Ausbildungszeit von Schulmedizinern in Anspruch. Bezüglich des Wissensstandes oder Könnens sollten daraus jedoch keine voreiligen Schlüsse gezogen werden, denn halbe Ausbildungszeit bedeutet nicht automatisch halbes Können.

Zwei der Befragten haben ein Medizinstudium abgebrochen, von denen einer, bevor er in den Heilpraktikerberuf übergewechselt ist, Pharmavertreter und der andere medizinisch-technischer Assistent (MTA) gewesen ist. Ein befragter Heilpraktiker hat sowohl ein abgeschlossenes Medizin- als auch ein Psychologiestudium absolviert. Die weiteren Angaben: Drogerie- und Reformhausbesitzer, Masseur, Zahntechniker, Betriebswirt, Jurastudium bis zum ersten Staatsexamen, Hausfrau, kein Beruf vorher, Angabe fehlt. – Es fällt auf, daß sechs von elf Befragten (54,5%) bereits vor ihrer Ausbildung zum Heilpraktiker mit dem medizinischen Bereich konfrontiert worden sind. Dieses Ergebnis deckt sich mit der Untersuchung Ausserehls (1968:17).

Fünf von elf Heilpraktikern haben sich aus reinem Interesse für diesen Beruf und für die Methoden alternativer Heilverfahren entschieden. Für nur zwei Befragte bedeutete die Heilpraktikerausbildung eine Alternative zum Medizinstudium, zu welchem sie aufgrund des Numerus Clausus nicht zugelassen wurden. Das Ziel, Menschen umfassender helfen zu können, ist für zwei weitere Heilpraktiker der ausschlaggebende Grund zu ihrer Ausbildung gewesen. Einer von ihnen war mit seinem Beruf als Masseur nicht zufrieden, da diese Ausbildung nur dazu berechtigt, auf Anordnungen eines Arztes zu behandeln. Ein anderer Heilpraktiker antwortete, er sei durch Zufall zur Naturheilkunde gekommen.

Das Alter der befragten Heilpraktiker (zwei Angaben fehlen) bewegt sich zwischen 30 und 50 Jahren, so daß sich ein Durchschnittsalter von 45 Jahren ergibt.

Frage I

Heilpraktiker

Antwort	A	B	C	D	E
Praxis seit	5 Jahren	8 Jahren	10 Jahren	25 Jahren	10 Jahren
Hauptberuflich	x	x	x	x	x
Ausbildung	Heilpraktikerausbildung über vier Jahre, davon zweieinhalb Jahre Fachhochschule, anschließende Assistenzzeit in verschiedenen Orten Deutschlands.	Schulung bei einem der drei größten Heilpraktikerverbände, Wissen aus Büchern (zu jedem Buch gab es Fragebögen zu je 100 Fragen), Teilnahme an Vorträgen und Veranstaltungen, nach zehn bis elf Testaten Erlangen des Heilpraktikertitels in kollegialer Fachprüfung.	Dreijähriger Besuch der Heilpraktikerschule in München, vier Jahre Assistenzzeit bei einem Heilpraktiker in Göttingen.	Aneignung der Kenntnisse zur Heilpraktikertätigkeit durch Kurse, da nach dem 2. Weltkrieg keine Heilpraktikerschulen existierten, Weiterbildung durch Kurse und Fachlektüre, zuletzt Kurse in Akupunktur.	Ausbildung zum Heilpraktiker bei dem Deutschen Heilpraktikerverband.
Vorheriger Beruf	Kein Beruf	Sechs Semester Studium der Medizin, Abbruch nach dem Physikum, Tätigkeit im Außendienst bei zwei pharmazeutischen Firmen im Bereich Klinikberatung (Anwendungsmöglichkeiten best. Medikamente, Fortbildung für Klinikärzte), Tätigkeit in Pharmaindustrie für 15 Jahre	Ausbildung als Betriebswirt in Göttingen, zweite Ausbildung im Sozialdienst scheiterte an der Finanzierung, die von den Eltern nicht mehr bewilligt wurde.	Beginn eines Medizinstudiums nach dem Abitur, Abbruch der Ausbildung durch den Krieg, nach Kriegsende Ausbildung als MTA.	Drogerie- und Reformhausbesitzer.
Entscheidung zum Heilpraktikerberuf	Wunsch nach selbständigem Arbeiten in einem medizinischen Beruf, Medizinstudium war aufgrund des Numerus Clausus nicht möglich, Weiterer Grund war das Nicht-Einverstanden-Sein mit der Schulmedizin.	Allgemeines Interesse für medizinischen Bereich. Entscheidung zum Heilpraktikerberuf und damit zur Naturheilkunde nur durch Zufall getroffen.	Über Praktika im sozialen Arbeitsbereich, Gespräche mit Bekannten und mit einem befreundeten Psychologen Entschluß zum Heilpraktikerberuf.	Seit frühester Jugend Kontakt zu einem Homöopathen, eigener Vater beschäftigte sich nebenberuflich als Wünschelrutengänger; ständig wachsendes Interesse an dem Berufsbild des Heilpraktikers u. den Methoden anderer alternativer Heilverfahren.	Wunsch, die Unwissenheit der Kunden, die wegen mangelnder Aufklärung durch die Mediziner entstehe, durch persönliche Beratung zu beseitigen. Eröffnung einer Heilpraktikerpraxis stand dabei nicht im Vordergrund.
Alter	31	50	37	–	47

Fortsetzung Tabelle: Frage I Heilpraktiker

Antwort	F	G	H	I	K	L
Praxis seit	4 Wochen	1 1/2 Jahre	10 Jahre	–	12 Jahre	2 1/1 Jahre
Haupt-beruflich	x		x	x	x	x
Ausbildung	Ausbildung in Kursen, Lehrgängen u. Seminaren sowie auf einer Heilpraktikerschule.	Zweijährige Ausbildung als Heilpraktikerin, zwei längere Praktika in Heilpraktikerpraxen außerhalb Münsters und im Anschluß daran die Prüfung.	Besuch der Heilpraktikerfachschule m. gleichzeitiger Tätigkeit als Heilpraktiker und Psychologe.	3 Jahre Fachhochschule, 2 Jahre Assistenzzeit in einer Naturheilpraxis.	Vierjährige Ausbildung an dem Heilpraktikerinstitut des Verbandes Deutscher Heilpraktiker in Wunstorf mit anschl. Abschluß.	Besuch d. Ganztagsschule des Vereins Deutscher Heilpraktiker für vier Jahre, anschl. zwei Jahre lang Praktika bei drei verschiedenen Heilpraktikern (das dritte Praktikum bei Herrn Köhnlechner).
Vorheriger Beruf	Jurastudium bis zum 1. Staatsexamen auf Wunsch des Vaters.	Hausfrau und Mutter	Abgeschlossenes Studium der Medizin und Psychologie.		Masseur.	Gelernter Zahntechniker, zweimaliges Scheitern an der Prüfung zum Zahntechnikermeister.
Entscheidung zum Heilpraktiker-beruf	Aufgrund eines Verbots des Vaters und wegen des zu hohen Numerus Clausus keine Möglichkeit zum Medizinstudium, da Neigungen aber dahin tendierten, eine heilende Tätigkeit auszuüben, Beginn der Heilpraktikerausbildung.	Naturheilkunde war Hobby, das Hobby wurde zum Beruf. Den letzten Anstoß gab der eigene Bruder, der Arzt war und zurück zur Naturheilkunde wollte.	Hang zur Naturheilkunde bereits vor dem Studium. Die Frage, wie Medizin und Psychologie miteinander vereinbar wären, und die Ansicht, 60% der Patienten wären psychosomatisch erkrankt, waren ausschlaggebend für die Entscheidung zum Heilpraktikerberuf.		Da die Ausbildung zum Masseur nur zu Behandlungen berechtigt, die von einem Arzt angeordnet werden, Entscheidung zum Heilpraktikerberuf. Beruf d. Masseurs war auf Dauer nicht befriedigend.	Nach zweitem gescheiterten Versuch, Zahntechnikermeister zu werden, kein Interesse mehr an diesem Beruf. Entscheidung, auf Heilpraktikerberuf umzusatteln, aufgrund des ständigen Zieles, Menschen zu helfen, und zwar durch Alternativ-Medizin.
Alter	38	47	39	–	46	31

Tab. 4 Fragen an den Heilpraktiker zu Praxis und Ausbildung

Untersuchungs- und Behandlungsmethoden

Aus der Vielzahl genannter unterschiedlicher Diagnoseverfahren läßt sich die These ableiten, daß die Anfertigung einer Diagnose zumindest bei einem Teil der Heilpraktiker umfangreicher und zeitaufwendiger ist als bei Schulmedizinern, wobei auch hier Ausnahmen die Regel bestätigen mögen. Die meisten der von den Heilpraktikern angewandten Methoden sind in der Schulmedizin nicht allgemein gebräuchlich. Die klinische Diagnose — die einige Heilpraktiker, um ihre Patienten finanziell zu entlasten, bei Ärzten oder in Krankenhäusern durchführen lassen — ist bei Schulmedizinern und Heilpraktikern identisch, während das Anamnesegespräch bei den Heilpraktikern sehr viel ausführlicher und gewichtiger ist als bei den meisten approbierten Ärzten, wie auch aus Patientenbefragungen hervorging. Ebenso wird von Patienten die Augendiagnose, die aus schulmedizinischer Sicht einer wissenschaftlichen Grundlage entbehrt, als besonders erfolgreich erachtet.

Nur wenige der von den Heilpraktikern genannten Therapiemethoden werden von einem Teil der Schulmediziner angewandt, wie z.B. Akupunktur, Chiropraktik oder Neuraltherapie. Die etablierte Medizin steht den meisten Methoden ablehnend gegenüber, da diese ihrer Meinung nach einer naturwissenschaftlichen Überprüfung nicht standhalten können. Heilpraktiker therapieren entsprechend der Auffassung von der Ganzheit des menschlichen Körpers, und sie gewähren damit eine Alternative zum schulmedizinischen Konzept (Leonhard 1984: 13). Die Therapiemethoden bilden in der Regel neben dem Thema „Ausbildung" den größten Anlaß zur Kritik seitens der Schulmedizin.

In bezug auf die Vorbeugung wollen Heilpraktiker ihre Patienten vor allem auf dem Gebiet der Lebensführung beraten, wobei richtige Ernährung und ausreichende Bewegung angesprochen sind. Eine positive Lebensführung wird als besonders wichtig angesehen, da sehr viele Krankheiten psychisch bedingt seien. Bei den Patientenbefragungen hat sich gezeigt, daß die Behandlung bei Schulmedizinern sehr häufig diese Beratung vermissen läßt. Gerade die eingehende Beschäftigung mit dem Patienten wird von diesen sehr geschätzt und vermittelt ihnen das Gefühl, daß sie mit ihrer Krankheit ernst genommen werden. Da Heilpraktiker sich für das Anamnesegespräch viel Zeit nehmen und die angewandten Diagnose- und Therapiemethoden erklären, kann man schließen, daß Patienten aufgrund der gezielten Informationen eher zu prophylaktischen Maßnahmen und zur Therapieunterstützung bereit sind. Es spielt hierbei sicherlich auch eine Rolle, daß sie die Behandlungskosten meist selbst tragen müssen.

An Apparaten und Geräten finden Akupunkturnadeln/-geräte und das Irisskop zur Augendiagnose die meiste Verwendung (bei neun von elf Heilpraktikern), gefolgt von Geräten zum Baunscheidtieren und zur Ozonbehandlung (bei jeweils fünf von elf Heilpraktikern). Im Durchschnitt sind die Praxen mit fünf bis sechs Apparaten/Geräten ausgestattet. Erfahrungsgemäß verfügt die Mehrheit der schulmedizinischen Praxen über eine größere Anzahl von Apparaten.

Heilpraktiker

Diagnose	A	B	C	D	E	F	G	H	I	K	L	Anzahl
Akupunktur	x	x	x	x	x^1	x	x	x	–	–	–	8
Ausführliche Anamnese	x	x	x	x	x	x	x	x	x	x	x	11
Bioelektronische Funktionsdiagnose	–	–	–	–	–	–	–	x	x	–	–	2
Chirodiagnostik	–	–	–	–	–	–	–	x	–	–	–	1
Fußreflexzonendiagnose	–	–	–	x	–	–	–	x	–	x	x	4
Haaranalyse	–	–	–	–	–	–	–	x	–	–	–	1
Irisdiagnose	x	x	x	x	x	x	x	x	x	–	x	10
Klinische Diagnose	x	x^2	x	–	x	x	–	x	x	x	x	8
„Outsider"-Diagnose (durch Harn- und Hautuntersuchungen und durch Körpergeruch)	–	–	–	–	–	–	–	–	–	–	x	1
Zungendiagnose	–	–	–	–	–	–	–	x	–	x	–	2
	4	3	4	4	4	4	3	9	4	4	5	

x^1 Elektroakupunktur nach Dr. Voll.
x^2 Heilpraktiker schickt seine Patienten zur Erstellung der klinischen Diagnose zum Arzt bzw. ins Krankenhaus.

Tab. 5   Diagnoseverfahren

Therapie	Heilpraktiker											Anzahl
	A	B	C	D	E	F	G	H	I	K	L	
Akupunktur	x	x	x	x	o	x	o	x	–	–	o	9
Aus- und Ableitungsverfahren:												
– Aderlaß	–	–	–	–	–	–	–	–	–	–	x	1
– Baunscheidtieren	–	x	–	–	–	x	–	x	x	–	o	5
– Blutegel	–	–	–	–	–	x	–	–	x	–	–	2
– Cantharidenpflaster	–	–	–	–	–	x	–	x	–	–	–	2
– Schröpfen	–	–	–	–	–	x	–	x	x	–	o	4
Blütentherapie nach Bach	–	–	–	–	–	–	x	–	–	–	–	1
Blutwäsche	–	–	x	–	–	–	–	–	–	–	–	1
Chemotherapie	–	–	x	–	–	–	–	–	–	–	–	1
Chiropraktik	–	x	x	–	–	x	–	x	x	–	x	6
Diätbehandlung	–	x	–	–	–	–	x	–	–	x	x	4
Eigenblutbehandlung	–	x	x	x	–	–	–	–	–	–	x	4
Fußreflexzonentherapie	–	–	–	–	–	–	–	–	–	–	x	1
Homöopathie	x	x	x	o	–	–	–	–	–	–	o	5
Hydrotherapie	–	–	–	–	–	–	–	–	–	x	o	2
Laserstrahltherapie	–	x	x	–	–	–	–	–	–	–	o	3
Magnetfeldtherapie	–	–	–	–	–	–	–	x	–	–	x	2
Massagen	–	–	–	–	–	–	–	–	–	o	x	2
Molekulartherapie n. Koch	–	–	x	–	–	–	–	–	–	–	–	1
Neuraltherapie	o	x	–	–	o	x	–	x	x	–	x	7
Ozontherapie	–	–	x	–	x	x	–	–	x	–	o	5
Phototherapie	x	–	x	–	–	–	–	–	–	–	o	3
Phytotherapie	–	–	x	–	–	–	–	–	x	o	–	3
Psychotherapie	–	x	–	–	–	–	o	x	–	–	x	4
Reizstromtherapie	–	–	–	–	–	x	–	–	x	–	–	2
Sauerstoffmehrschritttherapie	–	–	x	–	–	–	–	–	x	–	x	3
„Seelsorgerische" Hilfe	–	–	–	–	–	–	–	–	–	x	–	1
Wärme-/Kältebehandlung	–	–	x	–	–	–	–	–	–	–	–	1
Zelltherapie	–	–	x	–	–	–	–	–	–	–	o	2
	4	9	14	3	3	9	4	8	9	5	19	

o Therapie wird bevorzugt angewendet.

Tab. 6   Therapiemethoden

vorbeugende Maßnahmen	Heilpraktiker											Anzahl
	A	B	C	D	E	F	G	H	I¹	K	L	
Patienten haben kein Interesse an Prophylaxe, sie kommen, um ihre Krankheiten behandeln zu lassen, Prophylaxe nur auf Wunsch	x	—	—	—	—	—	—	—	—	—	—	1
Ratschläge während des Anamnesegesprächs; Durchsprechen der Lebensführung, Hinweis auf körperliche Schwächen und die Möglichkeit daraus entstehender Krankheiten; positive Lebensstellung wird als sehr wichtig erachtet	—	x	x	x	x	x	x	x	—	x	x	9
viel Bewegung an frischer Luft, Sport	—	—	x	—	—	—	—	x	—	x	—	3
gesunde und ausgewogene Ernährung	—	x	x	—	—	—	—	x	—	x	x	5
nicht rauchen	—	x	—	—	—	—	—	—	—	—	—	1
	1	3	3	1	1	1	1	3	—	3	2	

1 keine Antwort

Tab. 7   Prophylaxe

Apparat (zur ...)	A	B	C	D	E	F	G	H	I	K	L	Anzahl
Heilpraktiker												
Akupunkturnadeln/-gerät	x	x	x	x	x	x	x	x	—	—	x	9
Badewanne	—	—	—	—	—	—	—	—	—	x	x	2
Bestrahlung	—	—	x	—	x	—	—	—	—	—	x	3
Bioelektronische Funktionsdiagnostik	—	—	—	—	—	—	—	x	—	—	—	1
Blutdruckmeßgerät	—	x	—	x	—	—	—	x	—	—	x	4
Eigenblutbehandlung	—	x	x	x	—	—	—	—	—	—	—	3
Elektrokardiograph	—	—	x	—	—	—	—	x	—	—	—	2
Elektromassagebürste	—	x	x	—	—	—	—	—	—	—	—	2
Galvamat zur Messung dynamischer Störungen	—	—	—	—	—	—	—	x	—	—	—	1
Hautbeleber (zum Baunscheidtieren)	x	—	—	—	x	—	—	x	x	—	x	5
Iriskop	x	x	x	x	x	x	x	x	—	—	x	9
Labor zur Blut- und Urinuntersuchung	—	—	—	—	—	—	—	x	—	—	x	2
Laserstrahlgerät	—	x	x	—	—	—	—	—	—	—	x	3
Magnetfeldtherapie	—	—	—	—	—	—	—	x	—	—	x	2
Neurologische Tests	—	—	—	—	—	—	—	x	—	—	—	1
Orthopädische Behandlung (Saugnäpfe)	—	—	x	—	—	—	—	—	—	—	—	1
Orthoskop	—	—	—	—	—	—	—	x	x	—	—	2
Oszillograph	—	—	—	—	—	—	—	x	—	—	—	1
Ozonbehandlung	—	—	x	—	x	x	—	x	—	—	x	5
Sterilisator	—	—	x	—	x	—	—	—	—	—	x	3
Wärme-/Kältebehandlung	—	—	x	—	—	—	—	—	—	—	—	1
	3	6	11	3	6	4	2	12	3	1	11	

(In Spalte I ist senkrecht vermerkt: „Die Hände sind das Werkzeug".)

Tab. 8   Praxisausstattung mit Apparaten

Heilpraktiker über ihren Patientenkreis

Ein Großteil der Patienten kommt direkt aus der jeweiligen Stadt und aus dem Umkreis von 80 km. Einzelne Patienten scheuen anscheinend nicht die Anfahrtszeit von ca. einer Stunde, um einen bekannten Heilpraktiker aufzusuchen.

Drei Heilpraktiker (aus Münster, Rheine und Geseke) geben an, daß mehrere Patienten aus den Niederlanden zu ihnen kommen. In den Niederlanden ist der Heilpraktikerberuf nicht zugelassen, die Bevölkerung ist teilweise aber sehr aufgeschlossen gegenüber den Methoden der Heilpraktiker. Aus diesem Grund suchen sie Heilpraktiker in Deutschland auf.

Die Patienten kommen aus allen Berufssparten, so daß alle sozialen Schichten vertreten sind. Vier Heilpraktiker heben hervor, daß unter den Patienten Selbständige und Beamte aus dem Mittelstand die größte soziale Gruppe bilden. Wie aus einigen Patientenberichten hervorgeht, ist diese Gewichtung überwiegend durch die finanziellen Verhältnisse bedingt und beruht nicht auf der Tatsache, daß Akademiker den Naturheilverfahren aufgeschlossener gegenüberstehen. Für viele Patienten mit einem geringeren Einkommen ist es nicht möglich (regelmäßig oder öfter), die Kosten für den Besuch bei einem Heilpraktiker und für die Medikamente aufzubringen.

Unter den Patienten sind alle Altersgruppen vertreten, schwerpunktmäßig jedoch über 40jährige. Das sei darauf zurückzuführen, daß mit zunehmendem Alter häufiger Krankheiten auftreten oder sich verschlimmern (z.B. chronische Krankheiten). Ältere Menschen seien eher zur Prophylaxe bereit, da sie oft schon schwere Krankheiten gehabt haben und neuen Erkrankungen vorbeugen wollen. 70 % der Patienten von Heilpraktikern sind Frauen, wie die Untersuchungen von Riese (1979: 25) und Rogalla (1980: 110) bestätigen.

Diese Tatsache ist aber kein Grund zu der Annahme, daß sie den Naturheilverfahren und Methoden der Heilpraktiker positiver gegenüberstünden als Männer.

Heilpraktiker H: „Den Schwerpunkt bilden 45- bis 70 Jahre alte Frauen. Der Trend geht aber zu jüngeren Patienten. Je jünger die Patienten sind, desto mehr Männer befinden sich auch unter ihnen. Je älter sie sind, desto mehr Frauen kommen. In der Altersgruppe der 40- bis 60jährigen ist nur ein leichter Überhang von Frauen festzustellen."

Ein großer Teil der Patienten kommt im fortgeschrittenen Stadium der Krankheit. In den meisten Fällen suchen die Patienten einen Heilpraktiker auf, weil die Schulmedizin (überwiegend bei chronischen Krankheiten) versagt hat. Ein weiterer Grund für die Konsultation eines Heilpraktikers ist die Abneigung der Patienten gegen aggressive schulmedizinische Behandlungsmethoden (z.B. Operationen).

Die Patienten tendieren zum Heilpraktiker, wenn die Schulmedizin nicht mehr hilft, keine Erfolge erzielt. Ist die Behandlung beim Heilpraktiker erfolgreich gewesen, wird dieser vielleicht auch weiterhin aufgesucht.

Ist eine Vertrauensbasis hergestellt, beschäftigen sich die Heilpraktiker auch in ausführlichen Gesprächen mit privaten Problemen der Patienten.

Heilpraktiker sind für viele Patienten anziehend und vertrauenserweckend, weil sie in ihm nicht den akademisch gebildeten Arzt sehen, sondern die Distanz auf menschlicher Ebene geringer erscheint als zum „Herrn Doktor". Der Heilpraktiker „von heute" läßt sich in manchen Punkten mit dem Hausarzt „von gestern" vergleichen.

Ein großer Teil der befragten Heilpraktiker sieht es als positiv an, wenn die Patienten eine „gesunde Skepsis" zeigen und Fragen stellen. Sie verlangen Vertrauen von den Patienten, den Willen zur Gesundung und Aufgeschlossenheit gegenüber der Behandlung.

III.1

Einzugsgebiet	Heilpraktiker										
	A	B	C	D	E	F	G	H	I	K	L
Praxisort	x	x	x	x	x	−	x	x	−	x	x
Umkreis von ca. 30 km	x	−	−	x	−	−	−	−	−	−	x
Umkreis von ca. 80 km	−	x	x	−	−	−	x	−	−	x	−
Niedersachsen	x	−	−	−	x	−	−	x	−	−	−
Ruhrgebiet	−	−	−	−	x	−	−	−	−	−	x
Niederlande	−	x	−	−	x	−	−	x	−	−	−

III.2a

Berufe	Heilpraktiker										
	A	B	C	D	E	F	G	H	I	K	L
alle Berufe sind vertreten	−	x	x	x	x	−	−	−	−	x	x
Beamte	x	−	x	−	−	−	−	x	−	−	−
Selbständige	−	−	x	−	−	−	−	x	−	x	−
Rentner	−	−	−	−	−	x	−	−	−	−	x
Studenten	−	−	−	−	−	−	−	x	−	x	−

III.3

Grund des Kommens	Heilpraktiker										
	A	B	C	D	E	F	G	H	I	K	L
keine Hilfe von der Schulmedizin	x	x	x	x	x	x	−	−	x	−	x
chronische Leiden	x	−	−	−	x	x	x	x	−	x	−
Prophylaxe	x	−	−	−	−	−	−	−	−	−	−

Tab. 9   Fragen über den Patientenkreis der Heilpraktiker

Beziehungen zu den Praktizierenden anderer alternativer Heilmethoden

Die Mehrheit der befragten Heilpraktiker steht derartigen Heilmethoden skeptisch gegenüber. Trotz dieser Haltung verweisen fast alle Heilpraktiker auf Wunsch des Patienten oder aufgrund bestimmter Krankheitsbilder, z.B. Schlafstörungen, an Wünschelrutengänger.

Ungefähr ein Viertel der Interviewten erklärt sich die Erfolge von Geistheilern etc. allein durch Suggestion und lehnt derartige Methoden als unwissenschaftlich oder als Scharlatanerie ab. Allerdings sei nichts gegen Heilpraktiker einzuwenden, die selbst zusätzlich zu der Behandlung derlei Methoden wie Pendeln, Wünschelrutengehen oder Besprechen ausübten.

Bei den meisten Heilpraktikern ist eine zwiespältige Haltung gegenüber anderen Heilmethoden festzustellen: Eigentlich sind sie nicht von ihnen überzeugt, andererseits „könnte doch etwas Wahres dran sein". So macht Heilpraktiker E, der sich eben erst gegen Geist-/Spruchheilungen und Handauflegen ausgesprochen hat, bei der Behandlung von Gürtelrose eine Ausnahme, bei der er die genannten Methoden anwendet.

Nur zwei Heilpraktiker weigern sich strikt, Patienten speziell an Wünschelrutengänger, aber auch an andere Heiler zu überweisen. Dazu Heilpraktiker C: „Alle Wünschelrutengänger finden überall Wasseradern unter den Betten, weil in jeder Erdschicht Wasseradern vorhanden sind; diese bilden eine große Wasserfläche, zwar in verschiedenen Tiefen, doch erklärt sich dadurch der Erfolg der Wünschelrutengänger."

Am deutlichsten verleiht Heilpraktiker K seiner Ablehnung gegenüber Geistheilen, Handauflegen, Akupunktur etc. Ausdruck, weil er diese Praktiken als entschiedener Christ nicht dulden könne: „Wer sagt, er sei berufen und dann die Gebote Gottes gegen Aberglauben, Abgötterei, Wahrsagerei etc. verletzt, mißbraucht offensichtlich den Namen Gottes. An seinen Früchten soll man ihn erkennen und nicht an den Wundergeschichten, die er um sich verbreitet." Auch in manchen Veröffentlichungen wird gerade vor einem religiösen Anstrich gewarnt, mit dem Heiler um Patienten werben (Pfeifer 1982: 10).

Es bleibt festzustellen, daß die Meinungen unter den Heilpraktikern bezüglich Praktizierender anderer Heilmethoden durchaus differieren. Letztlich überweisen acht der zehn Heilpraktiker, die auf diese Frage geantwortet haben, von sich aus oder auf Anfrage der Patienten beispielsweise an Wünschelrutengänger. Für Heilpraktiker G steht „dein Glaube hat dich geheilt" im Mittelpunkt des Erfolges bei Behandlung und Heilung von Kranken: „Durch die Überzeugung werden innere Vorgänge ausgelöst. Die suggestive Ausstrahlung ist von Bedeutung, die Sprüche, die z.B. beim Besprechen aufgesagt werden, sind völlig unwesentlich."

Auf Veranstaltungen des Heilpraktikerverbandes und auf Fortbildungskursen/-seminaren besteht reger Kontakt zwischen den Heilpraktikern, der einen Erfahrungsaustausch einschließt. Kontakte unter den an einem Ort ansässigen Heilpraktikern bestehen aber nur in geringem Maße. Die Ursache liegt wohl in der Konkurrenz.

Nur zwei Heilpraktiker haben keinen Kontakt zu Berufskollegen oder sind nicht Mitglied in einem Heilpraktikerverband.

Um dem Patienten umfassend zu helfen, erscheint es wichtig zu wissen, welche anderen Diagnose- und Therapieverfahren von Kollegen angewandt werden. Dann können Patienten im Bedarfsfall an diese überwiesen werden. Nicht jeder Heilpraktiker ist in der Lage, alle Gebiete bis ins kleinste zu beherrschen, so daß sich hier — ähnlich bei der Schulmedizin — Spezialisierungen herausgebildet haben. Es sei wichtig, seine Grenzen zu erkennen und nicht ohne Aussicht auf Erfolg weiterzubehandeln, sondern einen Kranken, bei dem sich kein Behandlungserfolg einstellte, „weiterzugeben", was dem Vertrauensverhältnis zuträglicher sei.

Auf esoterischen Seminaren und Tagungen besteht die Gelegenheit, beispielsweise Pendler oder Geist- bzw. Spruchheiler kennenzulernen. Ansonsten kommt es kaum zu Kontakten.

Nur drei Heilpraktiker geben an, Kontakte zu Praktizierenden anderer Heilmethoden zu haben. Sie sind von der Wirkung dieser Behandlungen überzeugt und bemüht, sie selbst zu lernen. Speziell sind das Pendeln, Astrologie, Astromedizin und Bach-Blütenseminare genannt worden.

Vier Heilpraktiker stehen in einem eher ablehnenden Verhältnis gegenüber anderen „Heilern". Sie fühlen sich verantwortlich, die Patienten vor ihnen zu schützen. Dadurch, daß es auch Heilpraktiker gäbe, die „undurchsichtige" Behandlungsmethoden anwendeten oder sich nicht von ihnen distanzierten, schürten sie das Mißtrauen und die Vorurteile gegenüber ihrem Berufsstand.

Es kann also nicht allgemein gesagt werden, daß Kontakte zu illegal praktizierenden Heilern bestehen. Offensichtlich sind die Heilpraktiker zu einem hohen Prozentsatz darauf bedacht, mit anderen alternativen und okkulten „Heilern" nicht in Verbindung gebracht zu werden, da sie ohnehin schon um Anerkennung durch die Schulmedizin ringen müssen. So läßt sich auch die Forderung des Heilpraktikers H erklären, daß die Wirkung eines Heilmittels/einer Heilmethode beweisbar sein müsse.

Das Verhältnis der Heilpraktiker zur Schulmedizin ist überwiegend positiv bis neutral. Bei den Heilpraktikern ist der Wille zur Zusammenarbeit vorhanden, der sich ihrer Ansicht nach bei den Schulmedizinern nur in geringem Maß finden läßt. Der Großteil der Schulmediziner sei zu einer Zusammenarbeit nicht bereit, da er die alternativen Heilmethoden nicht anerkenne, Angst vor weiterer Konkurrenz habe und zudem die Ärztekammer den Kontakt zu anderen Heilenden verbiete. Ein Heilpraktiker meint jedoch, daß das Verhältnis ebenfalls von seiten der Heilpraktiker her besser sein könnte, da diese die Schulmedizin doch zu oft ganz allgemein verfemten.

Vier Heilpraktiker betonen, daß sie sogar Ärzte zu ihren Patienten zählen. Es sei durchaus üblich, daß Heilpraktiker Patienten an Schulmediziner überweisen. In zwei Fällen haben Heilpraktiker Verbindung zu Krankenhäusern, mit denen sie zusammenarbeiten. Fünf der befragten Heilpraktiker haben mit mindestens einem Arzt zusammengearbeitet, während drei Heilpraktiker angeben, daß sie keine Beziehung zu Schulmedizinern haben.

Trotz des überwiegend positiven Verhältnisses der Heilpraktiker zur Schulmedizin stehen sie ihren Behandlungsmethoden in vielerlei Hinsicht skeptisch, um nicht zu sagen, ablehnend gegenüber. Sie kritisieren vor allem den mangelnden Aufwand an Zeit für ein vertrauliches Gespräch mit den Patienten, das eine persönliche Beziehung aufkommen ließe, und die relative Begrenztheit der Diagnose- und Therapieverfahren im Gegensatz zu den eigenen Möglichkeiten. So sehen vier Heilpraktiker im Schulmediziner einen „Symptomatiker", der nicht die eigentliche Ursache einer Krankheit bekämpft.

Manche Heilpraktiker heben hervor, daß sie sich als Ergänzung zur Schulmedizin sehen. Der Heilpraktiker will die Schulmedizin weder ersetzen noch in der Form von „Mini-Ärzten" (Heilpraktiker E) auftreten (vgl. „Pfad" 1985: 87). Heilpraktiker E: „Wir haben als Heilpraktiker andere Untersuchungsfaktoren und wollen bewußt alte Traditionen bewahren und neue aufbauen. Wir wollen Praktiker und keine Theoretiker sein." So soll ein Patient neben dem Heilpraktiker auch weiterhin einen Arzt konsultieren, zumal es besser sei, von zwei Seiten abgesichert zu sein.

Wenn man die Grenzen seiner Behandlungsmöglichkeiten erreicht hätte, solle man den Patienten weiterverweisen. Dies gelte besonders für schwere Krankheiten wie Krebs. Unter den Heilpraktikern gibt es die Ansicht, daß Schulmediziner viel zu schnell operieren, während sie selbst vielen Krebskranken auch ohne Operation zu einer Heilung verholfen hätten. Dabei hätten die Patienten ihnen allerdings völliges Vertrauen entgegengebracht. Viele Patienten seien von der Schulmedizin enttäuscht, zum Teil so sehr, daß sie nur noch zum Heilpraktiker und nicht mehr zum Schulmediziner gingen. Sie suchten andere Wege zu einem Heilerfolg als chemische Medikamente mit vielen Nebenwirkungen und/oder Operationen. Heilpraktiker G: „Zu mir kommen sehr oft Leute, die verbittert sind. Sie brauchen eine Behandlung liebevoller Art und lange persönliche Gespräche. Glückliche Menschen sind nicht krank."

Die Auseinandersetzung der Schulmedizin mit den Heilpraktikern zeigt Befürworter wie Gegner der Naturheilkunde. So besteht die Ansicht, daß es „heute einen Gegensatz von Schulmedizin und Naturheilkunde nicht mehr zu geben braucht" (Rothschuh 1984: 125). Andere Schulmediziner verlangen eine Differenzierung des Begriffes „Naturheilkunde" (Marx 1984: 1184). Für sie mag die Naturheilkunde überwiegend aus der Phytotherapie bestehen; hierbei wird betont, daß die Schulmedizin niemals auf Heilpflanzen verzichtet hat (Sehrt 1978: 383).

Für die Heilpraktiker kann der Wunsch nach einer intensiveren Zusammenarbeit mit Schulmedizinern erwähnt werden, die sich bisher meist auf einige nur
persönliche Kontakte beschränkt hat. Die Heilpraktiker erhoffen sich eine
ähnliche Anerkennung durch die Schulmedizin, wie sie sie ihr entgegenbringen.

Fragen an den Heilpraktiker (Fragebogen)

I.   Praxis und Ausbildung
I.1   Wie lange betreiben Sie Ihre Praxis?
I.2   Betreiben Sie die Praxis haupt- oder nebenberuflich?
I.3   Welche Ausbildung haben Sie gemacht?
I.4   Welchen Beruf haben Sie vorher ausgeübt?
I.5   Wie sind Sie zu der Entscheidung gekommen, Heilpraktiker zu werden?
I.6   Wie alt sind Sie?

II.   Untersuchungs- und Behandlungsmethoden
II.1   Mit welchen Methoden behandeln Sie?
        a) Diagnoseverfahren
        b) Therapiemethoden
        c) Vorbeugung (Prophylaxe)
II.2   Welche Apparate sind in Ihrer Praxis vorhanden?
II.3   Welches Behandlungsverfahren benutzen Sie vorwiegend?

III.   Patienten
III.1   Wie groß ist das Einzugsgebiet, aus dem Ihre Patienten kommen?
III.2   Welchen
        a) Berufen
        b) sozialen Schichten
        c) Altersgruppen
        d) Geschlecht
        e) Versicherung
        gehören sie überwiegend an?
III.3   Weshalb und in welchem Krankheitsstadium kommen die Patienten zu Ihnen?
III.4   Wie ist die Beziehung zu den Patienten, eher sachlich oder persönlich?
III.5   Müssen die Patienten an die angewendete Heilmethode glauben oder können sie
        skeptisch sein?

IV.   Beziehung zu Praktizierenden anderer Heilmethoden
IV.1   Wird auch auf andere Heilmethoden hingewiesen (z.B. Wünschelrutengehen)?
IV.2   Besteht Kontakt unter den Heilpraktikern und zu anderen „Heilern", wie Wünschel-
        rutengängern oder Magnetiseuren?
IV.3   Wie ist das Verhältnis zur Schulmedizin, gibt es eine Zusammenarbeit mit den Ärzten?

III. Fragen an Patienten

Insgesamt sind 35 Patienten befragt worden, und zwar 20 in Münster, 13 in Rheine und zwei in Bielefeld.

80 % der Interviewpartner (28 Personen) sind Frauen. Dieser hohe prozentuale Anteil läßt sich u.a. dadurch erklären, daß sämtliche Interviews vormittags durchgeführt worden sind. Die Befragungen sind nach Absprache mit dem jeweiligen Heilpraktiker aus organisatorischen Gründen nur zu dieser Tageszeit möglich gewesen.

Das Alter der Patienten liegt zwischen 21 und 81 Jahren, so daß sich ein Durchschnitt von 50 Jahren ergibt. Diese Aussage findet in den Angaben der Heilpraktiker über ihre Patienten Bestätigung.

Sehr häufig kommen die Patienten aus der Stadt, in der der jeweilige Heilpraktiker praktiziert. Das weitere Einzugsgebiet der Befragten erstreckt sich auf Entfernungen bis zu maximal 30 Kilometern.

54 % der befragten Patienten sind Hausfrauen und Rentner/-innen, 14 % Studenten und freiberuflich Tätige, d.h. 68 % der Interviewpartner sind in der Lage, sich ihren Tagesablauf mehr oder weniger selbst einzuteilen. Bei den restlichen 32 % der Patienten handelt es sich um Angestellte und Beamte.

62,8 % der Befragten sind pflicht-, 28,6 % privat- und 5,7 % freiwillig versichert.

Ein großer Teil der Patienten hat die Adresse des Heilpraktikers, bei dem sie sich zur Zeit der Befragung in Behandlung befanden, durch Mundpropaganda von Bekannten erfahren.

Gründe für den Heilpraktikerbesuch

Der wichtigste Grund für den Besuch bei einem Heilpraktiker ist die Enttäuschung über die Schulmedizin, sei es durch die Worte „Versagen der Schulmedizin", „kein Fortschritt in der schulmedizinischen Therapie", „falsche Behandlung durch den Schulmediziner" oder ähnliches.

Fast jeder der befragten Patienten hat eine dieser Formulierungen oder eine gleichen Inhaltes benutzt (vgl. Riese 1979: 28; Hewer 1980: 20). Auch weitere genannte Gründe lassen eine anti-schulmedizinische Tendenz erkennen, wie zum einen die Ablehnung bzw. Unverträglichkeit chemischer Medikamente, von denen das Cortison eine gesonderte Stellung einnimmt.

15 Patienten (also 42,9 %) sehen diese Ablehnung als ausreichenden Grund an, von der Schulmedizin zur Naturheilkunde überzuwechseln. Zum anderen bemängeln acht Patienten (22,9 %) die persönliche Betreuung durch Ärzte. Neben mangelnder Zeit und zu großer Hektik wird ihnen auch Oberflächlichkeit vorgeworfen; sie nähmen Patienten nicht ernst und hörten nicht genau zu, besonders dann, wenn es um seelische Probleme ginge.

„Die Behandlung bei dem Heilpraktiker ist persönlicher. Er erklärt mir, weshalb er eine spezielle Behandlung vornimmt und was er zu tun gedenkt. Er informiert über etwaige Nebenwirkungen der Medikamente. Bei Angst vor Akupunktur oder anderem versucht er, sie mir zu nehmen. Man kann auch zwischendurch in die Sprechstunde kommen und wird drangenommen. Die Irisdiagnose ist gut, die Diagnose ist überhaupt ausführlicher, und alles wird gründlich erklärt. Ich nehme ungern Medikamente, und der Heilpraktiker sagt mir, was in der Medizin enthalten ist, und außerdem ist sie nicht chemisch" (22 Studentin).

Eine untergeordnete Rolle spielen die Motive, aus Neugier oder Interesse zu einem Heilpraktiker in Behandlung gegangen zu sein, da nur zwei von elf Patienten, die auf die Frage nach dem Grund für den Besuch bei Heilpraktikern geantwortet haben, ausschließlich dies als Begründung angeben. Die anderen neun Befragten sehen das Interesse nur als einen zusätzlichen Anlaß.

Die Patienten suchen den Heilpraktiker hauptsächlich mit Rheuma und mit Erkrankungen des Bewegungsapparates auf, außerdem mit Herz- und Kreislauferkrankungen. Als weitere häufig vorkommende Krankheiten werden Erkrankungen der inneren Organe, Blut- und Gefäßerkrankungen und Durchblutungsstörungen genannt. Auch den Untersuchungsergebnissen von Riese läßt sich entnehmen, daß rheumatische Erkrankungen und Herz-/Kreislaufbeschwerden überwiegend zu einem Heilpraktikerbesuch veranlassen (Riese 1979: 28).

Die Patienten geben ein breitgefächertes Spektrum von Behandlungsarten an. Überwiegend sind folgende Diagnose- und Therapiemethoden genannt worden: Anamnesegespräch, Ganzkörperuntersuchung, Verordnung von homöopathischen Mitteln, Eigenblutbehandlung, Akupunktur, Lasertherapie und Magnetfeldtherapie.

32 % der Patienten sind bereits seit einem längeren Zeitraum (mindestens ein viertel Jahr) bei dem Heilpraktiker in Behandlung.

Ein Erfolg oder wenigstens eine Besserung ist bei knapp der Hälfte der Behandelten zu verzeichnen. Fünf Patienten verspüren trotz längerer Behandlungsdauer noch keinen Erfolg. Bei sechs der Befragten hat die Behandlung erst vor kurzem oder noch gar nicht begonnen, deshalb kann keine Angabe über den Erfolg gemacht werden (drei Patienten haben keine Angabe hierzu gemacht).

In bezug auf die Erfolgsquote geben Riese (1979: 29) und Rogalla (1980: 80) positivere Ergebnisse an. Die von ihnen Befragten verzeichnen zu 85 % (Rogalla 1980: 80) bzw. 70 % (Riese 1979: 29) Erfolg oder Besserung.

Über die Hälfte der Patienten gibt an, daß der Heilpraktiker Ratschläge zu einer „gesunden Lebensweise" erteilt, die nicht direkt mit der jeweiligen Krankheit in Verbindung steht. „Er hat Spaziergänge empfohlen und Speisen ohne Säuren. Außerdem soll ich auf Schweinefleisch verzichten, weil das sehr ungesund ist" (49 Produktionsleiter).

Auf die Frage, wie das Verhältnis zum Heilpraktiker sei, haben 33 von 35 Personen geantwortet. 45 % vertrauten dem Heilpraktiker auf Anhieb (15 Personen); beim ersten Besuch sind 25 % ohne Skepsis gewesen (8 Personen).

Dies mag damit zusammenhängen, daß die Mehrheit der Patienten durch Mundpropaganda von dem Heilpraktiker erfahren hat und daß dieser ihr somit nicht mehr ganz unbekannt war. Die übrigen 30% (10 Personen) haben angegeben, beim ersten Mal skeptisch gewesen zu sein (am Tag der jeweiligen Befragung haben sechs Personen zum ersten Mal einen Heilpraktiker aufgesucht). Vier dieser Befragten führen diese Skepsis auf ihre Erziehung und/oder auf ihre Berufsausbildung/-übung (z.B. Zahnarzt, Apothekenhelferin) zurück. Es fällt auf, daß keiner der befragten Patienten sein Mißtrauen gegenüber dem Heilpraktiker mit dessen Ausbildung begründet. Vielen von ihnen mag nicht bekannt sein, daß dieses Thema Anlaß zu berechtigter Kritik sein kann. Acht von 35 Patienten haben sich nicht zu ihrer Beziehung zum Heilpraktiker geäußert.

Fünf von ihnen geben jedoch an, beim ersten Besuch sofort Vertrauen zum Heilpraktiker gefaßt zu haben, so daß man wohl davon ausgehen kann, daß das Verhältnis zu ihm gut oder zumindest ‚neutral‘ ist. Immerhin 67% der Patienten charakterisieren die Beziehung zu ihrem Heilpraktiker als gut bis sehr gut (10 Nennungen) und als persönlich (13 Nennungen). Gerade den zwischenmenschlichen Umgang schätzen die Befragten, und dieses Bedürfnis scheint der Heilpraktiker zu erfüllen. „Offenheit und Ehrlichkeit, Geduld und Zeit sind Charakteristika des Heilpraktikers. Offensichtlich befriedigt der Heilpraktiker die Bedürfnisse seiner Patienten. Gerade diese Eigenschaften des Behandlers ermutigen die Patienten, eine vertrauensvolle und partnerschaftliche Beziehung ohne Angst mit ihm einzugehen" (Rogalla 1980: 76; weitere empirische Untersuchungsergebnisse bei Hewer 1980: 22).

Der Besuch beim Heilpraktiker bedeutet für 53% der Befragten (18 Personen; 34 = 100%) eine finanzielle Belastung. Wie groß diese ist, wird aus den Antworten von elf Patienten nicht deutlich; drei belastet der Besuch in gewissem Maße, und für vier Patienten stellt er eine starke finanzielle Belastung dar. Sie wird jedoch als unerläßlich angesehen, denn die Gesundheit stehe im Vordergrund, und man verzichte lieber auf andere Dinge, wie zwei Antworten deutlich machen: „Um die Gesundheit wiederherzustellen bzw. zu erhalten, müssen andere Dinge zurückgestellt werden" (49 Produktionsleiter). „Entweder sterben wir oder zahlen" (49 Frührentnerin).

47% (16 Personen) der Patienten empfinden die Behandlungskosten nicht als Belastung. Bei zwei Patienten tragen die Eltern die anfallenden Kosten; fünf Befragte sind privat versichert und bekommen die Kosten ersetzt. Für eine der privat versicherten Personen wäre die finanzielle Belastung ein Grund, nicht zum Heilpraktiker zu gehen, wenn sie kein Privatpatient wäre. 21% der befragten Patienten (7 Personen) haben erklärt, daß sie die Behandlung bei ihrem Heilpraktiker abbrechen und einen Arzt aufsuchen würden, wenn die Kosten zu hoch würden. Demgegenüber steht dieselbe Zahl von Patienten, für die die Kosten keinen Grund bedeuten, die Besuche beim Heilpraktiker einzustellen und zum Arzt zu gehen.

Die Aussagen derjenigen Patienten, die angegeben haben, daß die Behandlung sie finanziell nicht belaste, mögen zum Teil von der Befragungssituation abhängig gewesen sein. Wohl nicht jedem Patienten ist es recht, vor anderen im Wartezimmer zugeben zu müssen, wie es um seine Finanzen bestellt ist.

Unterschiede zu schulmedizinischen Behandlungsmethoden

Die Frage nach den Unterschieden zwischen der Behandlung von Heilpraktikern und Schulmedizinern haben 32 Personen beantwortet. Etwa die Hälfte von ihnen ist der Meinung, daß der Heilpraktiker sich lange mit seinen Patienten befaßt, indem er ausführliche, persönliche Gespräche führt (15 Nennungen), sich dabei nach scheinbar unwichtigen Dingen erkundigt (4 Nennungen) und eine ausführlichere und gründlichere Diagnose stellt als ein Schulmediziner (6 Nennungen). „Die Patienten der Heilpraktiker fühlen sich signifikant häufiger vom Heilpraktiker menschlich akzeptiert und behandelt, während ihrer Meinung nach ihr Arzt sich überwiegend nur ihrem kranken Organ zuwendet" (Rogalla 1980: 65). Als der auffälligste Unterschied bei den Diagnoseverfahren – neben der Anamnese – ist die Irisdiagnose angegeben worden (9 Nennungen). Es ist anzunehmen, daß diese Angabe noch mehr Personen gemacht hätten, wenn es sich nicht um eine spontane Befragung gehandelt hätte.

Als wichtigsten Unterschied im Bereich der Behandlungsmethoden gaben die Patienten an, daß die Therapie bei ihrem Heilpraktiker langwieriger (6 Nennungen) und intensiver (7 Nennungen) sei und daß er nicht die Symptome, sondern die Ursachen behandele (4 Nennungen): „Die Therapie geht an die Ursachen der Krankheit, während die Schulmediziner mit Tabletten lediglich die Schmerzen bekämpfen" (21 Studentin). Eine allgemein längere Dauer der Sitzungen beim Heilpraktiker haben 14 Befragte als Gegensatz zur Schulmedizin herausgestellt. Die von Heilpraktikern verordneten Medikamente werden als harmlos empfunden, da sie nicht chemisch, sondern pflanzlich bzw. homöopathisch und ohne Nebenwirkungen seien. Zudem kläre der Heilpraktiker über den Einsatz von Medikamenten und möglichen Begleiterscheinungen auf. Einige der befragten Personen haben den Eindruck, daß er mehr manuell behandele als der Schulmediziner. Diese Meinung haben auch Patienten von Heilpraktikern geäußert, deren Praxen überdurchschnittlich mit technischen Hilfsmitteln ausgestattet sind.

Nach Rogalla (1980: 73) resultiert die Unzufriedenheit im Arzt-Patient-Verhältnis aus negativen Merkmalen wie fehlender menschlicher Wärme, Entscheidungsunsicherheit und Eile. Seiner Meinung nach wird das Bild vom Arzt offensichtlich fest mit der Eigenschaft, keine Zeit zu haben, verbunden und als unveränderlich akzeptiert.

Überweisungen an Heiler oder Schulmediziner

24 Patienten (68 %) sind weder an Schulmediziner noch an Ausübende eines anderen Heilberufes überwiesen worden. Zwei Personen haben keine Antwort auf diese Frage gegeben. Einige Patienten sind von ihrem Heilpraktiker zu mehreren Mit- oder Weiterbehandelnden geschickt worden.

Sechs Personen sind an Fachärzte verwiesen worden. Zwei Patienten haben die Empfehlung erhalten, einen Masseur aufzusuchen, drei die, zum Chiropraktiker zu gehen. Ein Mann wurde an eine Heilpraktiker-Klinik überwiesen.

Damit bestätigt sich die Aussage der Heilpraktiker, daß sie — zum Teil — an Schulmediziner überweisen. Einige Patienten haben hinzugefügt, daß der Heilpraktiker ihnen einen Besuch beim Arzt empfohlen hat, um Zusatzuntersuchungen machen oder eine Diagnose überprüfen zu lassen. Andererseits gehen einige Patienten zum Arzt, um sich die Behandlung, die der Heilpraktiker verordnet hat, soweit es möglich ist, verschreiben zu lassen.

Zehn Patienten, also knapp ein Drittel der Befragten, haben angegeben, weiterhin einen Arzt zu konsultieren, zumal sie im Prinzip mit ihrem (Haus-) Arzt zufrieden sind. Da nicht speziell danach gefragt worden ist, ob der Schulmediziner weiter in Anspruch genommen wird, kann davon ausgegangen werden, daß ein noch größerer Teil der Befragten nicht auf den Arztbesuch verzichtet. Dabei werden die Behandlungskosten wesentlich sein, die Tatsache, daß noch andere Krankheiten behandelt werden müssen und/oder die Möglichkeit, daß sich der Befragte doch nicht ganz auf die alleinige Behandlung durch den Heilpraktiker verlassen will.

Nur ein sehr geringer Teil der Befragten hat bisher Kontakt zu einem Wünschelrutengänger gehabt. Zwei Personen haben einen Wünschelrutengänger im Haus gehabt, ohne daß sie ein Heilpraktiker darauf aufmerksam gemacht hat. Eine Patientin, die noch einen Wünschelrutengänger beauftragen will, ist verzweifelt und sucht überall nach Heilung ihrer Leiden. Die einzige Patientin, die vom Heilpraktiker an einen Wünschelrutengänger verwiesen worden ist, befindet sich erst wenige Tage in Behandlung und hat noch keinen Kontakt zu einem Wünschelrutengänger aufgenommen.

Es besteht die Möglichkeit, daß sich manche Befragten scheuten, Auskunft auf die Frage zu geben, um nicht als unrealistisch oder wundergläubig zu erscheinen.

Außergewöhnliche Heilungen

Die Tatsache, daß die Heilpraktiker gern über ihre Erfolge bei hoffnungslosen Fällen berichten, deckt sich mit den Erfahrungen, die die Interviewer bei den Befragungen mit Heilpraktikern gemacht haben. Diese Berichte sollten durch die Interviews mit Heilpraktikerpatienten überprüft werden. Doch haben die

Antworten keine befriedigenden Ergebnisse gebracht. Die meisten Patienten haben keine persönlichen Erfahrungen gemacht, keine Auskunft geben wollen oder von nicht nachprüfbaren Heilungen bzw. über Heiler berichtet, die ihnen nur vom „Hörensagen" bekannt waren.

Fünf Personen gaben auf die Frage nach der Kenntnis von außergewöhnlichen Heilungen keine Antwort.

Genau 15 Befragten sind keine „Wunderheilungen" bekannt. Die anderen haben Informationen über spektakuläre, wissenschaftlich nicht erklärbare oder „wunderbare" Heilungen. Meist haben sie davon gelesen oder gehört.

Sechs Beantworter wissen durch den eigenen Heilpraktiker von hoffnungslosen Fällen, die er geheilt habe. Ein Patient bezeichnete die Heilung seiner Gesichtsrose als ein „Wunder". Zweimal erwähnt wurden jeweils die Geistheiler auf den Philippinen und der „Wunderheiler" Gröning, der in den fünfziger Jahren in Herford tätig war.

Die Mehrheit (22 Personen) der Interviewten glaubt gar nicht oder kaum an die Berichte über „Wunderheilungen". Sie steht ihnen mit Mißtrauen und Skepsis gegenüber, will nur daran glauben, wenn der Erfolg sichtbar ist. Ein Teil erklärt sich den Erfolg durch Suggestion. Einige Beispiele drücken den Unglauben deutlich aus:

„Die Ärzte versuchen jahrelang zu helfen, und beim Heilpraktiker geht es dann plötzlich . . ." (21 Studentin).

„Es gibt mir sehr zu denken. Vieles wird ja im Namen Gottes gemacht. Wer im Gehorsam mit Gott lebt, sollte keine dämonischen Handlungen über sich ergehen lassen. Dadurch, daß der Mensch sich unkontrollierbaren, dämonischen Mächten öffnet, kommen solch unerklärliche Handlungen zustande, die sehr oft die Persönlichkeit des so Geheilten verändern. Viele Menschen, an denen einerseits ein Leiden geheilt wurde, landeten andererseits in Depressionen und Wahnsinn" (47 Bibliotheksangestellte). Sie hat ihre Informationen primär aus schulmedizinischer und christlicher Literatur zu diesem Thema (z.B. Kurt F. Koch 1984: Okkultes ABC. — Aglasterhausen).

Von den Antworten auf diese Frage fallen 22 in den Bereich „Unglauben"/ Skepsis. Acht weitere Personen halten derartige Heilungen für eingeschränkt möglich. Dabei ist festzustellen, daß die befragten Frauen nicht wundergläubiger als die Männer sind.

Befragung von Patienten bei Heilpraktikern (Fragebogen)

Wo praktiziert der Heilpraktiker, bei dem sich der Interviewpartner in Behandlung befindet?

I.1　Geschlecht des Interviewpartners?
I.2　Wie alt sind Sie?
I.3　In welchem Ort wohnen Sie?
I.4　Welchen Beruf haben Sie?
I.5　Sind Sie pflicht- oder privatversichert?

II.1　Wie sind Sie an die Adresse des Heilpraktikers gekommen?
II.2　Aus welchem Grund haben Sie einen Heilpraktiker aufgesucht?
　　　Sind Sie vielleicht aus Enttäuschung über die Schulmedizin zum Heilpraktiker gegangen?
II.3　Mit welcher Krankheit und in welchem Krankheitsstadium haben Sie einen Heilpraktiker konsultiert?
II.4　Wie werden Sie behandelt?
　　　Seit wann werden Sie behandelt?
　　　Hat(te) die Behandlung Erfolg?
II.5　Hat Ihnen der Heilpraktiker irgendwelche allgemeinen Hinweise für eine gesündere Ernährungs- und Lebensweise gegeben, die nicht direkt mit der Behandlung/Krankheit zu tun hatten?
II.6　Sind Sie zum ersten Mal beim Heilpraktiker oder haben Sie vorher schon einen anderen oder mehrere andere Heilpraktiker aufgesucht?
II.7　Waren Sie beim ersten Besuch bei diesem Heilpraktiker eher skeptisch oder haben Sie ihm gleich vertraut?
　　　Ist die Beziehung zum Heilpraktiker eher sachlich/distanziert oder eher persönlich?
II.8　Würden Sie wieder oder weiter zum Heilpraktiker gehen?
　　　Weshalb oder weshalb nicht?
　　　Mit welchen Krankheiten würden Sie zum Heilpraktiker gehen und mit welchen Krankheiten würden Sie zum Schulmediziner gehen?
　　　Würden Sie weiter zu demselben Heilpraktiker gehen oder würden Sie den Heilpraktiker auch einmal wechseln, weshalb?
II.9　Belastet Sie die Behandlung beim Heilpraktiker finanziell?
　　　Wenn ja, in welchem Maße?
　　　Wäre die finanzielle Belastung für Sie ein Grund, zum Arzt (Schulmediziner) zu gehen?

III.1　Konnten Sie Unterschiede zur Behandlung des Schulmediziners feststellen? (Diagnose, Therapie, Behandlungsdauer, Sitzungsdauer, Apparate, etc.)
III.2　Hat Sie der Heilpraktiker auch schon mal an andere alternative Heiler (z.B. Wünschelrutengänger) oder an Schulmediziner überwiesen?

IV.1　Wissen Sie von spektakulären Heilungen, die von Heilpraktikern oder anderen nichtärztlichen Heilenden erzielt wurden, sogenannten „Wunderheilungen"?
　　　Wenn ja, an wem erfolgte die Heilung?
　　　Welche Krankheit wurde geheilt?
　　　Wie wurde die Krankheit behandelt?
　　　Welcher Heilpraktiker (Ort) hat den Kranken behandelt?
　　　Was halten Sie von Berichten über derartige „Wunderheilungen"?

IV. Ergebnisse der Übersichtsbefragung

Gründe für den Heilpraktikerbesuch

In Frage 8 a des Übersichtsfragebogens erkundigten wir uns nach den Anlässen einen Heilpraktiker aufzusuchen.

Einige Befragte haben Schwierigkeiten gehabt, zwischen Diagnose- und Therapieverfahren zu unterscheiden. Ungenaue Angaben sind dann als fehlend oder ausführliche als Zusatzinformation gewertet worden; unvollständige Antworten sind selten. Es bleibt unklar, ob sich die Angaben auf den Befragten selbst oder auf Angehörige beziehen.

49 % der Befragten sind schon einmal beim Heilpraktiker gewesen oder haben Angehörige, die einen Heilpraktiker konsultiert haben. Die verwendeten Begriffe entstammen dem Sprachgebrauch der Befragten.

In der folgenden Tabelle sind die Gründe für den Besuch eines Heilpraktikers aufgeführt:

Krankheiten	Anzahl	
Erkrankungen des Bewegungsapparates	28	25,5 %
Gallen-, Leber- und Verdauungsbeschwerden	21	19,1 %
Sonstige	14	12,7 %
Herz-, Kreislauf- und Gefäßleiden	12	10,1 %
Kopfschmerzen, Migräne	6	4,5 %
Erkältungskrankheiten, Infekte im Hals-, Nasen- und Ohrenbereich	5	5,5 %
Allergien	4	3,6 %
Hauterkrankungen	4	3,6 %
Hormonelle Störungen, Drüsenerkrankungen	4	3,6 %
Nervöse bzw. psychische Leiden	4	3,6 %
Nierenerkrankungen	3	2,7 %
Prophylaxe	3	2,7 %
Neuralgien	2	1,8 %

Tab. 10   Gründe für den Heilpraktikerbesuch

Der Tabelle 10 ist zu entnehmen, daß überwiegend Erkrankungen des Verdauungstraktes, der Gelenke und des Kreislaufsystems genannt worden sind. Die am häufigsten erwähnten Beschwerden stimmen mit den Ergebnissen von Riese (1979: 28), Rogalla (1980: 50) und Leonhard (1984: 48) überein.

Tabelle 11 berücksichtigt nur die Krankheitskomplexe, zu denen die Befragten die Therapiemethode(n) genannt haben. Da mehrere Antworten möglich waren, ist die Anzahl der Nennungen aufgeführt worden. Über die Hälfte der Interviewten beurteilt die Frage nach dem Behandlungserfolg positiv; nimmt man die Teilerfolge und Linderungen hinzu, so ist bei fast drei Vierteln der Befragten eine erfolgreiche Behandlung zu registrieren. Ein Viertel (22,5 %) der interviewten Patienten hat keinen Behandlungserfolg verzeichnen können.

Behandlungsmethode	Krankheitstyp				
	Erkrankungen des Bewegungsapparates	Gallen-, Leber- und Verdauungsbeschwerden	Herz-, Kreislauf- und Gefäßerkrankungen	verschiedene Krankheiten	Gesamtzahl
Akupunktur	2	3		4	9
Bestrahlungen	4			1	5
Chiropraktik	12			1	13
Massagen	2			2	4
Bäder	2				2
Homöopathie	1		1	6	8
Phytotherapie	2	1	2	10	15
Spritzen	4	5	1		10
Salben		1	1	2	4
Medikamente (allgemein)	4	5	7	17	33
verschiedene Therapien	1			5	6
Gesamtzahl	34	15	12	48	109
Behandlungserfolg					
negativ	1	3	2	12	18
positiv	17	5	6	13	41
Teilerfolg	2			2	4
Linderung	2	4	2	6	14
Ergebnis noch nicht absehbar		1	1	1	3
Gesamtzahl	22	13	11	34	80

Tab. 11 Angaben zu Therapiemethode und -erfolg in Bezug zum Krankheitstyp

Bereitschaft, einen Heilpraktiker aufzusuchen

Frage 8 b) Würden Sie in Zukunft eventuell einen Heilpraktiker aufsuchen?
         c) (Wenn ja) Bei welchen Krankheiten?
         d) (Wenn nein) Warum nicht?

49,6 % der Befragten (65 Personen) würden in Zukunft einen Heilpraktiker aufsuchen. Auf die Frage, bei welchen Krankheiten sie dies täten, entfielen die meisten Angaben auf organische Beschwerden und solche, die eine längerfristige Behandlung erfordern (chronische Erkrankungen) wie z.B. Rheuma, Erkrankungen des Bewegungsapparates, Allergien oder Migräne (siehe Tabelle 13). Weshalb die Befragten gerade bei derartigen Erkrankungen einen Heilpraktiker aufsuchen, wird aus den Antworten nicht deutlich. Da es sich um meist langwierige Behandlungsmethoden handelt, ist anzunehmen, daß man sich von der Schulmedizin keinen großen Erfolg mehr verspricht. Lediglich 15 Personen geben zusätzlich an, daß sie nach erfolgloser Behandlung durch die Schulmedizin bzw. zum Diagnosevergleich einen Heilpraktiker aufsuchen würden. Da es ebenso von Bedeutung ist, nicht nur die Art der Erkrankung, sondern auch den Grund für einen Besuch beim Heilpraktiker zu erfahren, wäre eine andere Fragestellung für die Auswertung angebrachter gewesen.

Vergleicht man die zu Frage 8 a) gemachten Angaben mit denen zu 8 b), so fällt auf, daß diejenigen Befragten, die (oder deren Familienmitglieder) bereits in erfolgreicher Behandlung bei einem Heilpraktiker gewesen sind, diesen auch in Zukunft aufsuchen würden, und zwar überwiegend mit den Krankheiten, mit denen sie bereits in Behandlung waren. Diejenigen, die noch keine Erfahrung mit einem Heilpraktiker hatten oder deren Behandlung ohne Erfolg blieb, verneinten Frage 8 b).

4,6 % der Befragten (6 Personen) haben sich unentschlossen gezeigt und die Frage weder mit ‚ja‘ noch mit ‚nein‘ beantwortet: „eventuell, wenn die ärztliche Versorgung erfolglos verlaufen würde“ (2), „könnte sein, ist situationsbedingt“ (2), „Kostenfrage“ (2).

Mit ‚nein‘ antworteten 46 % der Befragten (60 Personen) auf Frage 8 b). Als Gründe wurden genannt:

Personen	Gründe für Ablehnung	% (n = 60)
20	haben kein Vertrauen zum Heilpraktiker	33,3
8	Befragte gehen lieber zum Arzt	13,3
9	meinen, daß Schulmediziner eine bessere Ausbildung haben	15,0
3	halten es für eine Kostenfrage	5,0
2	Befragte helfen sich lieber selbst	3,3
13	machten keine näheren Angaben	21,6
5	Einzelnennungen:	8,3
	— Befragte fühlt sich zu alt für diese neue Erfahrung	
	— Diagnoseprobleme bei Heilpraktikern	
	— Befragter weiß es nicht	
	— Wirkung ist zu langatmig	
	— bei Erprobung war kein Erfolg da	

Tab. 12 Gründe, den Besuch eines Heilpraktikers abzulehnen

Aus der Tabelle 12 wird ersichtlich, daß 61,6 % jener Befragten, die sich gegen einen Besuch beim Heilpraktiker ausgesprochen haben, kein Vertrauen zum Heilpraktiker haben und/oder die schulmedizinische Ausbildung als besser erachten. Dies mögen auch die Gründe für diejenigen sein, die angeben, lieber zum Arzt zu gehen. Auffallend ist, daß immerhin 21,6 % der Befragten, die mit ‚nein' antworteten, keine genauen Gründe für ihre Ablehnung anführten. Drei der 60 Personen, die verneinten, nannten die zu tragenden Kosten als Hinderungsgrund für einen Besuch beim Heilpraktiker. Zuzüglich der beiden Personen, die sich unentschlossen zeigten, ist für nur fünf (3,8 %) von 131 befragten Personen die Behandlung bei einem Heilpraktiker aus finanziellen Gründen nicht denkbar. Deshalb kann man annehmen, daß für die Erhaltung der Gesundheit keine Kosten gescheut werden, zumal unter den Befragten nicht nur besser verdienende, sondern alle Berufsgruppen vertreten sind. Bei den privatversicherten Personen, die befragt wurden, müssen andere als finanzielle Gründe vorliegen, wenn sie einen Besuch beim Heilpraktiker ablehnen, da Privatpatienten die anfallenden Kosten größtenteils erstattet bekommen (von 29 privatversicherten Befragten haben sich 13 gegen einen Heilpraktikerbesuch ausgesprochen). Auch hier ist anzunehmen, daß sie gegenüber Heilpraktikern eine skeptische Haltung einnehmen und deshalb eine Behandlung bei Schulmedizinern vorziehen.

Krankheiten und weitere Gründe für einen zukünftigen Besuch beim Heilpraktiker	Nennungen
Erkrankungen des Bewegungsapparates ("Knochenangelegenheiten", Muskelerkrankungen, Verrenkungen, Verstauchungen, Gliederschmerzen, Rückenbeschwerden, Wirbelsäulenkrankheiten, Rheuma)	13
Beschwerden an den Verdauungsorganen (Magenleiden, Schleimhautentzündung, Zwölffingerdarmgeschwür)	6
Hauterkrankungen, Allergien (Allergie, Hautausschlag, Hautkrankheit)	5
Migräne	5
Blasen- und Nierenerkrankungen	4
Blut- und Gefäßerkrankungen (Blutkrankheiten, Durchblutungsstörungen, Schmerzen, verursacht durch Krampfadern/offene Beine)	3
Stoffwechselkrankheiten (Gallenerkrankung, Stoffwechselstörung)	3
"Nervenkrankheiten"	2
Schlafstörungen	1
Altersbeschwerden	1
Nach erfolgloser Behandlung durch die Schulmedizin	12
Bei inneren und organischen Erkrankungen	8
Zum Diagnosevergleich (Schulmedizin-Heilpraktiker)	3
Bei chronischen und unheilbaren Leiden	2
Bei allen Krankheiten	2
Bei allen leichteren Beschwerden	1
Eher bei schweren Leiden	1
Gesamtzahl der Nennungen	72

Tab. 13

Kenntnisse von gut besuchten Heilpraktikern

Frage 9 a) · Wissen Sie von einem Heilpraktiker, der viel Zulauf hat?

Von den 133 Beantwortern des Fragebogens bejahten 70 Personen die Frage, ob sie einen gut frequentierten Heilpraktiker kennen. Das ist gut die Hälfte der Befragten (52,6 %).

Von den 48 befragten Männern gaben 30 (62,5 %) eine positive, 18 (37,5 %) eine negative Antwort. Von den insgesamt 85 befragten Frauen waren es 40 (47 %), die einen Heilpraktiker kennen (negative Belege: 45 (53 %)).

Es ist erstaunlich, daß die Mehrheit der Männer einen Heilpraktiker kennt, während bei den Frauen nur knapp die Hälfte der Befragten eine positive Auskunft gibt. Allgemein – und wie auch durch die Antworten der Heilpraktiker bestätigt – suchen mehr Frauen bei Heilpraktikern Rat als Männer. Die Ergebnisse können in der zufälligen Auswahl der Interviewpartner begründet sein oder ihre Ursache darin haben, daß die befragten Männer die Namen durch weibliche Bekannte/Angehörige erfahren haben.

Vergleicht man die Antworten zu den Fragen 8 b) und 9 a), so zeigt sich, daß von den 30 Männern, die einen Heilpraktiker nennen, nur ungefähr die Hälfte (56,6 %) auch einen Heilpraktiker konsultieren würde. Im Vergleich zu der Gesamtheit der befragten Männer ist das ein Drittel. Prozentual ist auch ein Drittel der Frauen, die einen Heilpraktiker nennen, bereit, einen aufzusuchen.

Während 24 % der Männer einen Heilpraktiker nennen, aber nicht aufsuchen würden, sind es nur 8 % der Frauen. Knapp 50 % der Männer, aber nur gut 40 % der Frauen, würden keinen Heilpraktiker konsultieren. So wird erkenntlich, daß die Nennung eines Heilpraktikers nicht unbedingt konform mit der Bereitwilligkeit geht, ihn aufzusuchen.

Es ist wichtig, daß manche Befragten nur von dem Heilpraktiker, dessen Namen und/oder Wohnort sie kennen, gehört oder sein Praxisschild gesehen, ihn aber noch nie konsultiert haben. Die größte „Berufs"-Gruppe stellen die Hausfrauen und Rentner/-innen. Bei den Hausfrauen halten sich die positiven und negativen Antworten fast die Waage (27 zu 28 Antworten). Von den Rentnern/-innen kennen drei Fünftel der Befragten einen Heilpraktiker, während zwei Fünftel verneinen.

Frage 9 b) (Wenn ja) Kennen Sie seinen Namen und Wohnort?

Die Frage wurde von 84 Personen beantwortet. Allerdings war in 18 Fällen (21,4 %) der Name unbekannt, so daß 66 Namen genannt wurden. Hierbei kamen häufig Doppel- oder Mehrfachnennungen vor, so daß nur 37 verschiedene Heilpraktiker namentlich erwähnt wurden.

Auch bei der Frage nach dem Wohnort waren nicht alle Interviewten in der Lage oder gewillt, Auskunft zu geben; so bleiben bei den 84 Antworten acht

Orte (10 %) ungenannt. Zieht man wiederum die Doppel- und Mehrfachnennungen ab, verbleiben 36 verschiedene Orte. Die Befragungen wurden in 25 Orten durchgeführt.

30 Interviewpartner (40,5 %) nennen Heilpraktiker, die in demselben Ort wie die Befragten ansässig gewesen sind. Es kommen häufiger Ortschaften vor, die in einer Entfernung von mehr als 20 Kilometern liegen. In zwei Fällen beträgt die Distanz mehr als 300 Kilometer.

Aus den Interviews mit den Heilpraktikern und mit den Patienten geht hervor, daß viele Patienten weitere Wege nicht scheuen, um einen Heilpraktiker aufzusuchen. Die Einzugsgebiete umfassen nicht selten einen Radius von 50 bis 100 Kilometern. Diese großen Entfernungen liegen zum Teil daran, daß ein Heilpraktiker für bestimmte Behandlungsmethoden bekanntgeworden ist, oder daran, daß es in den ländlichen Gebieten nicht so viele Heilpraktiker wie in den Städten gibt.

In größeren Städten wie Hamm und Osnabrück besucht man überwiegend den Heilpraktiker am Ort, während Bewohner kleiner Ortschaften eher zu Heilpraktikern in der Umgebung fahren.

Frage 9 c)   Warum hat er soviel Zulauf?

Als eindeutig häufigste Begründung für den Zulauf zu einem Heilpraktiker ist dessen Erfolg zu nennen. Dieser Grund wird in ungefähr einem Viertel der Antworten genannt. In vier Fällen spiegelt sich allerdings ein gewisses Mißtrauen; es kommt zu Formulieren wie: „scheinbarer", „angeblicher" Erfolg oder „Glaube an Heilung".

Ein knappes Fünftel der Interviewten nennt Gründe, die sich direkt auf die Person des Heilpraktikers beziehen: Man hat „Vertrauen" zu ihm, empfindet „Sympathie" und erwähnt die „persönliche Beziehung" zum Heilpraktiker. Gerade auf diese persönliche Beziehung zu den einzelnen Patienten verweisen die Heilpraktiker selbst immer wieder. Sie sehen sie als wesentlichen Bestandteil ihrer Behandlung an.

Mundpropaganda und Erfolgsberichte werden von 10 % der Beantworter als Ursache für den Zulauf eines Heilpraktikers betrachtet.

Weitere Begründungen finden sich in der Behandlungsweise des Heilpraktikers bezüglich Diagnose und Therapie. Im Zeichen einer zunehmenden Auseinandersetzung mit der eigenen Gesundheit finden sich Argumente für die Naturheilkunde wie für die Verwendung natürlicher, nicht chemischer Heilmittel ohne Nebenwirkungen. Zudem sei die Behandlung schonender, es würde auf „unnötige" Therapien verzichtet, die Heilpraktiker gäben „einleuchtende Erklärungen".

In manchen Antworten kam auch zum Ausdruck, daß der Besuch beim Heilpraktiker häufig als letzte Chance, geheilt zu werden, betrachtet wird. So heißt es beispielsweise: „Alte Leute gehen zum Heilpraktiker, um das Krankenhaus zu umgehen" (65 Rentner).

Aus einer anderen Antwort wird deutlich, daß der Besuch beim Heilpraktiker auch heute noch nicht unbedingt selbstverständlich oder „normal" ist. Hier antwortete der Interviewpartner: „Ortsansässigen Heilpraktiker aus Angst vor Gerede nicht aufgesucht" (64 Rentner).

Gründe für den Zulauf zu einem Heilpraktiker	Nennungen
Erfolg (Erfolg der Behandlung: auch wenn die Schulmedizin versagte, auch bei unheilbaren Krankheiten, bei Krampfaderbehandlung, bei Verrenkungen. Angeblicher, scheinbarer Erfolg)	26
Mundpropaganda	6
guter Ruf	3
Empfehlungen	2
Behandlungsweise (benutzt „natürliche" Heilmittel (nicht chemisch, ohne Nebenwirkungen), sehr gute, freundliche, schonende Behandlung, nimmt sich viel Zeit, sehr gute Ergebnisse, gute, schnelle Hilfe, keine unnötige Behandlung, einleuchtende Erklärungen, beschränkt sich auf Diagnose und Therapie weniger Krankheiten. Akupunktur, Fußreflexzonenmassage, Chiropraxis, Handauflegen, Irisdiagnose, Ferndiagnose an Hand von Urintests)	26
Persönlichkeit des Heilpraktikers (Vertrauen, Arzt und Heilpraktiker in einer Person, persönliche Beziehung/Basis, Sympathie, großes Wissen/Erfahrung, sicheres Urteil, Seriosität, Sicherheit)	24
Weitere Gründe (Glaube an Heilung. Schickt Patienten unter Umständen auch zum Arzt. Zufriedene, beständige Patienten. Durch Illustrierte bekannt (Köhnlechner). Ortsansässigen Heilpraktiker aus Angst vor Gerede nicht aufgesucht. Alte Leute gehen zum Heilpraktiker, um das Krankenhaus zu umgehen. Lange Zeit einziger Heilpraktiker am Ort. Seit Generationen eingesessener Heilpraktiker.)	9
Keine Angabe von Gründen	11
Gesamtzahl der Nennungen	107

Tab. 14

V. Schlußbetrachtung

Die Hilfe eines Heilpraktikers ist vielfach komplex, da außer der Krankheit auch die Ursache, die oft seelischen Ursprungs ist, behandelt wird. Die persönliche Beziehung und das Vertrauen nehmen den gleichen Stellenwert ein wie die Behandlung mit Medikamenten und Apparaten.

Die Motive für einen Heilpraktikerbesuch liegen in erster Linie darin, daß sich die Patienten gerade bei chronischen Krankheiten keine Hilfe mehr von der Schulmedizin versprechen. Ein weiterer wichtiger Grund liegt in der Ablehnung chemischer Medikamente, die gleichzeitig einen Trend zur Naturheilkunde widerspiegelt. Ebenso relevant ist der psychologische Aspekt: Der Patient erfährt mehr menschliche Zuwendung, Offenheit und Geduld. Der Schulmediziner bleibt nach Meinung der Befragten im Gespräch und in der Behandlung zumeist sachlich und distanziert, so daß Merkmale emotionaler Hinwendung fehlen (vgl. Rogalla 1980: 73).

Die soziale Distanz zum Heilpraktiker wird von den Patienten als geringer empfunden, nicht zuletzt deswegen, weil die Patienten zu Eigenverantwortlichkeit, zu aktiver Mitarbeit an der Behandlung und zu einer positiven Lebenseinstellung motiviert werden.

Diese Ergebnisse stehen im Gegensatz zu der Kritik der Schulmediziner an den Heilpraktikern, die sich hauptsächlich auf Unseriosität, okkulte Praktiken und auf wissenschaftlich nicht nachweisbare Methoden der Heilpraktiker bezieht. Ein großer Teil der Veröffentlichungen zu dem Thema ist von Schulmedizinern verfaßt worden und deshalb eher tendenziös.

Die wachsende Zahl der Heilpraktiker und ihr Erfolg stellen eine Herausforderung an die Ärzte dar, die angenommen werden sollte. Wenn die Ärzte ihr Grundkonzept änderten, sich mehr Zeit für ihre Patienten nähmen und sich auch andere Therapie- und Diagnoseverfahren aneigneten, könnten sie der Konkurrenz wirkungsvoll begegnen.

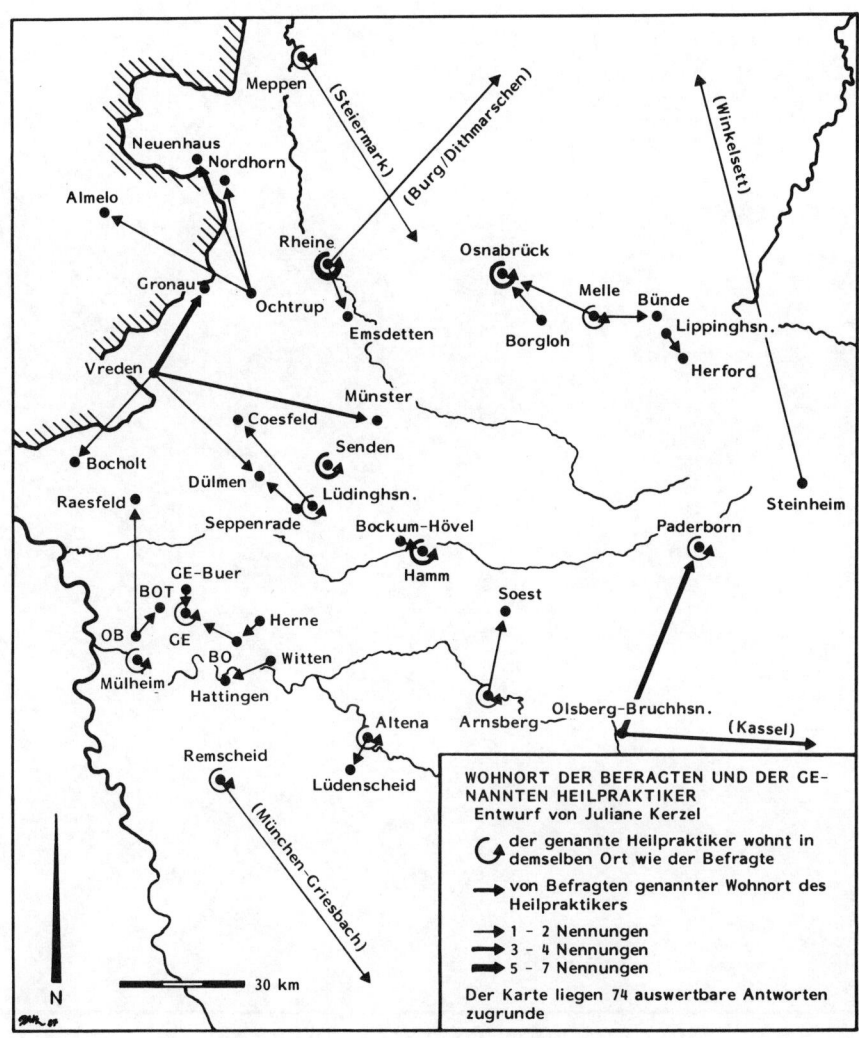

Karte 3

Erdstrahlen und Krankheiten

von

Thomas Kramer
(mit einem Beitrag von Margret Oeyen)

Das Phänomen der Erdstrahlen und der Wünschelrute teilt Autoren verschiedener Richtungen in zwei anscheinend unversöhnliche Lager:

„Alle Krankheiten von Menschen, Tieren, Bäumen und Pflanzen sind, wie ich berichten werde, in ihrer eigentlichen Ursache auf die Wirkung der Erdstrahlen zurückzuführen, die den Organismus schwächen und anfällig machen. Alle Auswirkungen in der Auslösung der verschiedensten Krankheiten sind sekundärer Natur. Warum die verschiedensten Krankheiten entstehen, mag in der Konstitution des einzelnen Menschen liegen, — es mag auch sein, daß die verschiedenen Wellenlängen der Erdstrahlen die verschiedenen Organe so angreifen, daß sie erkranken" (von Pohl 1983: 12).

„Besonders das immer dreister werdende Geschäft vieler ‚Radiästhesisten‘ mit der Angst und Not zahlreicher leidender Menschen, vor allem der Krebskranken, muß jeden Einsichtigen zu dezidierter Gegenrede aufrütteln. Nur allzuoft ist der frühe Tod die schreckliche Folge dieser Kurpfuscherei, so daß der Weg so manchen ‚Wünschelrutendiagnostikers‘ buchstäblich mit Leichen gepflastert ist" (Prokop/Wimmer 1985: Vorwort S. X).

Dieser Beitrag soll allerdings keine erneute Diskussion um das Verhältnis von Wissenschaft und Wünschelrute sein. Vielmehr nehmen wir die Tatsache, daß Wünschelrutengänger und ihr Wirken in der Bevölkerung einen hohen Bekanntheitsgrad haben, zum Anlaß für Gespräche mit Wünschelrutengängern und Fragen an die Bevölkerung.

Es geht uns dabei um neue Informationen; nicht um die Verhärtung der einen oder anderen Position, sondern um das Selbstverständnis von Wünschelrutengängern sowie um den Grad ihrer Bekanntheit und der Einschätzung ihrer Wirkung. Vorab werden einige Begriffe vorgestellt. Im zweiten Teil werden die Ergebnisse der Fragebogenaktion erläutert und miteinander in Beziehung gesetzt. Die Gesprächsprotokolle mit drei Wünschelrutengängern bilden den dritten Teil. Zum Abschluß werden die Ergebnisse in einer Zusammenschau gewertet und Fragen für eine weitere Forschung formuliert.

I. Begriffe der Radiästhesie

Der gesamte Bereich der Wünschelruten- und Pendellehre wird heute unter dem Begriff „Radiästhesie" zusammengefaßt. Mit Radiästhesie ist der Bereich gemeint, der mit sogenannten „Strahlen" zu tun hat. Rutengänger gehen davon

aus, daß es neben Sonnen-, Wärme- und Röntgenstrahlen, Infrarot-, Radar-
und ultravioletten Strahlen auch noch Strahlen gibt, die aus dem Boden kommen. Es handelt sich dabei nicht um die in der Physik bekannten magnetischen
Feldlinien der Erde, sondern um andere, in der Physik nicht bekannte Strahlen.

Dieses sind aber nicht nur Strahlen, die senkrecht über unterirdischen Wasseradern verlaufen sollen. Nach Meinung verschiedener Theoretiker der Radiästhesie
befinden sich über der Erde „Reizzonen", sogenannte „geopathogene Zonen".
Wenn sensible Menschen diesen „Reizzonen" ständig ausgesetzt sind, zum Beispiel am Schlafplatz, können diese eine schädigende Wirkung haben. Über den
Ursprung und die Beschaffenheit dieser „Reizzonen" gibt es verschiedene
Theorien:

So schreibt Freiherr von Pohl: „Der Gedanke, daß es außer dieser radioaktiven
Erdstrahlung noch eine andere Erdstrahlung geben muß, lag doch eigentlich
schon so handgreiflich nahe bei Erwägungen, woher denn eigentlich die ständige
negative Ladung der Erdoberfläche stammt." Und weiter: „Nur mit dem feuer-
flüssigen und somit ständig strahlenden Magma ist die Erde als Elektron im
Sonnensystem zu erklären. Nur das Magma kann die ständige negative Ober-
flächenladung der Erde bewirken." Ebenfalls sind „die starken negativen Strahlen des Magmas auf der Erdoberfläche nur strichweise, und zwar nur über elek-
trisch gut leitenden Objekten des Untergrundes zu finden". Ferner hätten die
Erdstrahlen eine so starke Durchdringungskraft, „daß sie durch Kellerfußböden,
Kellerdecken, auch Betondecken und die weiteren Zimmerdecken von Häusern
spielend hindurchgehen und auch auf den Dächern der höchsten Häuser in derselben Stärke zu finden sind wie im Keller dieser Gebäude oder außerhalb dieser
auf der Erde" (von Pohl 1983: 154 ff.).

Es gibt aber noch andere Vorstellungen und Bezeichnungen für Reizzonen:
„Seither weiß Frau Bachler nicht nur, daß rutenfühlige ‚Hochsensible' ein
genaues ‚Gespür' für ‚Bodenstrahlung' besitzen, sondern sie kann auch das
der Wissenschaft unbekannte ‚Curry-Netz' feststellen, ein ‚Gitternetz' aus 75 cm
breiten ‚Störzonen', die von NO nach SW und von SO nach NW alle 2 bis 4 m
(am Äquator bis zu 5 m!) im Erdreich verlaufen und zu Zittern, Krämpfen und
Ohnmachten führen können." Weiterhin gibt es noch ein zweites Strahlennetz,
„das – der Physik ebensowenig bekannte – ‚Globalgitternetz' nach Hartmann,
dessen ‚Reizstreifen' sich in ähnlich kurzen Abständen, jedoch in den Himmels-
richtungen, kreuzen" (Prokop 1985: 84).

Die Wirkung aller obengenannten Strahlen soll äußerst schädlich sein für
sensible Menschen. Ebenfalls empfindlich für „Reizzonen" seien Tiere und
Pflanzen. Nach von Pohl sind Rinder, Pferde, Schweine, Ziegen, Schafe, Hühner,
Enten, Tauben und Hunde sensibel für Strahlen. Anders sei es bei Katzen, Bienen
und Ameisen: Sie befänden sich häufig am Ort mit möglichst starker Bestrahlung
(vgl. von Pohl 1983: 116 ff.).

Auch Pflanzen und Bäume seien mehr oder weniger widerstandsfähig gegen
Erdstrahlung. In der Reihe der Widerstandsfähigkeit sind das Eiche, Lärche,

Ahorn, Buche, Linde, Ulme, Birke und die besonders empfindlichen Nadelhölzer (vgl. von Pohl 1983: 133 f.).

In der einschlägigen Literatur finden sich noch weitere Mutmaßungen über den Ursprung, die Beschaffenheit und die Wirkungen der „Erdstrahlen". Diese knappe Übersicht stellt das Thema „Radiästhesie" sicherlich nicht vollständig vor, sie gibt nur einen einleitenden Einblick in die Bandbreite der verschiedenen Phänomene.

II. Die Fragebogenergebnisse

In die Befragung „Die eigene Entscheidung in Krankheit und Gesundheit" wurde auch ein Fragenkomplex zum Themenbereich Erdstrahlen/Wünschelrutengänger aufgenommen. In erster Linie wollten wir Aufschluß über den Bekanntheitsgrad des Bereiches bekommen. Aber auch der individuelle Kenntnisstand war von Interesse. Der Fragenkomplex war folgendermaßen aufgebaut:

Frage 13:
a) Wissen Sie von Krankheitsfällen, bei denen man Erdstrahlen oder Wasseradern entdeckte?
b) Bei welchen Beschwerden, bei welchen Krankheiten?
c) Was tat man, um die Wirkung der Strahlen zu verhindern?
d) Was wurde dadurch bei dem Kranken erreicht?
e) Wissen Sie von Fällen, in denen vorbeugend nach Erdstrahlen oder Wasseradern gesucht wurde?
f) Woher kam der Wünschelrutengänger, der die Strahlen feststellte?

Mit diesen Fragen kann sicherlich nicht sehr genau alles erfaßt werden, was von Interesse gewesen wäre. Bei vielen Antworten hätte es einer speziellen Nachfrage bedurft, um noch weitere Informationen zu bekommen. Trotzdem sind die wesentlichen Umgangsformen der Bevölkerung mit diesem Phänomen aus den Antworten zu erkennen.

54 % der befragten Personen ließen erkennen, daß sie schon einmal mit Erdstrahlen/Wasseradern in Berührung gekommen waren. Von allen Befragten kannten 38 % Krankheitsfälle, bei denen Erdstrahlen und/oder Wasseradern entdeckt wurden. Diese 38 % haben dann auch weitere Angaben machen können zu den ihnen persönlich bekannten Fällen und vermitteln ein Bild dieses Bereiches der Volksmedizin in Westfalen.

Die Antworten auf die Frage b), in der wir nach Krankheiten und Beschwerden fragten, bieten einen vielfältigen Katalog von Leiden, vom „kleinen Wehwehchen" bis zur schweren Krankheit. Die häufigste Beschwerde (mit 42 %) ist die Schlafstörung oder Schlaflosigkeit. Aber auch Rheuma- und Gelenkkrankheiten (17 %) und Krebsleiden (12 %) haben einen erheblichen Anteil. Kopfschmerzen mit 9 %

KRANKHEITEN UND BESCHWERDEN, BEI DENEN MAN ERDSTRAHLEN ODER
WASSERADERN ENTDECKTE

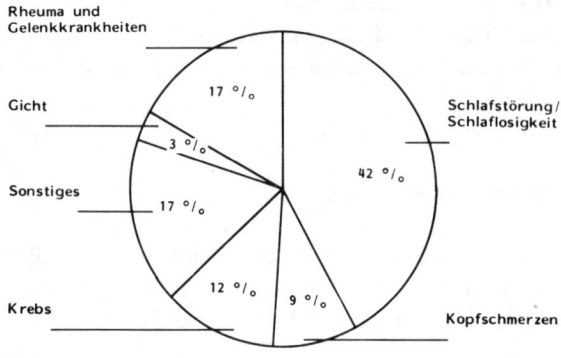

n = 65

Abb. 5

und die Gicht mit 3 % sind ebenfalls Leiden mit mehrmaligen Nennungen. Alle
anderen Beschwerden sind nur jeweils einmal genannt worden: Asthma, Nieren-
leiden, Herz- und Kreislaufbeschwerden, zu hoher Blutdruck, Furunkulose,
Wirbelsäulenbeschwerden, Lähmung, Irritationen, Unkonzentriertheit, Appetitlosigkeit und Fehlgeburt. Wichtig ist auch bei vielen Befragten, was ein ehemaliger
Lehrer (65) zusammenfaßt: „Die Menschen müssen auch empfindlich sein für
Strahlen, dann können sie krank werden." Insbesondere „kleine Kinder gediehen
schlecht, waren immer unzufrieden, aßen und schliefen schlecht" (47 Hausfrau).

Was geschah, wenn ein Krankheitsfall eingetreten und ein Wünschelrutengänger im Hause gewesen war? Etwa 7 % der Befragten wußte nicht mehr, was
genau getan wurde. Teilweise liegen die Ereignisse schon Jahrzehnte zurück
und sind bei den älteren Befragten nicht mehr so präsent. Im überwiegenden
Teil der Antworten wurden zwei anscheinend sehr beliebte Methoden genannt:
„Wir stellten das Bett auf Ratschlag des Wünschelrutengängers an eine andere
Stelle", sagte ein Bankbeamter (57) und das taten 65 % der Befragten. „Wir
stellten nicht nur das Bett um, sondern wechselten das Schlafzimmer" (67
Rentnerin). Dieses gaben weitere 9 % als Abhilfe von Strahlen an. Das ergibt
zusammen schon einen Anteil von 74 % für das Verlegen des Schlafplatzes an
eine andere Stelle.

Die Methoden, die darüber hinaus genannt wurden, waren nicht so populär:
Das Anbringen von Metallplatten (Blei, Kupfer) unter dem Bett gaben 9 % als
Schutz gegen Strahlen an. Auch elektromagnetische Geräte (sogenannte Ent-
strahlungsapparate) fanden bei 4 % der Antworten Erwähnung. Alle anderen
Mittel gegen Strahlen sind nur jeweils einmal genannt worden und spiegeln in

MASSNAHMEN GEGEN ERDSTRAHLEN

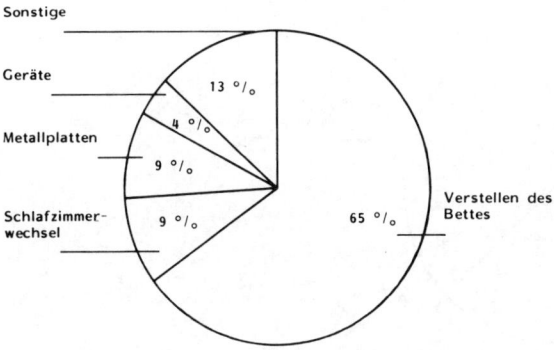

Sonstige

Geräte

Metallplatten

Schlafzimmer-
wechsel

13 %

4 %

9 %

9 %

65 %

Verstellen des
Bettes

n = 54

Abb. 6

diesem Falle auch die Bandbreite an Gutgläubigkeit in merkwürdige Methoden wider: den Spiegel zudecken, Einmachgläser unter das Bett stellen, Kupferplättchen unter die Bettpfosten legen, Bettpfosten auf Glasuntersetzer stellen, Kupferarmbänder tragen, Kupferringe ins Bett legen, Lattenroste ins Bett legen (s. Abb. 6). Für die meisten scheint dennoch das beste Mittel gewesen zu sein, „sich nicht längere Zeit in bestrahlten Bereichen aufzuhalten. Wir räumten sogar das Vieh aus den bestrahlten Ställen" (62 Landwirt). Anzumerken ist bei diesen Verhaltensmaßregeln, daß diverse Befragte auch das Sprichwort „Wo die Schwalben sind, sind keine Wasseradern" zu Protokoll gaben, ohne ausdrücklich danach gefragt worden zu sein.

Sehr interessant wird es bei der Frage, was denn nun eigentlich mit diesen Methoden bei den Kranken erreicht wurde. „Bei einigen bringt es Heilung, bei einigen Linderung, bei anderen gar nichts", differenziert eine Hausfrau (78). Ähnlich sind auch unsere Ergebnisse: Heilung, Linderung und/oder Besserung traten in 90 % aller Fälle ein. Nur 10 % der Kranken konnte nicht geholfen werden. Doch die Antworten lassen sich weiter aufschlüsseln.

Heilung (37 %) konnte in erster Linie bei Schlafstörungen und bei Rheuma verzeichnet werden. Aber auch Asthma, Furunkulose, Gicht, Kopfschmerzen, Appetitlosigkeit und Fehlgeburt (zweite Geburt ohne Probleme) konnten nach Angaben der Befragten durch die obengenannten Maßnahmen geheilt werden.

Linderung (31 %) brachten die Wünschelrutengänger ebenfalls überwiegend bei Schlaflosigkeit, Rheuma und Gicht. Aber auch Gelenkschmerzen, Nierenkrankheiten, Krebs, Wirbelsäulenbeschwerden und Kopfschmerzen wurden

WIRKUNG DER MASSNAHMEN GEGEN ERDSTRAHLEN

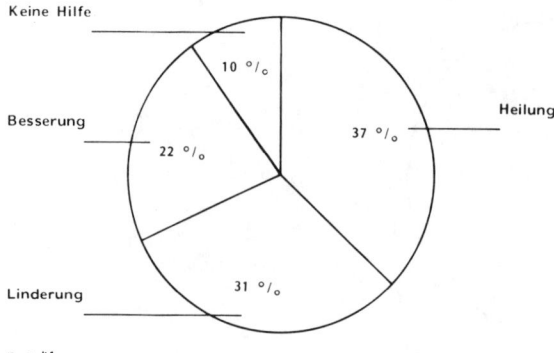

n = 41

Abb. 7

gelindert. Deutliche Besserung (22 %) wurde auch bei allen obengenannten Krankheiten angegeben (s. Abb. 7).

Allerdings gäbe es bei „schwerer Krankheit, Leukämie, Krebs oder so, keine Hilfe", verdeutlicht eine Hausfrau (70). Die Ergebnisse der Befragung untermauern diese Einschätzung: In den meisten Fällen, wo Hilfe nicht möglich war, handelte es sich um Krebs.

Im nächsten Bereich war insbesondere nach prophylaktischen Maßnahmen gefragt worden. Läßt jemand überhaupt, und wenn ja, aus welchem Grunde sein Haus oder seine Wohnung auf Erdstrahlen oder Wasseradern hin untersuchen?

Die Hälfte der Antworten war negativ. Aber immerhin 49 % wußten von einer vorbeugenden Suche durch einen Wünschelrutengänger. „Bei einem Bekannten wurde das ganze Grundstück eines Bauernhofes mit der Wünschelrute abgesucht", weiß ein Personalchef (60) zu berichten. Er habe „auch selbst die Rute einmal geführt und sie hat reagiert." „Bevor das Schlafzimmer eingerichtet wurde, ist eine Hausbegehung gemacht worden" (61 Hausfrau). Dieses sind die beiden Hauptarten für vorbeugende Suche nach Erdstrahlen und Wasseradern: Baugrunduntersuchung und Hausbegehung. Auffallend viele solcher Untersuchungen ohne konkreten Krankheitsfall sind auf Ratschlag von Bekannten, Kunden, Nachbarn und Verwandten zustande gekommen. Es kommen auch in einigen Fällen die Wünschelrutengänger aus der Familie (Schwager, Schwester, etc.).

Die abschließende Frage nach den Herkunftsorten der Wünschelrutengänger konnte die Hälfte der Befragten mit konkreter Namens- und Adressenangabe beantworten. So entstand ein regelrechtes Verzeichnis von Wünschelrutengängern über das ganze Befragungsgebiet hinweg. Dabei hat sich herausgestellt, daß keine Anzeichen für eine Häufung in bestimmten Regionen zu erkennen ist. Es scheint fast überall in der Nähe der Befragten ein Wünschelrutengänger ansässig zu sein.

III. Gespräche mit Wünschelrutengängern

Um möglichst unmittelbare Information über den Bereich des Rutengehens in Erfahrung zu bringen, haben wir mit verschiedenen Wünschelrutengängern Gespräche über ihre Tätigkeit geführt. Die persönliche Einschätzung der heilenden Wirkung ihres Tuns war ein besonderer Augenmerk gewidmet. Doch ein Gespräch mit einem Rutengänger zu erreichen, ist sehr viel schwieriger, als es den Anschein hat: Obwohl einige Adressen und Telefonnummern bekannt waren, gelang es über längere Zeit nicht, jemanden fernmündlich oder persönlich zu erreichen. Auch die beiden ersten Telefonate ergaben zwei Absagen. Beide Männer zeigten sich nicht bereit zu einem Gespräch. Es war eine Angst vor ungewollter Publizität zu spüren. Wenn auch anonym, wollten beide keine Angaben zu ihrer „Kunst" machen. Sie deuteten auf mögliche juristische Folgen ihrer Äußerungen hin und verwiesen mich auf die Vereine und Verbände der Radiästhesie. Schließlich waren aber doch einige Rutengänger bereit, Rede und Antwort zu stehen.

Im Vorfeld der Gespräche wurde zuerst erwogen, einen standardisierten, schematischen Fragebogen zu entwerfen. Von diesem Vorhaben mußte allerdings Abstand genommen werden, da die Gespräche ausschließlich in einer offenen Form akzeptiert wurden. Die Rutengänger baten nicht nur um äußerste Anonymität, sondern auch um den Verzicht auf jegliche technische oder schriftliche Aufzeichnung des Gesprächs. Trotzdem ist für die Gespräche ein Frageplan entwickelt worden, der wichtige Themenkomplexe für die Untersuchung präzisiert. Anhand des groben Rasters dieses Frageplanes sollte ein offenes Gespräch geführt und möglichst alle Teilbereiche angesprochen werden. Direkt nach den Gesprächen wurde ein umfangreiches Gedächtnisprotokoll angefertigt und später ausformuliert. Doch zunächst die Fragen und Themen des Frageplanes:

Seit wann sind Sie Wünschelrutengänger?

Wie und wann haben Sie diese Fähigkeit bemerkt?

Woher kommt Ihr Wissen und welche „Ausbildung" haben Sie als Wünschelrutengänger bekommen?

Haben Sie Kontakte mit anderen Kollegen und gehören Sie einem Verband an?

Wie funktioniert die Wünschelrute?

Was sind Erdstrahlen?

Wer ruft den Wünschelrutengänger zu welchen Anlässen?

Wie bekommt man seine Adresse?

Bei welchen Krankheiten wird er vorwiegend gerufen?

Welche Ursachen sind für welche Krankheiten maßgeblich?

Welche Erfolge oder Mißerfolge hat sein Tun?

Werden die „Befunde" geglaubt und seine Ratschläge befolgt?

Welche Auswirkungen haben Wasseradern/Erdstrahlen auf Menschen und Tiere?

Gibt es besonders anfällige Gruppen?

Welche Objekte werden in erster Linie untersucht?

Gibt es Stadt-/Landunterschiede?

Machen Sie auch Grundstücksuntersuchungen?

Gehen Sie auch auf die Suche nach Verlorenem?

Unter welchen äußeren Bedingungen ist es besonders gut oder schlecht zu arbeiten?

Haben Sie auch Berührung mit anderen „Magien"?

Was halten Sie von Entstrahlungsgeräten?

Arbeiten Sie mit Heilpraktikern zusammen?

Der Frageplan geht wesentlich über volksmedizinische Fragestellungen hinaus. Es ist aber unseres Erachtens nötig, die Bandbreite der Tätigkeit in einer solchen Weise anzugehen, um einen Einblick in die Philosophie der Tätigkeit zu gewinnen. Viele Aspekte lassen sich zwar oberflächlich betrachtet nicht in einen Zusammenhang mit der Volksmedizin bringen, haben aber mit Gesundheit und Krankheit eine unmittelbare Verbindung. Mit diesem Frageschema sind dann alle Gespräche geführt worden.

Gespräch mit Wünschelrutengänger 1

Der Wünschelrutengänger hat um Anonymität gebeten und daher möchte ich die biographischen Daten auf wenige beschränken. Der Mann ist Anfang 50, Angestellter, verheiratet.

Ich war eingeladen worden, in den Abendstunden in die Wohnung des Wünschelrutengängers zu kommen. Er wohnt mit seiner Frau und einem Sohn in einem Mietshaus. Nach freundlichem Empfang wurde ich in das Wohnzimmer gebeten. Nach kurzer Zeit gesellte sich die Frau des Wünschelrutengängers zu uns und blieb auch während des gesamten, ca. dreistündigen Gesprächs bei uns.

Sie war mit dem Tun ihres Mannes sehr wohl vertraut und konnte viele Informationen ergänzen, da sie anscheinend ihren Mann oft auf seiner „Tour" begleitet.

Das Gespräch begann mit dem allgemeinen Thema der Lebensführung, führte uns weiter über Ernährung zu einigen Grundeinstellungen des Wünschelrutengängers zu seinem Leben. Er legte dar, daß er sein Leben in Ausgewogenheit zu leben versucht. Mit Ausgewogenheit meint er die Basis für das seelische und körperliche Wohl: die Mäßigung im Lebenswandel. Im einzelnen gehören hierzu seines Erachtens viel Schlaf, ausreichend Ruhe, abwechslungsreiche Ernährung, möglichst wenig Streß und vor allen Dingen eine seelische Ausgewogenheit. Ohne es zu merken, waren wir dem Thema Krankheit und dem, was der Wünschelrutengänger hier tun kann, schon sehr nahegekommen. Wichtig für den Wünschelrutengänger ist nicht nur, daß er geopathogene Zonen endeckt, sondern daß er auch einen Blick für das Zusammenspiel der physikalischen, physischen und psychischen Begebenheiten hat, in denen der Kranke lebt.

Im weiteren Gespräch kamen wir nun zur persönlichen Geschichte des Wünschelrutengängers. Er hatte seine Fähigkeit zum ersten Male im Alter von sechzehn Jahren gespürt, als ein Onkel ein Grundstück nach Wasseradern absuchte. Er nahm die Rute selbst in die Hand und hatte Ausschläge. Da er aus einer alten Heilpraktiker- und Wünschelrutengängerfamilie stammt, hat ihn das damals gar nicht erstaunt. Die Fähigkeit hat ihn in jenen jungen Jahren nicht interessiert, so daß er sich erst in den fünfziger Jahren wieder mit ihr auseinandersetzte. Er machte Schulungen vom „Verband für Radiästhesie" mit, die unter anderem auch in Münster stattfanden. Als Übungsgelände diente damals der Schloßpark. Bei diesen Schulungen fand er dann auch seinen Meister, der ihm mit viel Erfahrung den Ausschlag der Wünschelrute einzuschätzen lehrte. Die unterschiedliche Intensität der Rutenbewegung in der Hand zeigt, ob sich im Boden eine Wasserader oder eine Verwerfung, eine Veränderung der Bodenstruktur, befindet. Auch die Tiefe des Phänomens oder die Fließrichtung des Wassers lassen sich durch die Rute bestimmen. Diese Deutung des Rutenausschlages hat der Wünschelrutengänger über Jahre hinweg mit seinem Lehrmeister trainiert. Beide gingen zusammen auf „Tour" und überprüften dann gegenseitig ihre Ergebnisse. In dieser Zeit ergab sich dann auch die Vorliebe für eine bestimmte Wünschelrute, die Stahlrute. Sie ist ca. 25 cm lang und an den Enden mit Kupfer ummantelt. Nach Jahren des Übens war er dann in der Lage, auch ohne den Lehrmeister eigene Ergebnisse zu erlangen und Ratsuchenden zu helfen.

Die Ratsuchenden wenden sich meist telefonisch an den Wünschelrutengänger. Da er diese Tätigkeit nur in seiner Freizeit ausübt, ist er häufig auf Monate ausgebucht und kann somit höchstens bei sehr dringenden Fällen sofort helfen. Die Ratsuchenden bekommen die Adresse des Wünschelrutengängers meist durch mündliche Quellen, aber auch durch einige Heilpraktiker der Region. Die Weitergabe des Namens basiert also weitgehend auf dem Erfolg der gestellten „Diagnosen".

Zumeist wird der Wünschelrutengänger zu Kranken gerufen. Sie leiden häufig an chronischen Krankheiten und waren meist vergeblich in ärztlicher Behandlung. Zu den Krankheiten gehören folgende:

Nervosität
Schlaflosigkeit
Kopfschmerzen
Allergien
Migräne
Appetitlosigkeit
Magenleiden
Nervenleiden
Lymph- und Drüsenerkrankungen
Depressionen
Rheumaleiden aller Art

Multiple Sklerose
Krebskrankheiten.

Nach eigener Schilderung konnte der Wünschelrutengänger in vielen Fällen Hilfe oder Linderung bringen. Bei einigen Betroffenen hätte die Erleichterung aber nur kurze Dauer. Die Einzelheiten der geschilderten Fälle kann ich aus dem Gedächtnis nicht mehr eindeutig rekonstruieren.

Das Vorgehen bei einem Besuch ist in den meisten Fällen gleich. Schon im voraus ist wichtig, daß der Wünschelrutengänger nicht zu viele oder besser gar keine Vorinformation über das Grundstück oder den Kranken hat. Jedes Vorwissen könnte ihn negativ beeinflussen. Wenn irgend möglich, geht er morgens früh zu den Ratsuchenden. Dann ist er noch ausgeruht, offen für Schwingungen und Strahlungen und unbeeinflußt von den Wirren des Tages. Für eine erfolgreiche Arbeit wirkt sich die Zeit des zunehmenden Mondes positiv aus. Wenn er zu dem Haus kommt, geht er meist ohne Wissen der Ratsuchenden schon um das Haus herum mit der Wünschelrute. Schon bei dieser ersten Runde kann er Verwerfungen oder Wasseradern feststellen, die sich im Hause fortsetzen oder sogar kreuzen. Die Begehung des Grundes wird dann im Haus weitergeführt und schließlich eine Karte der einzelnen Phänomene angefertigt. Viele Leidende liegen in sogenannten „geopathogenen" Zonen. Senkrecht aufsteigend über Wasserader oder Verwerfungen sind diese Zonen je nach Strahlungsintensität 0,5 – 3,0 Meter breit. Die Strahlung reicht bis in 7 oder 8geschossige Häuser und teilweise noch höher. Besonders gefährlich sind Kreuzungspunkte von solchen Störzonen. Sensible Menschen werden an solchen Stellen schlafend oft todkrank. In jedem Falle ist die Sensibilität der Menschen ausschlaggebend für die Anfälligkeit bei Strahlung. Insbesondere Kinder sind sehr sensibel.

Neben der Feststellung der Lage der Störzonen ist häufig auch die Strömungsrichtung des Wassers von Bedeutung: Auf OST-WEST fließendem Wasser schlafen oft Kranke mit Rheuma- und Nervenleiden. Lymph- und Drüsenkrankheiten finden sich auf NORD-SÜD-Fließrichtung. Sein Ratschlag an die Kranken ist meist die Verstellung des Bettes aus der verstrahlten Zone.

Der Wünschelrutengänger wird in den letzten Jahren wieder verstärkt zu sogenannten Baugrunduntersuchungen gerufen. Die Bauherren lassen den Bauplatz nach Strahlung absuchen und richten ihren späteren Grundriß des Hauses entsprechend ein.

Die eigentlichen Quellsuchungen, für die der Wünschelrutengänger traditionell zuständig war, nehmen immer mehr ab. Die Ursache liegt in der inzwischen fast vollständigen öffentlichen Wasserversorgung. Außerdem haben viele Brunnenbauunternehmungen neben ihrem physikalischen Meßinstrumentarium meistens Mitarbeiter, die Wünschelrutengänger sind.

Bei den Ratsuchenden gibt es keinen eindeutigen Stadt-/Landunterschied. Die Häufigkeit ist ungefähr ausgeglichen. Des öfteren wird der Wünschelrutengänger nach Blitzschlag gerufen: der Blitz wird durch die unterirdischen starken Wasseradern angezogen und nur eine fachmännische Installation von Blitzschutz an der richtigen Stelle bringt einen dauerhaften Schutz. Die Erdung von Blitzschutzanlagen wird von Fachbetrieben gerne in Kreuzungen von Wasseradern versenkt.

Befragt nach der Wirkung der Strahlung auf Tiere, konnte der Wünschelrutengänger insbesondere Katzen, Bienen und Ameisen hervorheben: Diese Tiere würden gerne auf stark bestrahlten Zonen leben. Hunde dagegen würden diese Zonen möglichst meiden. Von Entstrahlungsgeräten hält der Wünschelrutengänger wenig.

Berührungen mit anderen „Magien" suche er nicht. Er verstünde seine Kunst als eine ernsthafte Hilfe an leidenden Menschen. Insbesondere warnte er vor Wünschelrutengängern aus den immer häufiger stattfindenden Wochenendkursen. Er selber gehört der „Deutschen Gesellschaft für Geobiologie" an.

Gespräch mit Wünschelrutengänger 2

Es war nicht einfach, den Wünschelrutengänger telefonisch zu erreichen. Nach mehreren vergeblichen Versuchen hatte ich dann doch Erfolg. Dieses erste Gespräch am Telefon war typisch für die Kontaktaufnahme mit einem Wünschelrutengänger: Er reagierte sehr vorsichtig und wollte genau wissen, mit wem er es zu tun hatte. Er fragte mich sofort nach meinem Namen, meiner Adresse und meiner Telefonnummer. Fast schon penibel ließ er sich alles buchstabieren. Dann erst konnte ich mein Anliegen bei ihm vortragen. Mein Wunsch nach einem persönlichen Gespräch war dem Wünschelrutengänger sehr suspekt. Er mochte nicht einsehen, warum sich jemand wissenschaftlich für sein Tun interessierte. Doch schließlich konnte ich durch die Nennung einer Referenz, eines früheren Ratsuchenden, eine Wendung in das Gespräch bringen: Der Wünschelrutengänger zeigte sich bereit, mir Rede und Antwort zu stehen. Allerdings sollte ich nicht zu ihm in die Wohnung kommen, sondern er würde mich am liebsten in meiner Wohnung besuchen, dort eine „Begehung" durchführen und so anhand des praktischen Beispiels erklären. Meine Wohnung in Münster-Mitte war noch nie untersucht worden, und ich willigte ein. Nun kam es zu dem nächsten großen Problem, einem Termin. Ein Termin in nächster Zukunft wäre sehr schwierig zu finden, da er bis zu drei Monaten im voraus ausgebucht wäre. Doch bot er mir an, in den nächsten Wochen einmal kurz bei mir vorbeizukommen, wenn er zu einem anderen Termin nach Münster müßte.

An einem Dienstag, gegen Mittag, öffnete ich dem Wünschelrutengänger die Wohnungstür. Nach der Begrüßung bedauerte er sofort, daß er nicht um das Haus hätte gehen können, da es in einer geschlossenen Reihe steht. Normalerweise würde er immer vor der eigentlichen Begehung um das Haus gehen, um vorher Strahlungen festzustellen. Ohne lange zu zögern, begann er mit der Untersuchung.

Er zog eine dünne Stahlrute aus einer Plastikhülle und beging die einzelnen Räume. Jeden Raum durchschritt er sowohl längs als auch quer. Er hielt die Rute etwa in Hüfthöhe und 20 bis 30 cm vom Körper entfernt zwischen Mittel- und Ringfinger beider Hände. Während des Dahinschreitens drehte sich die Rute des öfteren vorwärts oder rückwärts. Während der Begehung sagte er, daß er nach „Curry-Streifen" suche und nach Magnetfeldern. Für ihn sei die ausschließliche Suche nach Wasseradern aus persönlicher Erfahrung überholt. Sodann stellte er in meiner Wohnung, die im dritten Obergeschoß liegt, zwei „Reizstreifen" und ein „magnetisches Feld" fest. Diese Zonen kennzeichnete er durch von der Rute gekratzte Striche im Teppichboden der Wohnung. Die „Reizzonen" waren etwa 90 cm breit, das magnetische Feld war ein Viertelkreis mit einem Radius von etwa 1,20 m. Auf Nachfrage sagte der Wünschelrutengänger, daß die „Reizstreifen" keine bestimmte Richtung hätten. Die Strahlung ginge senkrecht vom Boden nach oben. Auf diesen „Reizstreifen" seien geopathogene Zonen und dort könne niemand schlafen. Die Stelle, an der das magnetische Feld und der „Curry-Streifen" übereinanderlägen, sei extrem verstrahlt. Beide „Curry-Streifen" durchliefen die gesamte Wohnung und somit auch mehrere Räume etwa in Nord-Süd-Richtung (siehe Grundriß).

Zu den Ergebnissen der Begehung möchte ich noch einige persönliche Anmerkungen machen. In der Zeit nach dem Bezug der Wohnung sind des öfteren Möbel gerückt worden, die verblüffenderweise anscheinend auf „Reizzonen" gestanden haben. Im Schlafraum 2 hatte sich das Bett zuerst quer im Zimmer befunden und somit direkt auf einem „Reizstreifen". In dieser Zeit klagte meine Mitbewohnerin häufig über Schlafstörungen und Schlaflosigkeit. Das Bett ist dann aus anderen, praktischen Gründen an den heutigen Platz gestellt worden und seit dieser Zeit sind die Beschwerden nicht mehr aufgetreten.

GRUNDRISS DER UNTERSUCHTEN WOHNUNG (schematisch)

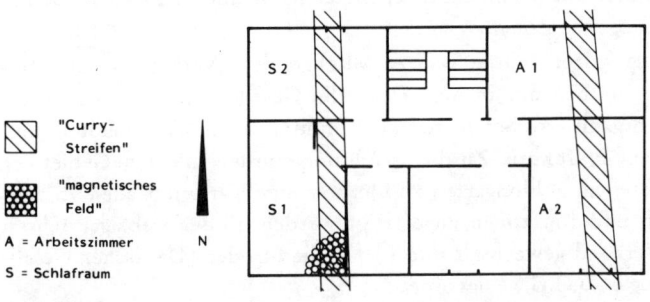

"Curry-Streifen"

"magnetisches Feld"

A = Arbeitszimmer

S = Schlafraum

N

Abb. 8

Ebenso standen in beiden Arbeitsräumen die Schreibtische direkt unter den Fenstern. Dies ist aus lichttechnischen und psychologischen Gründen von Vorteil. Beide Schreibtische sind aber im Laufe der Zeit unabhängig voneinander in mehreren Schritten zur Seite gerückt worden. Der Sitzplatz am Schreibtisch befindet sich nun in beiden Fällen außerhalb der „Reizzonen". Ob diese Gegebenheiten nun tatsächlich mit den Wirkungen der „Curry-Streifen" zusammenhängen, bleibt offen. Anzumerken ist noch, daß die ursprüngliche Lage der Möbel nicht durch Druckstellen im Teppich o.ä. zu erkennen war.

Nachdem die ganze Wohnung untersucht war, sollte auch ich die Rute in die Hand nehmen und über den Reizstreifen in Arbeitsraum 1 gehen. Ich hielt die Rute nach Anweisung des Wünschelrutengängers zwischen Mittel- und Ringfinger jeder Hand und schritt langsam vorwärts. Die Rute bewegte sich jedoch nicht. Bei einem zweiten Versuch hielt der Wünschelrutengänger die rechte Seite der Rute und ich die linke Seite. Die Rute drehte sich über dem Reizstreifen einmal zwischen unseren Fingern.

Zum Abschluß der Begehung hat mich der Wünschelrutengänger persönlich „angemessen". Er hielt die Rute in meine Richtung und versuchte, meine „Strahlung" festzustellen. Aber ich hätte keine Strahlung.

Nach der Untersuchung begann ein persönliches Gespräch über die Erfahrungen des Wünschelrutengängers mit seiner „Kunst".

Er ist 1924 geboren, also 61 Jahre alt. Er war Friseurmeister und ist heute Frührentner, aufgrund einer Kriegsverletzung, die er im Januar 1944 in Rußland an der linken Schulter erlitten hat. Er stammt aus dem nördlichen Münsterland und verlebte seine Jugend auf dem Bauernhof. Vor dem Kriege absolvierte er in Rheine eine Friseurlehre und ließ sich nach dem Kriege als Friseurmeister nieder. Schon als junger Mann war er mit der Wünschelrute in Berührung gekommen, als ein Nachbar in einer Wiese nach einem verschütteten Brunnen suchte mit einer frischen Weidenrute. Er ist dann selbst mit der Rute gegangen und hat den Brunnen gefunden. Schon damals spürte er seine große „Fühligkeit". Erst nach

dem Kriege hat er dann angefangen, regelmäßig mit der Rute zu gehen, zu Anfang mehr auf Wasser- und Brunnensuche, später mehr und mehr auch auf der
Suche nach geopathogenen Zonen.

Schon in den sechziger Jahren war er Mitglied des „Verbandes der Radiästhesisten", später umbenannt in die „Deutsche Gesellschaft für Radiästhesie
(D.G.R.)". Dieser organisierte Seminare und Schulungen zur Weiterbildung und
zur Vorbereitung auf Prüfungen. Zu dieser Prüfung mußte von einem Gebiet der
Größe 60 x 20 Meter im Schloßgarten zu Münster eine Karte mit allen vorhandenen Wasseradern und Reizzonen angefertigt werden. In den siebziger Jahren
hat er dann den Verband gewechselt und ist Mitglied in der „Deutschen Gesellschaft für Geobiologie (D.G.G.)" geworden.

Seit dieser Zeit hat er nur noch sporadisch Kontakt zu anderen Wünschelrutengängern. Es kommt aber durchaus vor, daß er Ratsuchende an „Kollegen"
verweist, wenn die Anrufer sehr weit weg wohnen oder nicht in der Lage sind,
die Wartezeit abzuwarten. Die durchschnittliche Zeit zwischen Anruf und Kommen beträgt drei Monate. Der Wünschelrutengänger ergänzte seinen Zeitplan
mit der Tatsache, daß er die Besuche am heutigen Tage (Juli) schon im April
angenommen hätte. Fast alle Anfragen und Terminabsprachen erfolgen telefonisch. Der Wünschelrutengänger versucht, möglichst alle Bitten zu erfüllen
und hat anscheinend ein immenses Arbeitspensum. Er merkte an, daß er in den
letzten Jahren bei genau 1093 Fällen von Krebs gewesen sei. Das bedeutet sehr
häufige Begehungen bei Krebskranken. Trotzdem besteht er darauf, daß seine
Tätigkeit ein reines Hobby sei zum Wohle der Menschen. Er macht selber keine
Werbung für sein Können und alle Kontakte kämen durch Mund-zu-Mund-
Propaganda zustande. Das Gebiet, das er bereist, ist von großer Ausdehnung:
Es reicht von Lingen/Ems im Norden bis nach Hamm/nördliches Ruhrgebiet
im Süden, von Stadtlohn und Gronau/holländische Grenze im Westen bis nach
Soest/Lippe im Osten. Das Wirken anderer Rutengänger wird durch sein eigenes
Tun nicht beeinträchtigt.

Der Hauptgrund für sein Kommen sind heute Krankheiten. Gerufen wird er
für die ganze Palette von Krankheiten, die auf „Verstrahlung" zurückgehen
könnten:

Schlaflosigkeit/Schlafstörungen
Konzentrationsschwäche
Allergien/asthmatische Erkrankungen (Kinder)
Rheuma- und Gelenkkrankheiten
Blutkrankheiten/Leukämie
Depressionen/Nervenkrankheiten
Selbstmordversuche
Multiple Sklerose
Parkinsonsche Krankheit
Krebsleiden aller Art.

Der Wünschelrutengänger gibt an, er sei fühlig für das „Globale Gitternetz", für „Magnetfelder", für Wasseradern und für „Curry-Streifen". Über die Zuordnung bestimmter Krankheiten zu bestimmten Strahlen konnte er folgendes sagen: Bei Kreuzungen von Wasseradern und „Curry-Streifen" würden häufig Blutkrankheiten und Multiple Sklerose auftreten. Wenn „Curry-Streifen" durch den Unterleib gingen, würde dies zu Kinderlosigkeit führen. „Curry-Streifen" im Kopfbereich könnten Nervenleiden und Depressionen hervorrufen. Sehr schädlich sei eine Kreuzung von „Curry-Streifen" und „Magnetfeld": in vielen Fällen würden an diesen Stellen Krebskranke schlafen. Kinder seien bei Reizstreifen besonders empfindlich und hätten leicht Asthma oder Schilddrüsenkrankheiten. Menschen mit der Blutgruppe 0/A Positiv seien aber in der Regel resistenter gegen Strahlen als andere.

Als Maßnahmen gegen Strahlungen jeglicher Art empfiehlt der Wünschelrutengänger das Verstellen des Bettes oder in manchen Fällen den Wechsel des Schlafzimmers.

Sogenannte „Entstrahlungsgeräte" würde er nicht empfehlen. Die Wirkung solcher Geräte wäre nicht kontrollierbar. Versuche mit verschiedenen Geräten im eigenen Hause hätten keine besondere Wirkung gehabt. Es gäbe auch immer wieder Scharlatane, die über ihn versuchen würden, solche Geräte zu vertreiben. An dieser Art von „reiner Geldverdienerei" hätte er aber keinerlei Interesse.

Nach der Begehung hatte der Wünschelrutengänger bei mir die Körperstrahlung gemessen. Er könne dies in der Wertung 1 bis 6 in der Entfernung bis zu 6 m an jedem Menschen feststellen. Diese Strahlung würde auch Aufschluß über die Verstrahlung des Schlafplatzes geben. Bei starker Verstrahlung des Schlafplatzes könne es zu einer Verstrahlung des Körpers kommen, und dies würde bei hohen Werten zu psychischen Erkrankungen bis hin zum Wahnsinn führen. Auch Selbstmordkandidaten hätten eine hohe Körperstrahlung.

Außer den Besuchen bei Krankheit macht der Wünschelrutengänger auch dann und wann Baugrunduntersuchungen bei Neubauten. Hierzu wird er auch schon mal von offiziellen Stellen gebeten, natürlich unter dem Siegel der Verschwiegenheit. Auch hätten ihn verschiedene Kommunen schon für ihre Wasserwerke neue Brunnen suchen lassen. In einer Sonderschule hat er auch schon Klassenräume bestimmter lernschwacher und aufsässiger Schüler untersucht und auf seinen Ratschlag hin sei die Sitzordnung geändert worden. Im ländlichen Bereich würde er auch zu Untersuchungen von Stallungen gebeten. Dies sei häufig dann der Fall, wenn Tiere an bestimmten Plätzen unfruchtbar seien oder überdurchschnittlich hohe Krankheitsraten aufwiesen. Für die meisten Tiere seien Strahlen ähnlich schädlich wie für den Menschen. So würden Hausschwalben und Hunde solche Plätze meiden. Allerdings gäbe es auch „Strahlensucher": Bienen, Mehlschwalben, Ameisen und auch Katzen seien häufig auf Strahlenkreuzungen zu treffen.

Mit Vertretern der Schulmedizin habe er gute Kontakte. Viele Ärzte und Tierärzte würden Patienten zu ihm schicken. Das gleiche gelte für Heilpraktiker und Homöopathen der Region. Eine Berührung mit anderen „Magien" hat er nicht. Das Pendeln, das ja eng verwandt ist mit dem Wünscheln, könne er nicht ausüben, da die Kräfte seines Körpers dann einseitig/einpolig wirken müßten, denn das Pendeln wird mit nur einer Hand ausgeführt. Er stelle sich aber mental auf die bestimmte Strahlungsart ein, die er suchen würde, und die könne er nur mit der Rute finden.

Anzufügen ist noch, daß auch technische Geräte, wie etwa Fernseher, Radios, Boxen, Haushaltsgeräte und viele andere eine starke Abstrahlung haben, die schädlich sein kann.

Alle Ausführungen wurden vom Wünschelrutengänger ruhig und sehr vorsichtig gemacht. Ihm sei schon des öfteren gedroht worden, eine Anzeige gegen ihn zu erstatten. Das sei Grund genug für Zurückhaltung.

Gespräch mit Wünschelrutengänger 3
(geführt und aufgezeichnet von Margret Oeyen)

Der Wünschelrutengänger, mit dem ich mich in Verbindung gesetzt habe, war sofort zu einem Gespräch bereit, doch hat auch er darum gebeten, anonym zu bleiben. Aus diesem Grunde soll nur erwähnt werden, daß er 56 Jahre alt ist, verheiratet und von Beruf Goldfacharbeiter.

Im folgenden möchte ich versuchen, wiederzugeben, was der Rutengänger mir an einem Samstagvormittag in seiner Wohnung berichtet hat.

Im Jahr 1950 oder 1951, genau wußte er es nicht mehr, hat er zufällig einen Wünschelrutengänger beobachtet, der für den Bau eines Krankenhauses nach Wasseradern suchte. Weil er sich gar nicht erklären konnte, was der Mann da machte und neugierig war, ging er zu ihm. Er hatte damals wohl schon etwas von Wasseradern und Wünschelrutengängern gehört, aber einen solchen gesehen oder eine Begehung miterlebt, hatte er noch nicht.

Der Rutengänger erlaubte ihm, das Gehen mit der Rute einmal auszuprobieren, und dabei stellte sich heraus, daß auch er die Kraft besaß, die Wünschelrute ausschlagen zu lassen. Er wisse nicht, was das für eine Kraft sei, aber entweder man habe sie oder man habe sie nicht. Er sei damals sehr froh gewesen, als er sie bei sich festgestellt habe. Er hat dann aber nicht (so wie der Wünschelrutengänger 2) an Schulungen teilgenommen, und es hat ihn auch niemand gelehrt, den Ausschlag der Wünschelrute einzuschätzen. Deshalb kann er z.B. nicht sagen, wie tief eine Wasserader liegt oder welche Fließrichtung das Wasser hat. Damals hat er sofort damit begonnen, alleine Begehungen zu machen. In der ersten Zeit wurde er immer nur darum gebeten, nach Wasser zu suchen. Er hätte damals, so erzählt er, auch noch gar nicht gewußt, daß viele Menschen glauben, von Wasseradern gingen Strahlen aus, die Krankheiten und Beschwerden (mit-) verursachen können. Heute wird er in erster Linie von Leuten gerufen, die aufgrund eines Krankheitsfalles ihr Haus bzw. ihre Wohnung auf Strahlen hin untersuchen lassen möchten, oder wenn vor einem Hausbau vorbeugend eine Grundstücksbegehung gemacht werden soll. Zwar wird er auch noch um Quellensuchungen gebeten, doch haben diese, da die öffentliche Wasserversorgung immer besser wurde, im Laufe der Zeit immer mehr abgenommen.

Als ich ihn fragte, bei welchen Krankheiten und Beschwerden er Strahlen festgestellt habe, hat der Rutengänger zunächst nur Schlafstörungen und Rheuma genannt. Er hat aber, wie sich im Laufe des Gesprächs herausgestellt hat, auch noch bei anderen Beschwerden (z.B. Gicht, Kopf- und Rückenschmerzen) Strahlen festgestellt.

Er hat auch erwähnt, daß er bei einem Krebsfall Strahlen entdeckt hat. Hier stellte er die Strahlen aber erst nach dem Tod des Kranken fest. Er ist auch schon, als der Kranke noch lebte, gebeten worden, dessen Schlafzimmer zu untersuchen. Dies hat er jedoch abgelehnt, weil er, wenn er Strahlen festgestellt hätte, dieses dem Kranken nicht hätte sagen mögen, da er fest davon überzeugt ist, daß Strahlen Krebs, und auch andere Krankheiten, noch verschlimmern. Er glaubt aber nicht, wie er ausdrücklich betont, daß Strahlen die einzige Ursache von Krebserkrankungen sein können.

In der ersten Zeit hat der Wünschelrutengänger den Kranken oft empfohlen, Metallplatten unter dem Bett zu befestigen, um die Wirkung der Strahlen zu verhindern. Das macht er heute nicht mehr, denn er glaubt, daß die Metallplatten, wenn sie sich „vollgesogen" haben, die Strahlen wieder abgeben. Er hat auch, wie er erzählt, festgestellt, daß es den Kranken, unter deren Betten eine solche Platte angebracht wurde, nur für eine Weile besser ging und sie dann erneut Beschwerden bekamen. Heute empfiehlt er den Kranken in erster Linie die Umstellung des Bettes auf einen strahlenfreien Platz.

Fast immer konnte den Kranken, wie berichtet wird, durch die Bettumstellung geholfen werden. Ihre Schmerzen und Beschwerden wurden gelindert oder sogar ganz beseitigt. Er räumt aber ein, daß er nicht bei jedem Krankheitsfall, bei dem er Strahlen festgestellt hat, erfahren hat, ob durch die Verhinderung der Strahlen etwas bei dem Kranken erreicht werden konnte.

Nach unserem Gespräch haben wir nur kurz eine junge Frau besucht, in deren Schlafzimmer der Wünschelrutengänger vor etwa einem Jahr Strahlen festgestellt hat.

Die Frau, die vor drei Jahren aus ihrem Elternhaus ausgezogen ist und mit ihrem Ehemann zusammen die obere Wohnung eines Zweifamilienhauses gemietet hat, fühlte sich, wie sie berichtet, mit der Zeit körperlich und auch seelisch immer schlechter in der neuen Wohnung. Sie hatte u.a. starke Kopf- und Rückenschmerzen, und sie schlief sehr schlecht. In ihrem Elternhaus dagegen, wo sie zwischendurch probeweise wieder übernachtet hat, konnte sie gut schlafen.

Die Frau hat schließlich einen Magnetiseur aufgesucht, und dieser hat ihr gesagt, daß sie Strahlen ausgesetzt sei. Er könne ihr aus diesem Grunde, so habe er weiter gesagt, auch nicht helfen, weil „seine eigene Bestrahlung" durch diese Strahlen gestört würde.

Die Untersuchung des Schlafzimmers der Eheleute ergab, daß die Frau genau auf einer Kreuzung von zwei Wasseradern schlief. Ihr Mann, der auch auf einer der beiden Wasseradern lag, hat nichts gespürt. Weil die Betten aus Platzgründen nicht umgestellt werden konnten, haben die Eheleute ein Entstrahlungsgerät gekauft. Erhalten haben sie das Gerät, das 650 DM gekostet hat, von einem Wünschelrutengänger aus der Nähe von Kleve. Woher dieser das Gerät hatte, konnte die Frau nicht sagen.

Die Frau, die aber auch weiterhin zu dem Magnetiseur gegangen ist, hat sich bald nach dem Kauf des Entstrahlungsgerätes, der vor etwa einem Jahr vorgenommen wurde, wieder erholt.

Zwischendurch, so erzählt sie noch, habe das Entstrahlungsgerät einmal etwa zwei Wochen nicht funktioniert, und da habe sie sich nach einer Woche schon wieder nicht mehr so gut gefühlt.

Der Wünschelrutengänger hat dann das Schlafzimmer sowohl bei eingeschaltetem als auch bei ausgeschaltetem Entstrahlungsgerät untersucht. Als das Gerät ausgeschaltet war, schlug die Rute ganz stark aus. Aber auch, als es eingeschaltet war, blieb die Rute nicht (wie ich erwartet hatte) ruhig, sondern schlug immer noch etwas aus. Nach dem Grund befragt, erzählt mir die Frau, der Wünschelrutengänger aus der Nähe von Kleve habe ihr erklärt, daß das Entstrahlungsgerät noch 20 % der Strahlen „durchließe", diese 20 % seien aber nicht schädlich.

Zum Schluß möchte ich noch erwähnen, daß der Wünschelrutengänger im Monat durchschnittlich drei bis vier Begehungen macht und kein Geld dafür nimmt. Manchmal drücke man ihm aber, so sagt er, etwas Geld für die Fahrtkosten in die Hand.

Als ich ihn noch fragte, ob bei den Krankheitsfällen häufiger Frauen oder Männer sind, meint er zunächst, das Verhältnis sei ausgeglichen. Nachdem er eine Weile überlegt hat, sagt er aber, daß es doch häufiger kranke Frauen seien, bei denen er Strahlen feststelle, daß Frauen vielleicht doch etwas sensibler für Strahlen seien.

IV. Ergebnisse und Ausblick

Abschließend sei noch einmal darauf hingewiesen, daß die Diskussion um das Verhältnis von Wünschelrute und Wissenschaft nicht im Mittelpunkt unseres Interesses stand. Vielmehr sollten Aussagen über den Kenntnisstand des befragten Personenkreises zu diesem Phänomen vorgestellt und ein Einblick in das Selbstverständnis einiger Rutengänger gegeben werden.

Die persönlichen Gespräche mit Wünschelrutengängern erlaubten einen Blick in ihre Gedanken- und Erfahrungswelten. Zwar können diese Gespräche nicht repräsentativ sein, sie sollten aber exemplarisch verschiedene Einstellungen und Praktiken eruieren.

Die Ergebnisse des Fragebogens lassen folgende Tendenzen erkennen: 54 % der Befragten konnten sich näher zu unserer Thematik äußern. Eine relativ große Verbreitung der Idee der Radiästhesie wird deutlich, da für knapp 40 % der Befragten ein Rutengänger in persönlich bekannten Fällen tätig war. Dieses Ergebnis läßt auch die Terminnot der Wünschelrutengänger glaubhaft erscheinen, obwohl die Angaben darauf hinweisen, daß fast immer ein Rutengänger in der näheren Umgebung bekannt war.

Ein Vergleich zwischen dem Kenntnisstand der Befragten und dem Aussagen der Wünschelrutengänger zeigte vor allem in der Aufzählung von Krankheiten und Beschwerden, die durch Erdstrahlen oder Wasseradern begünstigt werden können, bemerkenswerte Übereinstimmungen. Ähnlich ist das Verhältnis der Aussagen zur erfolgreichen Vermeidung von Erdstrahlen: Nur in 10 % der Fälle wurde kein Erfolg verzeichnet, alle übrigen Angaben verwiesen auf Heilung, Linderung oder Besserung. Dies entspricht in etwa der Einschätzung der Rutengänger von dem Erfolg ihrer Tätigkeit.

Aufgrund der geführten Gespräche läßt sich feststellen, daß es sich bei den Rutengängern keinesfalls um eine homogene Gruppe handelt, die in derselben Art und Weise mit ihrer Fähigkeit umgeht. Vielmehr gibt es verschiedene „Arten" von Rutengängern. Als Merkmale zur Unterscheidung dienen die Angaben zum Wissen um das gesamte Phänomen und die praktische Anwendung dieses Wissens. Die Bandbreite der Kenntnisse reicht vom bloßen Ahnen um die „Fühligkeit" bis hin zum umfassenden Wissen um physikalische, medizinische und nicht zuletzt psychologische Begebenheiten. Ähnlich different ist die „Ausbildung". Die Spanne reicht vom rein instinktiven „Muten" nach eigenen Erfahrungswerten bis hin zur Schulung mit Anfertigung detaillierten Kartenmaterials. An der Intensität der Kenntnisse und der Ausübung der Fähigkeit lassen sich zwei „Typen" von Wünschelrutengängern bestimmen: Der eine Rutengänger, der seine Fähigkeit dann und wann als Hobby ausübt und einen relativ geringen Kenntnisstand hat. Der andere, der sehr häufig und mit entsprechender Erfahrung und Erfolg „auf Tour" geht.

Die Befragungen und Gespräche zum Phänomen der Erdstrahlen ergeben erste Einblicke in diesen Bereich der Volksmedizin. Die vorgetragenen Ergebnisse sollen auch dazu beitragen, die Diskussion um diese Thematik zu entkrampfen.

Es hat sich allerdings gezeigt, daß viele weitergehende Fragestellungen zukünftiger Forschung bedürfen: Welche Rolle spielt der Verband der Radiästhesisten in Westfalen? Wie sehen die Seminare aus, die der Ausbildung dienen? Wie groß ist der Anteil der Baubiologie? Wie stark ist die Zusammenarbeit mit Ärzten, Heilpraktikern und Homöopathen? In welchem Maße kennen auch jüngere Menschen Rutengänger? Welche Verbreitung haben sogenannte „Entstrahlungsgeräte"?

Magnetiseure und ihre Patienten
Eine Praxis an der holländischen Grenze*

von

Dorle Weyers

I.

Im Wintersemester 1984/85 erfuhr ich erstmals, daß Heilverfahren wie der Heilmagnetismus oder die Geistheilung auch heute noch in der Bundesrepublik Deutschland weite Verbreitung finden.

Im Seminar hörte ich dann auch von der Praxis der C.s. Damit rückte dieses „Geheimnisvolle" noch weiter in meine direkte Umgebung. Jahrelang hatte ich ca. 20 km von solchen Heilern entfernt gewohnt, ohne je davon zu erfahren. Als ich diese vermeintliche Neuigkeit meinen Eltern mitteilte, war meine Überraschung noch größer: „Natürlich" kannten sie die C.s: „Frau soundso fährt doch alle zwei Wochen 'hin, und Frau soundso ist doch damals von ihm geheilt worden ..."

Ich entschloß mich, den heutigen Stellenwert des Heilmagnetismus am Beispiel der C.s und ihrer Patienten und Patientinnen näher zu bestimmen.

Die zahlreiche, meist populärwissenschaftliche zeitgenössische Literatur war für meine Studie wenig von Nutzen, und da auch eine Aufarbeitung der Geschichte des Heilmagnetismus nicht in meinem Interesse lag, habe ich mich auf wenige Werke der historischen Literatur beschränkt.

Die Auswahl der Methoden war bereits dadurch eingeschränkt, daß mir durch die C.s enge Grenzen gesteckt wurden. Bereits bei der ersten Kontaktaufnahme teilten sie mir mit, daß jede Arbeit in der Praxis unerwünscht sei — seien es Beobachtung, Befragung der Patienten oder das Auslegen von Fragebögen. Damit war ich gezwungen, mich auf Interviews mit Patientinnen und Patienten sowie mit zweien der Magnetiseure zu beschränken (G.C. sen. lehnte auch dies ab).

Für die Interviews mit H. und G.C. jun. wählte ich das Tonbandinterview. Beim Interview mit H.C. hatte ich zusätzlich einen strukturierten, standardisierten Fragebogen vorliegen. Später reichte ein strukturierter Leitfaden aus.

Für die Gespräche, die ich mit neun Patientinnen und einem Patienten (meist bei den Gewährspersonen zu Hause) führte, hatte ich einen strukturierten Frageplan entworfen, der mir stichpunktartiges Mitschreiben ermöglichte. Da die Befragung mehrere stark tabuisierte Bereiche anspricht (Krankheit und die Verwendung gesellschaftlich nicht akzeptierter Heilmethoden), hielt ich die

---

* Auszug einer Zwischenarbeit im Fach Volkskunde

Verwendung eines Tonbandgerätes zumindest bei einigen meiner Gewährsleute für eine zusätzliche und nicht notwendige Hemmschwelle. Auch während der Befragung war ich noch davon überzeugt, hierdurch keine für meine Untersuchung wesentlichen Informationen zu verlieren. Erst in der Analysephase bereute ich, keine Tonbandaufnahmen gemacht zu haben.

Gerade bezüglich der Einstellung der Patientinnen und des Patienten zu Schulmedizin, Heilpraktikern, Besprechen und den C.s wurde ich mir bei der Auswertung bewußt, daß diese Fragen keineswegs so einfach zu beantworten sind, wie ich es mir zu Anfang vorgestellt hatte. Um die recht komplizierten, teilweise widersprüchlichen Gedankenprozesse, die damit verbunden sind, wirklich erfassen zu können, wäre es sinnvoller gewesen, mich auf die wenigen Gewährsleute zu beschränken, bei denen Tonbandinterviews möglich gewesen wären und mir auf diese Weise besser analysierbare Quellen zu beschaffen. Ebenso mußte ich in dieser Phase feststellen, daß ich den Fragebogen zu umfassend konzipiert hatte.

Methode und Probleme bei Befragung und Auswertung

Ich wählte die Form des gesprächsartigen Interviews. Eine Folge dieser Interviewform ist, daß die Informationsfülle der Antworten von Interview zu Interview sehr stark differiert, mehr als dies bei härteren Interviews der Fall wäre. Andere Ursachen für diese Differenzen sind:

– Die Persönlichkeit der Gewährsperson. Einige sprudelten bei jeder neuen Frage nur so hervor und waren gerne bereit, ihre Einstellungen und Erfahrungen sehr detailliert zu schildern. Andere waren regelrecht wortkarg und vorsichtig in ihren Äußerungen.

– Meine eigene Befangenheit, die in Wechselwirkung zur Gewährsperson stand. Dabei waren vor allem zwei Faktoren ausschlaggebend: Die Offenheit der Gewährsperson und der Grad ihrer Erkrankung. Je schweigsamer sie war und je schwerwiegender ihre Erkrankung, desto befangener wurde ich.

– Der Zeitpunkt, zu dem das Interview durchgeführt wurde. Je mehr Interviews ich bereits gemacht hatte, um so besser wußte ich, was mir wichtig war, um so gezielter konnte ich fragen. Mit der Erfahrung schlich sich aber auch eine gewisse Routine ein, die sich dann eher negativ auswirkte. Die Spannung der ersten Interviews war gewichen, und ich lief langsam Gefahr, meine Fragen nur noch „abzuspulen". Dies empfand ich um so schlimmer, je schwerwiegender die Erkrankung der Befragten war.

Anfangs war meine Arbeitsweise eher auf eine quantitative als auf eine qualitative Auswertung ausgerichtet. Mit der Zeit ergab sich eine Entwicklung von einer quantitativen, teilweise wenig analytischen Darstellung hin zu einer qualitativen Interpretation, die wegen der schmalen Basis leider oft hypothetisch bleiben mußte.

Die Erklärung des Heilmagnetismus durch die befragten Magnetiseure

H.C. antwortete auf die Frage, wie er sich seine Heilfähigkeit erkläre:

„. . . Der Körper, der besteht aus Gleichgewichten. Wenn Gleichgewichte gestört sind, ist man krank. Wenn ich also die Möglichkeit habe, das Gleichgewicht wiederherzustellen oder dem Körper den Anlaß zu geben, das Gleichgewicht wiederherzustellen, dann habe ich . . . der Person geholfen . . ."

„Jeder Körper hat 'ne Strömung . . . wenn die Strömung unterbrochen ist, das Gleichgewicht . . . oder . . . Ying und Yang, . . . wie man es . . . nennen will. Es kommt alles im Prinzip auf das gleiche raus . . ."

„. . . Energiefluß ist ja nicht meßbar. Es ist das gleiche wie mit Akupunktur. Energiebahnen sind nicht meßbar, aber sie sind da, . . . Akupunktur hat Erfolg. Wenn ich den Energiefluß wiederherstellen kann . . . den Rest, den tut der Körper von alleine. . . . der Körper ist immer im Stande, sich selber zu helfen. Nur der eine Körper tut sich schwerer wie der andere."

Als Voraussetzungen nennen beide Magnetiseure die erbliche Anlage, den Glauben an die eigene Heilkraft und eine grobe Kenntnis der menschlichen Anatomie.' Ähnlich wie Mesmer, dem ersten theoretischen Begründer des Heilmagnetismus (1734 — 1815), halten sie die Anwendung bestimmter Techniken jedoch für individuell verschieden. Der Glaube des Patienten an die Heilwirkung habe keinen Einfluß auf den Heilerfolg.

Ebenso sei die körperliche und psychische Gesundheit keine Voraussetzung für eine erfolgreiche magnetopathische Behandlung. Psychische Probleme des Magnetiseurs wirkten sich erst dann negativ aus, wenn sie sehr schwerwiegend seien, ansonsten müsse man „abschalten können" und die Arbeit vom Privaten trennen. Auch stelle die Behandlung laut H.C. keine körperliche Belastung dar.

An den Erklärungen ist zu sehen, daß zwischen F.A. Mesmer und den befragten Magnetiseuren mehrere Parallelen festzustellen sind. Hierzu zählen sicherlich auch die Schwierigkeiten Mesmers und die zahlreichen Prozesse, die G.C. sen. in den 50er Jahren führen mußte, als er noch in der Bundesrepublik Deutschland praktizierte. Dementsprechend spricht G.C. jun. von Mesmer auch als seinem „Vorläufer". Er behandele nach der Methode Mesmers.

II. Die Magnetiseure

Die Praxis

Die in dieser Arbeit untersuchte Praxis wird von drei Magnetiseuren (ein Vater und zwei seiner Söhne) geführt.

Der Vater heilt bereits seit 1939 auf diese Weise. Die Praxis in Gelderland eröffnete er 1968. Zuvor hatte er jahrelang mehr oder minder intensiv in seinem Geburtsort am Niederrhein teils in der Wohnung seines Vaters, teils in Gaststätten oder ähnlichem, gearbeitet.

Nachdem er in Deutschland regelmäßig rechtliche Schwierigkeiten wegen unerlaubter Ausübung der Heilkunde bekam und weil er als Niederländer (sein Vater war Niederländer) in Deutschland nicht den Heilpraktikerberuf hätte ausüben dürfen, zog er 1964 in die Niederlande, wo er erst nach und nach wieder zu praktizieren begann. Er besitzt keine Ausbildung als Heilpraktiker.

1978 beteiligte sich sein Sohn an der Praxis. Wie sein Vater hat auch er sein medizinisches Wissen autodidaktisch erworben. Seit 1983 behandelt nun auch der jüngere Sohn in der Praxis. Er bereitete sich auf seine Tätigkeit als Magnetiseur in einem zweijährigen Abendkurs für alternative Heilkunde an der Schule des NWP (Nederlandse Werkgroup van Praktizijns, Niederländischer Heiler- und Heilpraktikerverband) in Hilversum sowie durch seine dreijährige Arbeit an einem Institut für geistig Behinderte vor.

Die Praxis befindet sich im Wohnhaus in einem kleinen Ort in den Niederlanden, nahe der deutschen Grenze. Sie besteht aus den drei Behandlungsräumen, einem gemeinsamen Wartezimmer und einem Büro.

Zur zentralen Unterbringung der Patient/inn/en, die weite Anfahrtswege haben und einer intensiven Behandlung bedürfen, wurden zwei Pensionen mit je 16 bis 20 und 90 bis 92 Betten an die Praxis angegliedert. Hier kann man sich auch „stationär" behandeln lassen. Mit einer Klinik sind sie aber nicht zu vergleichen. Es werden weder bettlägerige Patient/inn/en aufgenommen, noch weitere krankenpflegerische Leistungen angeboten, da dies „mit sehr viel Umständen verbunden" sei. Die kleinere Pension ist in der Regel sehr gut ausgelastet, in der größeren sind — laut G.C. jun. — meist 80 bis 85 Betten belegt.

Die Behandlung

Eine Behandlung in der Praxis besteht in der Regel aus drei Durchgängen. (Ausnahmen bilden Menschen, die „zu stark" auf die Behandlung reagieren, z.B. mit starkem Schwindel.) Der Besucher oder die Besucherin sagt zunächst im Büro, von welchem der Drei er/sie sich behandeln lassen möchte und erhält dann gegen Bezahlung eine Nummer.

Aufgerufen werden dann jeweils zehn Personen, Männer und Frauen getrennt, die sich dann im Behandlungsraum der Reihe nach aufstellen. Die Trennung nach Geschlechtern begründet G.C. jun. damit, daß Hemmschwellen verringert werden sollen, beispielsweise bei Unterleibserkrankungen. Auf den Heilvorgang habe sie keinen Einfluß.

Nun werden alle im Behandlungsraum Anwesenden nacheinander jeweils ein bis zwei Minuten „magnetopathisch" behandelt. Eine Diagnose stellen diese Magnetiseure normalerweise nicht. Nur wenn sie spüren, daß der Patient oder die Patientin auf einer Wasserader schläft und starker Erdstrahlung ausgesetzt ist, teilen sie dies mit und empfehlen, einen Wünschelrutengänger zu Rate zu ziehen. Eine Liste mit Adressen von Wünschelrutengängern liegt im Büro aus.

Eine Nennung der Beschwerde ist jeweils nur beim ersten Besuch notwendig oder wenn neue Beschwerden hinzugekommen sind. Viele Patientinnen berichteten, daß sie äußerst überrascht waren, wenn die Magnetiseure sich sogar noch nach Monaten oder Jahren problemlos an alle Krankheiten erinnerten. Nach der Behandlung verläßt jede Person den Behandlungsraum wieder und wartet darauf, daß ihre Gruppe zum zweiten und zum dritten Mal aufgerufen wird, um erneut die gleiche Behandlung zu erhalten. Durch dieses System muß mit einem Gesamtaufenthalt von zwei bis drei Stunden in der Praxis gerechnet werden.

Die eigentliche Behandlung erfolgt durch Auflegen der Hände oder Bestreichen mit beiden Händen des Magnetiseurs an den betroffenen Körperstellen der Patient/inn/en. H.C. betonte, daß jeder Magnetiseur seine eigene Methode habe.

Die Gruppenbehandlung begründet er damit, daß es notwendig sei, „für den Fluß", er könne sich leichter konzentrieren, wenn er nicht immer wieder absetzen müsse. G.C. jun. nannte aber die Zeitersparnis als einzige Ursache.

Die Empfindungen während der Behandlung

Fast alle Patient/inn/en der C.s berichteten, während der Behandlung Gefühle verspürt zu haben, die durch gewöhnliche Körperwärme oder ähnliches kaum hervorgerufen werden können.

Als solche nannten sie: Schwindel, Wärme oder sogar Hitze im ganzen Körper oder nur an den behandelten Körperstellen. Viele beschreiben es als sehr angenehm, eine Frau beschrieb weiter: „wie Strom . . ., als ob ich weit runterfalle" (I.9).

Einige Leute verspürten bei jeder Behandlung wieder das gleiche, bei anderen ist es „jedesmal anders".

Die Magnetiseure scheinen bei der Behandlung wesentlich weniger zu empfinden als ihre Patient/inn/en. H.C. konnte sein Gefühl leider nicht erläutern, sagte aber, daß es je nach Krankheit und Grad der Erkrankung unterschiedlich sei. G.C. jun. verspürt zwar, daß er Kraft abgibt, aber weder als Ausstrahlung noch in Form von Hitze.

Das „Schwankenlassen"

Vier der befragten Patientinnen berichteten, während ihrer Behandlung durch G.C. junior und senior „geschwankt" zu haben, drei haben dies an anderen Leuten beobachtet. Dieses Schwanken ist keine Folge der eigentlichen Behandlung, sondern wird von den Magnetiseuren absichtlich, durch ein besonderes „Verfahren" hervorgerufen.

Dazu halten sie die Hände mit einer geringen Distanz hinter den Rücken der Patientin/des Patienten und bewegen sie auf den Rücken zu und wieder fort.

Parallel dazu bewege sich dann der Ober- oder sogar der ganze Körper vor und zurück, teilweise so weit, daß sich die Fersen beim Vorgehen anheben.

Eine Frau gab an, G.C. jun. habe zwar versucht, sie schwanken zu lassen, es sei ihm bei ihr aber nicht gelungen. Den anderen Frauen ist es ihren Angaben zufolge nicht möglich, sich dagegen zu wehren.

Eine Heilwirkung wird hierdurch nicht bezweckt, vielmehr soll neuen oder „ungläubigen" Patientinnen und Patienten gezeigt werden, „was für ein Reaktionsvermögen ein Mensch haben kann" (G.C. jun.) – ihnen soll „imponiert" werden, wie es eine Frau nannte.

Die Fernbehandlung

Außer der direkten magnetopathischen Behandlung praktizieren die C.s auch noch verschiedene Formen der „Fernbehandlung", bei denen kein direkter Kontakt zwischen Magnetiseur und Patient/-in besteht.

Hierzu möchte ich auch zwei Behandlungsweisen zählen, von denen ich bei meinen Erhebungen erfuhr. Sie gehören meines Erachtens in den Bereich der Fernheilung, da auch bei ihnen kein direkter Kontakt zwischen Magnetiseur und Patient/-in besteht: Die Behandlung per Telefon und die durch mehrere Wände hindurch. Letztere ist mir nur zum eben erläuterten „Schwankenlassen", nicht zur Heilung bekannt. Eine Frau schilderte, wie C. sen. ihren Schwager, der der Methode der C.s äußerst negativ gegenüberstand, durch fünf Wände hindurch habe schwanken lassen. Dabei sei er so verfahren wie oben beschrieben wurde.

Dieselbe Patientin berichtete auch von einer Behandlung am Telefon: Einen Tag nach einer Behandlung bei C. sen. habe sie sehr starke Übelkeit verspürt. Da diese nicht nachgelassen habe, habe sie sich schließlich entschlossen, C. anzurufen. Als sie ihm ihre Beschwerden geschildert habe, habe er gesagt: „einen Augenblick" und sie nach einer kurzen Pause angewiesen, sich eine halbe Stunde lang hinzulegen. Nachdem sie dies getan habe, sei die Übelkeit vollkommen fort gewesen (I.2).

Drei der Befragten haben sich magnetisierte Watte gekauft, je nach Wunsch vom Vater oder von einem der Söhne behandelt.

Die „Schwingungsübertragung" soll bewirkt werden, indem der Magnetiseur seine Hand in das Paket mit gewöhnlicher Watte steckt. Nur eine der Befragten erzählte mir, daß sie die Watte auch anwende. Bei Rückenschmerzen lege sie sich einige Minuten lang darauf, was „richtig gut" tue, bis die Schmerzen vorüber sind. Allerdings zeige die Watte nicht bei allen Bekannten eine Wirkung.

Lege man ein benutztes Stück in die Tüte zurück, so lade es sich eine Zeit lang an dem Rest wieder auf. Neue Watte benötige sie etwa alle zwei Wochen.

Jemand meinte sogar, davon gehört zu haben, daß diese Watte an eine bestimmte Klinik geliefert werden solle, konnte aber keine genaueren Angaben hierzu machen und war sich dessen auch nicht sicher.

Nur eine an Multipler Sklerose erkrankte Frau hatte Erfahrungen mit Photobehandlungen. Bei ihrem letzten Besuch vor seinem Urlaub hatte C. sen. sie
ohne Aufforderung photografiert. Während des Urlaubs meinte sie das Gefühl
zu verspüren, das sie sonst nur von seiner Behandlung kannte: Während dieser
Wochen habe sich ihr Zustand nicht verschlechtert. Andere Gewährsleute hatten
beobachtet, daß Patient/inn/en Photos anderer Leute zur Behandlung mit-
brachten. Dazu halte C. das Bild kurze Zeit zwischen beiden Händen.

Auf die Frage nach der Effektivität von Photobehandlungen antwortete H.C.,
daß es „immer am besten (sei), wenn die Person selber ... kommt".

III. Die Gewährsleute

Bei der Auswahl meiner Gewährspersonen konnten mir meine Einführungen in
empirisches Arbeiten nicht mehr von Nutzen sein. Es sei denn, um mich gleich
zu Beginn meiner Überlgungen von dem hohen Ziel — auch nur annähernde
Repräsentativität zu erreichen — wieder zurückzubringen zu den bescheidenen
Möglichkeiten, die mir letztendlich gegeben waren. Die Auswahl meiner Stich-
probe blieb denn auch dem Zufall überlassen (was jedoch nicht mit einer „Zufallsstichprobe" zu verwechseln ist). In den meisten Fällen konnten mir die
Gewährsleute wieder neue Gewährsleute empfehlen, die „auch schon 'mal
mit" waren.

Folgende Personen stellten sich für meine Interviews zur Verfügung:

I.1: Frau A., gelernte Bankkauffrau, nun Studentin (Germanistik), 25 Jahre,
wohnhaft in einer Großstadt in Westfalen, ca. 150 km von der Praxis der C.s.

Sie erkrankte 1975 an einer Gehirnhautentzündung. Als Folgeerscheinung
litt sie zunächst drei bis vier Jahre lang an „kleinen Beklommenheiten", die sich
ab 1978 immer mehr verschlimmerten, so daß sie sich in regelmäßige ärztliche
Behandlung begeben mußte. Heute äußert sich ihre Krankheit in alle 10 bis 14
Tage auftretenden Gehirnkrämpfen, die zu völligen Bewußtseinsstörungen
führen. Therapiert wurde sie sowohl vor, während als auch nach den Besuchen
bei C. mit „etlichen" Medikamenten in sehr hohen Dosen, von vielen Ärzten.
Eine Operation wurde erwogen, aber wegen des zu großen Risikos nicht durchgeführt. Einige Monate lang versuchte sie autogenes Training. Seit einigen Wochen
läßt sie sich von einem Heilpraktiker wegen ihres durch die Nebenwirkungen der
Medikamente sehr schlechten Allgemeinzustandes behandeln.

Von September bis November 1984 war sie insgesamt sechsmal in dreiwöchi-
gen Abständen bei G.C. sen. in Behandlung. Nach vier Besuchen konnte sie eine
fünftägige Verspätung des Anfalls beobachten (statt 15, blieb sie 20 Tage beschwerdefrei). Danach blieb es zunächst bei einer Besserung von einmal zwei und
einmal drei Tagen. Hiernach stellte sich aber der alte Turnus von 15 Tagen wieder
ein.

I.2: Frau E., Hausfrau, versorgt zusätzlich einen kleinen landwirtschaftlichen Betrieb, 53 Jahre, wohnhaft in einem Dorf am Niederrhein, ca. 37 km von der Praxis der C.s. Seit Frau E. mit 21 Jahren in der Etikettierungsabteilung einer Plätzchenfabrik arbeitete, litt sie an einem Ausschlag an sämtlichen Gelenken, am Hals und besonders in der Augengegend. Der Ausschlag war teils nässend, teils trocken, rief einen starken Juckreiz hervor und hatte im Laufe der Jahre zu einer völligen Entstellung der Haut an den betroffenen Stellen geführt. 1950 wendete sie sich damit erstmals an einen Arzt (zunächst Allgemeinmediziner, später Hautarzt). Die Behandlung erfolgte in erster Linie mit Cortisonpräparaten (in Tabletten-, Spritzen- oder Salbenform), was jedoch nur zu Beginn eine Linderung bewirkte und sich dann nur noch in den üblichen Nebenwirkungen äußerte (u.a. Gewichtszunahme). Eine wegen festgestellter Milcheiweiß-Allergie durchgeführte Diät blieb erfolglos. Der Versuch von Frau E., einen Heilpraktiker zu konsultieren, schlug fehl, da er sie wegen der vorangegangenen Cortisonbehandlung abwies. Als sie erneut Cortisonspritzen erhalten sollte, suchte sie statt dessen im Oktober 1977 die C.s auf. Bis Mitte Dezember 1977 erhielt sie ca. zweimal wöchentlich insgesamt zwölf Behandlungen. Nach den ersten drei Besuchen verschlimmerte sich ihr Zustand zunächst. Nach den zwölf Besuchen war nach ihren Worten „alles wie über Nacht weg", die Narben verheilten nach und nach. Vor fünf Jahren begab sich Frau E. nochmals zu den Magnetiseuren, diesmal wegen eines eingeklemmten Ischiasnervs. Da G.C. sen. in Urlaub war, ließ sie sich nun drei Wochen lang erfolgreich von G.C. jun. behandeln. Im Gegensatz zu allen anderen Befragten erhielt sie pro Besuch nur eine statt drei Behandlungen, da sie zu stark darauf reagierte.

I.3: Frau T., Hausfrau, stundenweise als Einzelhandelskauffrau tätig, 49 Jahre, wohnhaft in einer Kleinstadt am Niederrhein, 24,5 km von der Praxis entfernt. Seit 1961 litt sie unter starkem Asthma. Bevor sie zu den C.s fuhr, erprobte sie die verschiedensten Maßnahmen dagegen: Dreimal ließ sie Allergietests durchführen, sie fuhr in Kur, nahm verschiedene Medikamente (u.a. Cortison), konsultierte mehrere Heilpraktiker, ließ sich impfen sowie akupunktieren, verwendete Inhalator und Bronchienerweiterer und versuchte sogar einmal vergeblich, ein Medikament aus Sri Lanka zu importieren, das ihr empfohlen worden war. Nach eineinhalbjähriger Behandlung (zunächst drei bis vier Monate wöchentlich, danach im Winter alle zwei bis drei Wochen, im Sommer alle vier Wochen) hatte sich ihr Zustand soweit gebessert, daß sie das Cortison absetzen konnte. Sie bekam aber noch manchmal Erkältungen, die stets Rückfälle zur Folge hatten. Seit Januar 1985 blieben auch diese aus, so daß sie sich heute als zu 90 Prozent beschwerdefrei bezeichnet.

Da die Hüfte von Frau T. falsch liegt, hat sie einen starken Gelenkverschleiß, der ihr bereits zwei Jahre lang starke Schmerzen verursachte, bis sie sich auch dagegen von C. behandeln ließ. In den ersten Wochen verstärkten sich ihre Beschwerden jeweils für einige Stunden. Insgesamt verbesserte sich ihr Zustand aber soweit, daß sie die zuvor zwei Jahre lang angewendete ärztliche Behandlung (Bestrahlung, Spritzen, Schmerztabletten, anfangs Cortison) absetzen konnte. Schließlich ließ sie sich von C. noch wegen eines ausgerenkten Lendenwirbels behandeln. Den dadurch hervorgerufenen Schmerzen hatte sie bereits seit einem Jahr mit Schmerzzäpfchen und Wärme entgegenzuwirken versucht. Bei dieser Beschwerde blieb aber die Behandlung von C. erfolglos.

In den ersten drei Jahren ließ sie sich von G.C. sen., danach von G.C. jun. behandeln.

I.4: Herr T., Polizeibeamter, 50 Jahre, wohnhaft in einer Kleinstadt am Niederrhein. Herr T. leidet an Skoliose (Rückgratverkrümmung), der Scheuermannschen Krankheit, dem PAS-Syndrom (Sehnenverkalkung) und Arthrosen im Knie- und besonders im Fußgelenk. Schon 1969 wurde er wegen der Halswirbelschäden als zu 20 Prozent arbeitsunfähig eingestuft, 1973 wurden die Arthrosen, im Januar 1985 die übrigen Beschwerden festgestellt. Die Behandlung bestand bis zum Januar 1985 in zahlreichen Massagen, Bädern, Fangopackungen sowie der Anschaffung orthopädischer Betten. Seitdem begibt er sich alle vierzehn Tage zu G.C. jun. in Behandlung. Auf die Frage nach dem Erfolg, gibt er an, seit März 1985 mit Ausnahme des Fußgelenks fast schmerzfrei zu sein. Da er aber parallel zu C. die genannten Anwendungen weiterführte, ist er sich über die Ursache unklar.

I.5: Frau S., gelernte Töpfergesellin, jetzt als Werbeassistentin tätig, 42 Jahre, ihr Hauptwohnsitz ist in der Schweiz, zu C. fuhr sie aber bei einem Besuch in ihrem Heimatort, einer niederrheinischen Kleinstadt, ca. 36 km von der Praxis der C.s.

1982 hatte sie eine Stirnhöhlenvereiterung, aus der trotz Akupunktur-Behandlung eine Bronchitis entstand. Hiergegen wendete sie Antibiotika, Inhalierungen und homöopathische Resistenztropfen an. Ihre einmalige Behandlung durch G.C. sen. bewirkte eine ein bis zwei Tage andauernde Verstärkung der Beschwerden, sie fühlte sich „unheimlich schlecht . . . auch seelisch" und lustlos. Eine Besserung verspürte sie nicht.

I.6: Frau N., gelernte Friseuse und Angestellte, jetzt Hausfrau, 45 Jahre, wohnhaft in einer Kleinstadt in Westfalen, ca. 150 km von der Praxis der C.s. Seit 1963 leidet sie unter starken Kreislaufbeschwerden und damit einhergehenden Konzentrationsstörungen. 1982 zog sie sich eine chronische Darmschleimhautentzündung zu. Beide Leiden behandelte sie medikamentös, die Kreislaufbeschwerden zusätzlich mit Sport und Gymnastik. Von Mai bis Juli 1984 ließ sie sich insgesamt viermal von G.C. jun. und zweimal von G.C. sen. „magnetisieren". Einen Tag nach der ersten Behandlung beobachtete sie, daß sich die Haut ihrer Hände „wie nach einem Sonnenbrand" ablöste. Zuvor haben sie „wie die einer alten Frau" ausgesehen, seitdem seien sie völlig normal. Nach der dritten Behandlung war die Darmentzündung vollkommen weg. Allerdings wechselte sie ab dem Zeitpunkt auch ihr Medikament. Parallel zu C.s Behandlung hat sie auf dessen Rat hin die Menge der Kreislauftabletten von drei auf eine täglich reduzieren können. Nach den Behandlungen verschlechterte sich ihr

Blutdruck oft zunächst zwei bis drei Tage lang, wonach dann jeweils eine Besserung eintrat. Heute geht es ihr wieder ähnlich wie vor den Besuchen bei C.

I.7: Frau B., gelernte Verkäuferin, jetzt Hausfrau, 40 Jahre, wohnhaft in einer Kleinstadt in Westfalen, ca. 150 km von der Praxis, Schwägerin von Frau N., war bei deren Interview anwesend. Seit fast 20 Jahren leidet sie an einer chronischen Dickdarmentzündung, die sie selbst als „unheilbar" einstuft. Seit einigen Jahren verschlimmerten sich ihre Beschwerden: Gelenksteife, extremer Durchfall, Kopfschmerzen, Darmkrämpfe und völlige Benommenheit traten auf, durch die Entzündung sei ihr Blut bereits „verseucht". Seit zehn Jahren nimmt sie regelmäßig ein Medikament, ca. 1977 begab sie sich für sechs bis sieben Wochen in eine Klinik, wo neben der Verabreichung von Medikamenten auch durch psychotherapeutische Betreuung (Atemgymnastik, Autogenes Training, Gruppengespräche) eine Besserung angestrebt wurde, was jedoch erfolglos blieb. 1980 bildeten sich Fisteln als Folgeerscheinung, so daß sie einen künstlichen Darmausgang erhielt. Seitdem hat sich ihr Befinden wesentlich gebessert. Von Mai bis Juni 1984 suchte sie viermal in Abständen von ein bis zwei Wochen G.C. jun. auf. Eine Besserung habe dies auf keinen Fall bewirkt, statt der sonst üblichen zweimal pro Monat seien ihre Kopfschmerzen während dieser zwei Monate viermal monatlich aufgetreten, ansonsten haben sich die Symptome nicht verändert.

I.8: Frau R., Gärtnerinlehrling, 20 Jahre, wohnhaft in einer Kleinstadt im Weserbergland, ca. 250 km von der Praxis der C.s.

Schon in ihrer Kindheit wurde eine Wirbelsäulenverkrümmung festgestellt, weshalb sie eine Zeitlang im Gipsbett gelegen und ein Korsett getragen hat.

Als sie im August mit ihrer Ausbildung begann, machte sich diese Verkrümmung erstmals durch starke Schmerzen bemerkbar. Daher begann sie im Dezember 1984 mit Massagen, Gymnastik und Wärmebehandlung auf Anweisung eines Orthopäden sowie in Eigeninitiative mit Yoga. Diese Maßnahmen blieben allesamt erfolglos, verursachten teilweise noch eine Steigerung der Schmerzen. Im Mai 1985 fuhr sie zweimal im Abstand von zwei Wochen zu G.C. jun. Schon unmittelbar nach der ersten Behandlung verspürte sie den Erfolg: Einen Monat lang blieb sie selbst bei schwerer Arbeit gänzlich schmerzfrei und beobachtete ferner eine Verbesserung ihrer allgemeinen körperlichen Verfassung. Zum Zeitpunkt des Interviews (September 1985) hatte sie zwar bereits wieder leichte Beschwerden gehabt, jedoch nicht annähernd so stark wie früher. Sie beabsichtigt, die Behandlung fortzusetzen.

I.9: Frau H., Hausfrau, 24 Jahre, wohnhaft in einer Großstadt in Westfalen, ca. 150 km von der Praxis der C.s. Vor drei Jahren erkrankte sie an Multipler Sklerose. Therapiert wird ihr Leiden mit Krankengymnastik und Vitamintabletten, einmal jährlich erhält sie eine Cortisonbehandlung im Krankenhaus, ferner hat sie früher in unregelmäßigen Abständen Cortisontabletten eingenommen. Seit Januar 1985 sucht sie einmal wöchentlich G.C. sen. auf. Im April/Mai 1985 verbrachte sie fünf Tage in der Pension. Der Erfolg besteht darin, daß nach der zweiten Behandlung ein Brennen auf der Haut endete, das zuvor zu den Symptomen zählte und, daß sich ihre Verfassung nicht mehr verschlechtert hat.

I.10: Frau M., gelernte Friseuse, jetzt Hausfrau und stundenweise als Verkäuferin tätig, wohnhaft in einer Kleinstadt in Westfalen, ca. 170 km von der Praxis entfernt. Während ihrer ersten Schwangerschaft 1962 beobachtete sie eine Gewichtsabnahme. Nach der Geburt verstärkten sich ihre sonst nur leichten Kreislaufbeschwerden so sehr, daß sie ihre körperliche Verfassung stark beeinträchtigten: Sie war oft „schlapp", litt unter Schlafstörungen, die wiederum Nervosität verursachten, sowie unter Beklemmungen in der Form, daß sie stets meinte, „einen Kloß im Hals" zu haben oder sogar, daß ihr jemand die Kehle zudrückte. Außerdem hatte sie regelmäßig Kopfweh, das sich nach einem Auffahrunfall 1963 extrem verschlimmerte. Ferner kamen seit diesem Unfall noch Kraftlosigkeit und Schmerzen in Armen und Beinen hinzu. Insgesamt verschlechterte sich ihr Gesundheitszustand so sehr, daß sie schließlich „mehr gelegen als gestanden" habe. Eine ärztliche Untersuchung ergab 1963, daß sie bis auf minimales Rheuma organisch gesund sei, weshalb der Arzt ihr unterstellte, nicht krank, sondern „arbeitsscheu" zu sein. Dennoch erhielt sie zahlreiche Medikamente (Kreislauftabletten, Rheumasalben, Schmerzspritzen usw.) sowie Massagen und Fangopackungen. Laut ihrer Aussage sei es durchaus keine Ausnahme gewesen, zehn Tabletten pro Tag einzunehmen, sie habe „alles ausprobiert". Bei der jahrelangen Einnahme der diversen Medikamente konnten Nebenwirkungen nicht ausbleiben: 1966 konnte sie sich eines Tages kaum mehr bewegen, da sie „völlig steif und verkrampft" war, ein anderes Mal war sie plötzlich unfähig zu sprechen.

Im Mai/Juni 1981 ließ sie sich dann erstmalig von G.C. jun. behandeln. Schon nach der zweiten Behandlung konnte sie statt wie bisher eine, fünf Stunden durchschlafen. Nach fünf Wochen, mit je einer Behandlung wöchentlich, fuhr sie drei Wochen in Urlaub. Hier hatte sie zum ersten Mal seit Jahren keinerlei Kreislaufbeschwerden oder Kopfschmerzen, die Gliederschmerzen waren „erträglich".

Nun führte sie ca. zwei Jahre lang alle zwei Monate jeweils einmal wöchentlich die Behandlung fort, 1983 bis 1985 fuhr sie je im Frühjahr und im Herbst drei bis fünf Wochen lang einmal wöchentlich zu den Magnetiseuren. Seit 1981 sind ihre Schlafstörungen völlig verschwunden. Seit 1983 kann sie auf die zuvor vierzehntäglich notwendigen Kopfschmerzspritzen verzichten. Seit 1984 hat sie keinerlei Beschwerden in den Beinen mehr, in den Armen nur noch bei starker Beanspruchung. 1984 verspürte sie die Kopfschmerzen lange Zeit gar nicht mehr, im Frühjahr 1985 begann dies aber wieder leicht. Diese Heilungen sind alle nach und nach erreicht worden, jede Behandlung habe eine kleine Besserung zur Folge gehabt. Statt zehn Tabletten täglich nimmt sie heute noch ca. alle vierzehn Tage eine leichte Schmerztablette bei Streß ein.

IV. Wer läßt sich von Heilmagnetiseuren behandeln?

Während ich noch auf der Suche nach Gewährspersonen war, drängte sich mir die Vermutung auf, daß die „Kundschaft" der C.s wohl überwiegend aus Frauen besteht. Wurde mir doch nur ein Mann im Gegensatz zu neun Frauen für meine Befragung „empfohlen".

Auch meine Erhebungen unterstützen diese Annahme. Sowohl G.C. jun. als auch vier der Befragten glauben aufgrund ihrer Beobachtungen, daß mehr Frauen als Männer zu den C.s fahren. Nur eine meinte, daß es „viel mehr Männer" seien. Einige mögliche Ursachen seien hier aufgezeigt: Es ist auffällig, daß sechs der befragten Frauen, Hausfrauen und nur maximal stundenweise erwerbstätig sind. Im Gegensatz zu jemandem, der einer 40-Stundenstelle nachgeht, dürfte es für sie leichter sein, sich tagsüber mehrere Stunden für die Fahrt zu der Praxis der Magnetiseure Zeit zu nehmen. Da trotz Emanzipationsbewegung heute wohl immer noch die klassische Rollenverteilung „der Mann verdient, die Frau bleibt zu Hause" überwiegt, scheint mir dies durchaus ein Faktor zu sein, der zu der größeren Anzahl von Patientinnen beitragen kann.

Ein anderer Erklärungsansatz verbirgt sich hinter der von mehreren Frauen geäußerten These:„Männer halten davon ja doch nicht soviel". Dieser Gedanke, daß Frauen den unorthodoxen Heilverfahren offener gegenüberstehen als Männer, erscheint recht einleuchtend, betrachtet man Untersuchungen zur geschlechtsspezifischen Sozialisation bezüglich „weiblicher Emotionalität" und „männlicher Rationalität".

Außerdem ist festzustellen, daß die absolute Mehrheit der Besucher/-innen der C.s aus der (gesamten) Bundesrepublik Deutschland kommt. Die Zahl der Niederländer/-innen ist so gering, daß laut H.C. „nicht mal einer davon leben könnte". Die Ursache sieht er in der Tatsache, daß sein Vater seine Popularität gerade den Schwierigkeiten verdanke, die er in den 50er Jahren hatte — und damit der Zeit, in der er in Deutschland praktizierte.

Weitere Aussagen über die Klient/inn/en der C.s lassen sich zunächst nicht machen. Es bleibt nur noch zu bemerken, daß den Aussagen der Magnetiseure und der Patient/inn/en zufolge, die Praxis von Leuten jeden Alters (auch zahlreicher Kleinkinder), jeder sozialen Herkunft und der unterschiedlichsten Berufsgruppen (sogar von Geistlichen) aufgesucht wird.

Die Einstellungen der Patient/inn/en

In Gesprächen mit Bekannten konnte ich immer wieder feststellen, daß Menschen, die bisher noch keinen Kontakt zu Heilmagnetiseuren hatten und ihm kritisch bis negativ gegenüberstehen, ein recht einheitliches Bild haben von denjenigen, die sich von Magnetiseuren behandeln lassen. Es wird erwartet, daß sie

a) die Schulmedizin strikt ablehnen
b) einen gewissen Hang zum Sprituellen haben
c) sehr schwer krank, von der Schulmedizin „aufgegeben" sind und nun in C.
ihre letzte Hoffnung sehen.

Um dieses Klischee zu überprüfen, habe ich die Einstellung meiner Gewährsleute
1. zum Heilmagnetismus und den C.s
2. zur Schulmedizin
3. zur Heilung durch Besprechen
untersucht.

Es ergab sich ein Bild, das dem dargestellten Klischee in vielem widerspricht.

Der Glaube an die Heilfähigkeit

Drei der Gewährsleute gaben ihr Vertrauen in die Heilkraft der C.s als 100 %ig
an, sechs schwankten zwischen 60 und 90 %, eine Frau sagte, daß sie überhaupt
nicht (mehr) daran glaube. Im großen und ganzen stehen diese Einschätzungen
in direktem Verhältnis zu den bewirkten Erfolgen. Je erfolgreicher die magnetopathische Behandlung war, desto stärker ist der Glaube.

Im Gegensatz zu der eher positiven Einschätzung heute, sind aber fast alle
Befragten mit einer skeptischen Haltung zum ersten Mal zu den Magnetiseuren
gefahren. Diese Skepsis reichte von dem Glauben, daß „so etwas" möglich sei
bis hin zur völligen Ablehnung. Die Hälfte der Gewährsleute hielt das magnetopathische Heilverfahren bis zum Zeitpunkt des ersten Besuchs bei C. für „Quatsch"
oder „Hokuspokus", hat darüber gelacht oder es verurteilt. Als Ursachen wurden
vor allem zwei Faktoren genannt: Viele sagten, daß es einfach Neugierde gewesen sei, meist gekoppelt mit der Gelegenheit, mit den Bekannten, die ihnen
auch von den C.s erzählt haben, dorthin zu fahren. Auch das Bedürfnis, „endlich
Ruhe zu haben" vor Bekannten oder Verwandten, die zu dem Besuch drängten,
wurde mehrfach als Motiv angegeben.

Entsprechend dieser negativen Einstellung berichteten mehrere Gewährsfrauen,
daß sie sich gerade beim ersten Besuch zeitweise „blöde" vorgekommen seien,
dazustehen und auf ihre „Streicheleinheiten" zu warten. Diejenigen, die von
anderen Menschen zu einem Besuch gedrängt worden waren, betonten besonders
die Überwindung, die es sie anfangs gekostet hatte, zu C. zu gehen. Andere
betrachteten die Situation weniger ernsthaft, sondern eher nach dem Motto
„nützt es nix — schadet es auch nicht" (I.5).

In sehr vielen Aussagen war immer wieder eine gewisse Ambivalenz zu erkennen, von der die Einstellung der Patient/inn/en zu C. gekennzeichnet ist.
Beispielhaft ist die Aussage einer Frau: „Ich glaub' ja nicht 'dran, ich kann mir
nicht vorstellen, daß jemand mit den Händen so heilen kann", kurz nachdem sie

ihren Glauben an die Heilkraft mit 100 Prozent angegeben hatte. An anderer Stelle wunderte sie sich, „daß man mit so 'nem Hokuspokus heilen kann" (I.10).

Eine andere Patientin fährt zwar seit vier Jahren alle ein bis vier Wochen zur Praxis und führt ihre Genesung auf die dortige Behandlung zurück, sagt aber dennoch, daß sie manchmal doch überlege, ob für die Heilung nicht eine andere Ursache verantwortlich sei.

Die Patient/inn/en scheinen hin- und hergerissen zwischen ihrem naturwissenschaftlich-orientierten Denken und ihren persönlichen Erfahrungen. Auf der einen Seite haben sie stets gelernt, daß eine derartige Kraft nicht nachweisbar und somit nicht existent ist, auf der anderen Seite verspüren sie selbst eine Wirkung oder werden sogar geheilt.

Was die Patient/inn/en unter Heilmagnetismus verstehen

Ob die Befragten ein besonderes Interesse an der Theorie des Heilmagnetismus angaben oder nicht, sie alle haben sich bisher relativ wenig damit beschäftigt. Wenn überhaupt, so haben sie ein Buch gelesen und/oder zufällig Berichte in den verschiedenen Medien verfolgt. Meist setzte die Bereitschaft, sich überhaupt zu informieren mit den ersten Besuchen bei C. ein, und wie eine Frau sagte: „Wenn ich nicht mehr hingehe, interessiert es mich nicht mehr" (I.7).

Dementsprechend fühlten sich einige durch meine Frage, wie sie sich selbst den Heilvorgang erklären, zunächst überfordert. Schließlich vermuteten aber die meisten, daß es sich um eine „Kraftübertragung" handele, die „den Körper zur Selbstheilung" anrege. Dies entspricht auch der Erklärung der Magnetiseure. Wie eine solche Kraftübertragung vor sich geht, konnten sich nur noch wenige vorstellen. Es wurde sehr vage von „Anregung der Durchblutung", „Anregung erschlaffter Körperzellen, wieder normal zu werden", „Ausrichtung von Elektromagneten oder so", Übertragung von „Abwehrstoffen", „Durchbrechen des Magnetfelds der Patienten", Ausgleichen von Ungleichgewichten und immer wieder von „Strahlung" gesprochen.

Das relativ geringe Interesse daran, was dort regelmäßig mit dem eigenen Körper geschieht, kann verschiedene Ursachen haben. Es ist meines Erachtens nicht allein damit zu erklären, daß viele Leute auch regelmäßig von Schulmedizinern behandelt werden, ohne sich über diese genauer zu informieren (weil sie nicht informiert werden, weil sie Angst haben, Fragen zu stellen, weil die Zusammenhänge oft zu kompliziert sind). Bei einigen Personen ist vielleicht ihr generelles Leseverhalten ein wichtiger Grund. Menschen, die es nicht gewohnt sind, viel zu lesen, werden nicht so schnell ein Buch über den Heilmagnetismus zur Hand nehmen, vielleicht wäre es oft schon problematisch, eines zu besorgen.

Viele Personen halten die Heilung ohnehin für nicht erklärbar und interessieren sich vielleicht daher nicht für einen theoretischen Hintergrund. Diese Vermutung drängt sich geradezu auf, betrachtet man, wie häufig meine Gewährsleute

die C.s als „Wunderdoktoren" titulieren oder von der Behandlung als „Hokus-
pokus" sprechen. Wird der Heilmagnetismus — wie es diese Bemerkungen andeu-
ten — als Wunder oder als Zauberei eingeordnet, so ist keine Erklärung möglich.
Es wäre also überflüssig, sich darum zu bemühen. Diese Zuordnung zur „Zauberei"
geschah zwar nur indirekt, doch dies wäre durch den Konflikt zu erklären:
Naturwissenschaftlich orientiertes Denken verbietet geradezu, Wunder oder
Zauberei für möglich zu halten. Eine — vielleicht die einzige — mögliche (im
Sinne von akzeptierte) Erklärung liegt dann darin, die Fähigkeit der C.s als
„Gabe Gottes" zu sehen, wie es sowohl G.C. sen. als auch mehrere der Gewährs-
leute machen.

Keine/r der Patient/inn/en hat im Erklärungsversuch deutlich werden lassen,
daß die magnetopathische Behandlung von ihm/ihr für eine Form der Suggestion gehalten werden könnte. An einer Stelle sprach Frau N. allerdings davon,
daß „organische Krankheiten" nur medikamentös zu behandeln seien. C. habe
ihr aber helfen können, da ihr Leiden psychosomatisch bedingt gewesen sei.
Würde sie C. tatsächlich eine besondere „Ausstrahlung" oder „von Gott erhal-
tene Kraft" zuschreiben, mit der es „das Magnetfeld des Patienten" zu durchbrechen gilt (so wie sie es in ihrem Erklärungsversuch getan hat), so bestünde kein
Anlaß anzuzweifeln, daß er auch nicht-psychosomatisch bedingte Krankheiten
heilen kann.

Der Besuch bei den Magnetiseuren als „letzter Ausweg"

Begriffe wie „letzte Hoffnung", „letzte Möglichkeit", „letzter Ausweg" sind in
der Mehrzahl der Interviews mindestens einmal gefallen oder indirekt angesprochen worden. Die Ansicht, daß nur sehr schwer kranke, von der Schulmedizin
„aufgegebene" Menschen bei einem Magnetiseur Heilung suchen, erwies sich
auch bei meinen Gewährsleuten als — zumindest zu Beginn ihrer Besuche —
sehr verbreitet. Manche plagte bei ihrem ersten Besuch sogar das schlechte
Gewissen, da sie ihre Krankheit als nicht schlimm genug empfunden haben:
„Ich dachte: Du hast doch eigentlich gar nichts (!). Was willst du hier? Heiler
sind doch eher für besonders kranke Leute."

Für viele stellte dieses „Vorurteil" eine Hemmschwelle dar, weshalb sie sich
zunächst gegen die Besuche bei C. sträubten. Bei einer Frau, die an einer Stelle
angab, C. nur früher als „letzte Möglichkeit" gesehen zu haben, wurde an anderer
Stelle deutlich, daß sie sich von dieser Sichtweise doch noch nicht ganz gelöst hat,
nämlich als sie sagte, daß sie heute anderen Leuten C. „als letzten Ausweg"
empfehlen würde (I.6).

Ein Akzeptieren der Behandlung der C.s als „normale" Heilmethode ist am
ehesten bei den drei Frauen zu beobachten, bei denen die C.s die besten Erfolge
hatten. Nur sie gaben an, bei starken Schmerzen spontan zu den C.s zu fahren
oder sie lassen sich seit der ersten Behandlung auch wegen „kleinerer" Beschwer-

den von ihnen behandeln. Eine der Frauen ziehe ihren Hausarzt nur vor, da er leichter zu erreichen sei.

Insgesamt läßt sich sagen, daß die Patient/inn/en C., wenn auch nicht als „letzten Ausweg" für (scheinbar?) unheilbare Krankheiten, so doch auch nicht als Heiler für alle Beschwerden betrachten. Es muß schon etwas „Besonderes" sein, damit sich der Aufwand lohnt.

Die Atmosphäre in der Praxis

Ebenso verbreitet wie das oben beschriebene Klischee von den Patient/inn/en eines Heilmagnetiseurs, ist die Vorstellung, daß die Magnetiseure selber — so wie die Atmosphäre in der Praxis — etwas Besonderes, vielleicht etwas Spirituelles oder Mystisches, an sich haben müßten.

Auch diese Annahme bestätigte sich nicht. Die C.s haben sowohl auf mich als auch auf die Patient/inn/en einen „ganz normalen" Eindruck gemacht.

Was die Praxis betrifft, so ergeben die Aussagen der Patient/inn/en ein einheitliches Bild. Ihre spontanen Antworten lassen nicht einmal entfernt an Spiritualismus oder ähnliches denken, eher vermitteln sie ein weltlich-realistisches Bild: „zu eng", „erdrückend" und „stickig" waren die zur Atmosphäre im Warteraum meist genannten Attribute. Viele bemängelten das lange Warten im Stehen, die schlechte Luft und Hektik. Auch im Behandlungszimmer scheint sich die vermutete Mystik nicht recht einstellen zu wollen. Meine zaghafte Frage danach wurde von allen Befragten entschieden verneint, nicht einmal die Vokabel „Spannung" wurde zur Beschreibung der Atmosphäre akzeptiert. Die Antworten kreisten eher um die Begriffe „ruhig", „ausgeglichen", „entspannend" und eben „ganz normal".

Doch auch diese einheitlichen Beschreibungen stehen im Widerspruch zu dem bereits erwähnten, recht häufigen Auftauchen von Bezeichnungen wie „Wunderdoktor". Es stellt sich nun die Frage, ob sie diese „Wunder" der C.s einfach — beispielsweise als von Gott gegeben — akzeptieren können und daher keine mystische Atmosphäre entsteht, oder ob nicht vielleicht derartige Gefühle verdrängt werden. Nicht nur der eigene Verstand wehrt sich gegen mystische Assoziationen, auch die C.s lehnen diese ab. Also muß versucht werden, es als etwas „ganz Normales" zu betrachten und sich entsprechend zu verhalten.

Das Verhältnis zwischen Magnetiseur und Patient/-in

Wie wir später noch sehen werden, haben sich bei der Frage, was wichtig sei an einem Arzt, persönlich-menschliche Eigenschaften als „Spitzenreiter" entpuppt. Wie stellt sich das Verhältnis der C.s zu ihren Patien/inn/en dar? Man denke an

den Behandlungsablauf: mit ca. zehn Personen gleichzeitig im Behandlungsraum Schlange stehen, um eine ein- bis vierminütige Behandlung zu erhalten.

Als Kriterien hierfür habe ich die Einschätzung der Beziehung zu C. durch
die Gewährsleute gewählt, sowie die Frage, ob Gespräche mit ihnen geführt
werden und (wenn ja) wie diese verlaufen.

Es stellte sich heraus, daß ein großer Unterschied besteht zwischen dem
Verhalten von G.C. senior und junior.

Alle Patientinnen, die sich von G.C. sen. haben behandeln lassen, verneinten
die Frage, ob sie bereits Gespräche mit ihm geführt hätten. Ansonsten ergab sich
ein uneinheitliches Bild von ihm. Die Beschreibungen reichten von ,,sehr persönlich" (bei langjährigen Patient/inn/en) über ,,freundlich, aber distanziert" bis
hin zu ,,distanziert", ,,desinteressiert" und ,,unpersönlich". Mehrere Gewährspersonen erwähnten, daß er ,,schon mal schreit" und wütend wird (besonders,
wenn Patient/inn/en drängeln oder im Hof rauchen).

Mit G.C. jun. haben fast alle Befragten bereits häufiger Gespräche geführt.
Oft spricht er zu allen im Behandlungsraum gleichzeitig (auch über Dinge aus
seinem Privatleben) oder aber nur mit der Person, die er gerade behandelt.
Dementsprechend bezeichneten ihn alle seine Patient/inn/en als ,,freundlich",
,,interessiert" oder ,,(sehr) persönlich".

Obschon die Differenz zwischen dem Verhalten (zumindest) von G.C. sen.
und dem Bedürfnis der Leute nach guten persönlichen Beziehungen zu ihren
Ärzten offensichtlich ist, wurde doch kaum Kritik daran geäußert. Nur eine
Patientin von G.C. jun. beschwerte sich über das ,,Hauruck-Verfahren", daß sie
keinen direkten Kontakt zu ihm bekommen könne, sich unwohl und ,,wie am
Fließband" fühle, wenn so viele Menschen gleichzeitig im Raum seien. Eine
andere Frau zeigte sich enttäuscht, da G.C. sen. sich nicht konzentriere und sie
eine andere Atmosphäre erwartet habe. Die anderen Patientinnen, die ihn als
unpersönlich oder desinteressiert beschrieben haben, versuchten dies sogar
durch ihr eigenes Verhalten oder das Verhalten anderer Patient/inn/en zu erklären (z.B. wegen eines Wechsels des Magnetiseurs), oder aber sie bemühten sich
nachträglich, ihre Aussage wieder abzuschwächen. Vielleicht liegt dies – ebenso
wie die von einzelnen empfundene ,,ganz komische Ruhe" (I.2) in seinem
Zimmer – am ,,Respekt, den er sich geschaffen hat", wie eine Frau es nannte
(I.3).

G.C. jun. betont selbst, daß er sich mit den Patient/inn/en unterhalte, wenn
er die Zeit dazu habe. Dies ist mir von den Patient/inn/en bestätigt worden, die
das Glück hatten, einmal zu einem solchen Zeitpunkt dort zu sein, als ausnahmsweise wenig Betrieb war. Ansonsten ist Zeit auch hier ein relativer Begriff:
Eine Frau erzählte, daß G.C. jun. sich einmal ,,sehr lange" mit einer Frau unter-
halten habe, die offenbar an Depressionen litt. Bei genauerem Nachfragen erfuhr ich, daß er sich ,,bestimmt drei Minuten" Zeit für sie genommen hatte (I.8).

Im Gegensatz zu ihm scheint H.C. weniger an Gesprächen mit den Patient/inn/en
zu liegen. Zwar gab auch er einmal an, daß er sie wichtig finde und sich die

Zeit dafür nehme, um mit den Leuten über „alles und noch wat . . . wo die
Leute Probleme mit haben können" zu sprechen, aber an anderer Stelle sagte
er:

> „Das (ob er von Ärzten wisse, die ihn empfehlen) sind natürlich keine Sachen,
> die in dem Moment interessieren. Wenn die Leute das für wichtig halten,
> erzählen die das, sonst begrenzt man sich nur auf die richtig spezifischen
> Sachen, die in dem Moment an der Ordnung sind. Man ist ja dafür hier, nicht
> um einen Kaffeeklatsch zu machen. Man hört es vielleicht im Wartezimmer,
> aber man hört es nicht . . . während der Behandlung. Das . . . ist ja auch
> nicht die Bewandtnis von der Behandlung und darum halten die Leute das
> auch selber so sachlich wie möglich."

Auf die Frage nach seiner Arbeitszeit antwortete er, daß diese vom Verhalten der Patienten abhänge und sich verlängere, „weil sie nicht achtgeben, weil
sie lange Gespräche führen usw." Wie er unter diesen „sachlichen" Umständen
die seines Erachtens „unbedingt nötige" persönliche Atmosphäre schaffen will,
damit „die Leute, die hierherkommen, . . . sich wohlfühlen" hat er nicht
gesagt. Wohl aber, daß „aus Wohlfühlen . . . Gesundheit (kommt)" und daß
man sich „nicht hinstellen (soll), und nur verkünden, und der Rest, der muß nur
zuhören".

Vielleicht verbirgt sich die Lösung hinter seiner Aussage, daß Schnelligkeit
nicht Unpersönlichkeit bedeute. Denn: „Der Patient, der verliert vielleicht die
Übersicht, das macht . . . ja nichts, wenn wir die Übersicht mal behalten." –
Leider war keine meiner Gewährspersonen bei ihm in Behandlung.

Die Einstellungen zur Schulmedizin

Von konsequenter Ablehnung der Schulmedizin kann bei keiner der Gewährspersonen gesprochen werden, da alle Befragten mehr oder minder häufig Ärzte
konsultieren und keine die Notwendigkeit der Schulmedizin in Frage zu stellen
wagt.

Als Kritikerinnen der Schulmedizin können zwei der Befragten eingestuft
werden. Sie gaben deutlich negative Antworten auf die Frage nach ihrer persönlichen Einstellung zur Schulmedizin. Ihre unterschiedlichen Motive für diese
Haltung zeigen, wie verschieden eine Ablehnung begründet sein kann:

Eine Frau berichtete von ihren negativen Erfahrungen mit Ärzten und dem
damit verbundenen Vertrauensverlust. Hier waren persönliche Gründe entscheidend, während bei einer anderen Frau eine eher allgemeine Kritik an der Schulmedizin – teilweise sogar am gesamten Gesundheitssystem – im Vordergrund
stand. Sie beschrieb die Schulmedizin als „durch Bücher erworbenes Wissen"
und „zu distanziert". Doch trotz der vergleichsweise erheblichen Kritik steht
auch für sie die Notwendigkeit der Schulmedizin außer Zweifel. Im Gegensatz
zu den meisten anderen Gewährsleuten stufte sie jedoch ebenso die Heilpraktiker
als notwendig ein. („Es muß beides geben: Schulmedizin und Heilpraktiker".)

Insgesamt wollte niemand der Befragten gänzlich auf die Schulmedizin verzichten, Leistungen und Erfolge wurden anerkannt: „Es geht ja nicht ohne. Sie haben ja auch Wahnsinnserfolge, . . . hat mir ja auch schon geholfen" (I.10).

Uneingeschränkt positiv scheint jedoch keine/r der Befragten über die Schulmedizin zu denken. Alle haben mindestens einmal schlechte Erfahrungen mit Ärzt/inn/en gemacht, wobei sehr oft Krankenhausärzte als negativste Beispiele hervorstachen. Sogar wenn laut Patient/-in die eigenen Erfahrungen durchweg dem Vorwurf, die Ärzte und Ärztinnen seien zu unpersönlich, entsprachen, war immer noch eine große Scheu vor Verallgemeinerungen zu erkennen. Viele Gewährsleute legten Wert darauf, daß es ja „solche und solche" gäbe, eine erfreuliche Ablehnung von Vor- und Pauschalurteilen.

Zu erklären ist die Bereitschaft, die eigenen Erfahrungen zu relativieren und zu differenzieren, vielleicht damit, daß Ärzte und Ärztinnen für viele nach wie vor eine Autorität darstellen.

Die Mehrheit der Befragten möchte ihren Ärzten nicht von den Besuchen beim Magnetiseur erzählen. Sie befürchten, daß der Arzt/die Ärztin sich „hintergangen" fühlt, beleidigt ist und denkt (bemerkt?), daß der Patient/die Patientin nicht genug Vertrauen zu ihm/ihr hat. Viele fürchten außerdem Nachteile bei der Behandlung. Eine Frau erzählte ihrem Arzt erst von den Besuchen beim Magnetiseur, als sie keine Medikamente mehr benötigte, sich also weniger abhängig fühlte.

Eine andere Frau bemerkte, daß sie ihrem Arzt „sonst alles" erzähle, z.B., daß sie bei einem Heilpraktiker und einem Akupunkteur gewesen sei. Warum sie ihm nicht von dem Magnetiseur berichtet, konnte sie nicht sicher sagen, außer „vielleicht, weil es nicht nachweisbar ist".

Hier scheint die Sorge, nicht ernst genommen zu werden, im Vordergrund zu stehen.

Es ist festzustellen, daß bestimmte Forderungen und Kritiken, die immer wieder an die Schulmedizin gerichtet werden (zu unpersönlich, nehmen sich zu wenig Zeit, leichtfertiges Verschreiben von zuviel Medikamenten in zu hohen Dosen), weitgehend bekannt sind und mehr oder minder entschieden vertreten werden — zumindest verbal. Die eigene Praxis weicht jedoch manchmal merklich davon ab. Die Frage bleibt, ob dies „gezwungenermaßen" oder eher aus Gründen der persönlichen Bequemlichkeit geschieht.

Dieser Unterschied läßt sich auch an der gesamten Beantwortung der Fragen: „Nach welchen Kriterien haben Sie sich ihre Ärzte und Ärztinnen ausgesucht?" und „Was ist Ihnen wichtig an einem Arzt/einer Ärztin?" weiterverfolgen. Auf die Frage, was wichtig sei, wurden 24mal Eigenschaften aus dem Bereich des persönlichen Verhältnisses (Vertrauen, Sympathie, Zeit nehmen, persönliches Verhältnis, Zuhören, auch außerhalb der Sprechstunden erreichbar, gute Besprechung der Medikamente, angenehme Atmosphäre in der Praxis) und neun Forderungen bezüglich des Könnens genannt (Können, guter Ruf, gute Diagnosen, gründliche Untersuchung, Fortbildung).

Für die eigene Arztwahl nannten sie nur neunmal persönlich-menschliche und siebenmal fachliche Qualifikationen. Dafür wurden die räumliche Nähe viermal und die Empfehlung durch den Hausarzt zweimal genannt.

Ein anderes Beispiel ist die Einstellung zu und der Umgang mit Medikamenten. Die Hälfte der Gewährsleute ist heute der Ansicht, daß sie in der Vergangenheit zu viele Medikamente eingenommen haben, oder sie meinen, daß ihr Körper bereits „verseucht" sei und nun „sehr viel abbauen" müsse. Sie alle haben ihren Angaben zufolge tatsächlich eine Reduzierung der Medikamente vorgenommen (teils parallel zur Behandlung von C.). Leider hatte ich nicht bedacht zu ermitteln, wie hoch ihr Arzneikonsum heute ist. Aufgefallen war mir aber die (für meine Verhältnisse) nach wie vor häufige Einnahme von Medikamenten bei einigen, sowie die verbreitete Praxis, sich regelmäßig per Telefon Medikamente beim Arzt/der Ärztin zu „bestellen".

Inwieweit die verbale Ablehnung chemischer Medikamente der Realität entspricht, wäre also noch zu prüfen.

Die Einstellung zur Heilung durch Besprechen

Die meisten Menschen, die dem Heilmagnetismus Wirksamkeit durch Suggestion zuzusprechen bereit sind, machen auch keinerlei Unterschied zwischen der Heilung durch „Handauflegen" und der durch „Besprechen". Beides gehört für sie gleichermaßen in den Bereich des Okkulten und Spirituellen. Bei den Patient/inn/en der C.s hingegen konnte häufiger eine Differenzierung zwischen den verschiedenen Heilverfahren beobachtet werden. Auch wenn nur drei Personen dem Besprechen generell jede Wirksamkeit absprachen, war bei vielen zumindest eine gewisse Unsicherheit zu erkennen. Diese ist aber teilweise dadurch zu erklären, daß ungefähr die Hälfte der Befragten durch mich erstmalig erfuhr, daß „so etwas" wie Besprechen „bei uns" heute noch praktiziert wird.

Einer der Befragten erschien diese Vorstellung sogar „unheimlich". Sie fühlte sich dadurch an „Hexensprüche" erinnert. Auch sie ordnet dieses Heilverfahren automatisch mehr dem Bereich des Okkulten zu.

Die Bedeutung von Geld und Entfernung

Betrachtet man das Monopol der Schulmedizin bei den Krankenkassen als einen Faktor dafür, daß die Schulmedizin von vielen Menschen bevorzugt wird, stellt sich die Frage, welchen Stellenwert die Patient/inn/en von C. diesem Faktor beimessen.

Die von mir Befragten stuften die Preise ausnahmslos als „angemessen" ein, einige nannten sie sogar „sehr billig". Als Maßstab nehmen sie dafür anscheinend nicht das Bestreichen, also den Arbeitsaufwand, sondern seine Wirkung.

Die Frage, ob für sie eine Schwelle existiere, ab der sie nicht mehr oder seltener zu den Magnetiseuren fahren würden, wurde von vier Personen verneint. Sie vertraten die Position: „Für die Gesundheit spielt Geld keine Rolle". Bei den übrigen lag die Preisschwelle, ab der sie seltener oder nicht mehr zu C. fahren würden, zwischen 30,— und 100,— DM.

In diesem Zusammenhang ist noch zu bemerken, daß die C.s durchaus die finanziellen Möglichkeiten ihrer Patient/inn/en berücksichtigen. So wurden einer Frau während ihres Aufenthalts in der Pension die Behandlungskosten von G.C. sen. erlassen, einer anderen Frau hatte G.C. jun., als ihr Mann arbeitslos wurde, die kostenlose Weiterbehandlung angeboten, damit sie die Besuche auf keinen Fall einschränke oder gar einstelle.

Von größerer Bedeutung als das Honorar scheint die Entfernung zu sein. Fast alle Befragten aus dem Münster- und dem Weserbergland gaben dies als sehr wichtig an. Für mehrere war die weite Anreise ein entscheidender Grund, warum sie die Behandlung abgebrochen haben. Dabei wurde dem Umstand und der Dauer der Fahrt meist größere Bedeutung beigemessen als den Benzinkosten.

Bemerkenswerter finde ich die Tatsache, daß die Anreise auch für Frauen, die in der Nähe wohnen (20 bis 40 km), ein Problem darstellen kann. Gerade ältere Frauen besitzen im Vergleich zu ihren Ehemännern häufig keinen Führerschein. Bei schlechten Bahn- und Busverbindungen sind sie hierdurch oft von ihren Ehemännern abhängig. Mir wurde mehrfach berichtet, daß die Befragte selber oder eine Bekannte von ihr nicht (mehr) zu C. fahren konnte, da ihr Mann sich weigerte, sie dorthin zu fahren.

Eine Möglichkeit, sich dieser Bestimmung durch den Ehemann zu entziehen, besteht in der Bildung von Fahrgemeinschaften. Diese werden von vielen auch schon deshalb praktiziert, um die Reisekosten möglichst gering zu halten. Finden sich im Bekanntenkreis nicht genügend Mitfahrer/-innen, so wird auch in regionalen Zeitungen dafür geworben. Sogar Busse werden eigens zu diesem Zweck gechartert.

Diese Fahrgemeinschaften stellen wohl die beste Werbung für die C.s dar. Die Mehrzahl der Befragten ist zum ersten Mal gemeinsam mit jener Person zu C. gefahren, von der sie auch von ihm gehört hatte. Diese Mitfahrgelegenheiten waren für viele ein entscheidender Grund, die Behandlung der C.s überhaupt erst auszuprobieren.

V. Reaktionen auf die Besuche bei den C.s

Die Einstellungen der Patient/inn/en der C.s zeigen: der Heilmagnetismus ist heute alles andere als eine akzeptierte Heilmethode. Oft bezeichnen ihn Wissenschaftler und Laien einfach als „Kurpfuscherei", „Scharlatanerie" oder schlicht „Quatsch". Die Heilerfolge von Magnetiseuren werden kurzerhand durch Suggestion erklärt. Selbst jene, die ihn „ausprobieren" und sogar die, die durch einen

Magnetiseur von jahrelangen, schwerwiegenden Krankheiten geheilt wurden, sind selten von der Existenz eines „Heilmagnetismus" wirklich überzeugt.

Dementsprechend haben auch viele meiner Gewährsleute immer wieder sehr negative Erfahrungen gemacht, wenn sie anderen von ihren Besuchen bei C. erzählten. Oft wurden sie ausgelacht, verurteilt, als abergläubisch bezeichnet und nicht ernst genommen. Mittlerweile vermeiden sie es deshalb häufig, davon zu sprechen, da sie weitere negative Reaktionen befürchten. Nur drei der Befragten gaben an, „keinen Hehl daraus zu machen", sondern „dazu zu stehen" und „immer, wenn die Sprache darauf kommt" von den Besuchen bei C. zu erzählen. Diese drei scheinen auch noch keine besonders negativen Reaktionen erlebt zu haben. Einer von ihnen bekommt sogar für die Behandlung bei C. an seinem Arbeitsplatz frei, genau wie für einen gewöhnlichen Arztbesuch.

Es erscheint mir allerdings noch fraglich, ob die Reaktionen nun tatsächlich positiver waren als bei den anderen Gewährsleuten und die größere Sicherheit „dazu zu stehen" hierdurch bewirkt worden ist. Möglich wäre auch, daß sie von vorneherein sicherer waren und daher Ablehnung (z.B. „wenn schon‘mal ein Witz gemacht wird") nicht so stark bewerten, wie diejenigen, die ohnehin schon befürchten, nicht ernst genommen zu werden. Letztere wählen sich die Menschen, denen sie von C. erzählen, sehr bewußt aus. Dabei werden verschiedene Kriterien angelegt:

Bei allen wurden die Familienmitglieder als erste „eingeweiht", außerdem Bekannte oder Verwandte, die für besonders vertrauenswürdig befunden werden. Wichtiger erscheint mir jedoch das Prinzip, Kranken eher von C. zu berichten als Gesunden. Immer wieder wird diese Unterscheidung gemacht:

„Das sind keine akuten Themen für Gesunde, die machen sich darüber lustig. Sie können Kranke nicht verstehen. Ich hab' keine Lust, ausgelacht zu werden. Die (Gesunde) sind nicht kompetent, darüber zu reden" (I.1). „Gesunde lachen darüber, Kranke hören schon ‘mal zu" (I.3).

Die Angst, ausgelacht zu werden, wird relativiert, indem diejenigen, die lachen, als unwissend ausgegrenzt werden. Da sie es ja sowieso nicht verstehen und beurteilen können, hat es auch keinen Sinn, mit ihnen über den Heilmagnetismus zu reden. Sie sind eben nicht „kompetent".

Wie bei allen Meinungsbildungsprozessen wird es auch beim Heilmagnetismus kaum jemandem möglich sein, sich gänzlich dem Einfluß seiner Umgebung zu entziehen. Auch wenn einige Befragte die Entscheidung, sich von C. behandeln zu lassen, als einen völlig autonomen Entschluß darstellen wollten, wurde doch immer wieder an anderer Stelle deutlich, daß dieser Entschluß sehr wohl mit der Haltung Dritter in Zusammenhang stand. Fast alle kannten zu dem Zeitpunkt ihrer ersten Behandlung bereits mindestens einen Menschen, der sich bereits von C. hatte behandeln lassen. Dies ist sicherlich der erste entscheidende Faktor, um eine eventuell existierende Hemmschwelle abzubauen, so meinte eine Frau, daß doch auch „‘was d'ran sein (müsse), wenn so viele Leute hingehen, ... auch so viele Bekannte". Ebenso wird dies an der Tatsache deutlich, daß die Einstellungen der Familienmitglieder und naher Bekannte sich spätestens durch die Besuche der Gewährsleute bei C. zum Positiven wandelten. Strikte Ablehnung wich nach Angabe der Gewährsleute immer zumindest dem Interesse, selbst wenn die Behandlung nicht erfolgreich war. Außerdem sind alle mindestens von einer Person bestärkt oder sogar bedrängt worden, zu den C.s zu fahren, wenn auch nur durch die Aufforderung, „doch 'mal mitzufahren". Alle Frauen, die angaben, daß sie entschieden beeinflußt worden sind, nannten ihren Ehemann oder Freund als hierfür entscheidende Person.

VI. Das Verhältnis der C.s zur Schulmedizin

Bei meinen Erhebungen habe ich Hinweise erhalten, die zeigen, daß einzelne Mediziner/-innen den Heilmagnetismus akzeptieren: Eine Patientin lernte im Wartezimmer eine Ärztin kennen. G.C. wußte, daß er bereits einzelne Mediziner behandelt hatte, und sowohl mehrere Patientinnen als auch H. und G.C. jun. wußten von konkreten Fällen, in denen Ärzte/innen ihren Patient/inn/en empfohlen hatten, zu ihnen zu gehen.

Andererseits wurde mir aber auch von einigen Ärzt/inn/en berichtet, die sich geweigert haben, ihre Patient/inn/en weiterzubehandeln, solange diese sich auch von den C.s behandeln ließen. Daß ich hiervon relativ selten erfuhr, mag daran liegen, daß viele Patient/inn/en eine solche Reaktion von Anfang an verhindern, indem sie ihrem Arzt/ihrer Ärztin die Besuche bei C. verschweigen.

Wie stehen nun die Magnetiseure zur Schulmedizin?

Auch sie betonen vor allem die Notwendigkeit der Schulmedizin. Wenn sie es für nötig halten, raten sie ihren Patient/inn/en, einen Arzt oder eine Ärztin zu konsultieren (beispielsweise für eine Operation), ebenso wie sie sich auch selbst in bestimmten Fällen in ärztliche Behandlung begeben.

G.C. jun. kritisiert an der Schulmedizin, daß zu oft Fehler gemacht würden, die nie wieder gutzumachen seien. Auch teilt er den Vorwurf, daß viele Ärzte/ Ärztinnen sich zu wenig Zeit für die Patient/inn/en nähmen.

Im Gegensatz zu ihm hat H.C. — entsprechend seiner bereits dargestellten Einstellung zu seinem eigenen Arbeitstempo — Verständnis dafür, daß sich Ärzte/innen „ins Unpersönliche zurückziehen" müßten. Da sie „auf jeden Fall Objektivität bewahren" müßten, seien sie gezwungen, Abstand zu nehmen und sich „ab und zu mal unpersönlich (zu) verhalten". Denn: „Wie mich die Arbeit belastet, so verhalte ich mich auch". Je stärker die Belastung, desto größer sei auch die Distanzierung. Zu den Folgen dieses Sachverhalts für die Patient/inn/en äußerte er sich nicht.

Gemeinsam ist den drei Magnetiseuren, daß sie alle die Intoleranz der Schulmedizin gegenüber anderen Heilverfahren, speziell gegenüber dem Heilmagnetismus bemängeln:

„Ihr Wissen ist Gesetz und das andere . . . taugt nicht . . . die sind so ver-
bohrt, die sehen nur sich selber und nichts anderes . . . Das kommt nämlich
auch vor, daß die prinzipiell dagegen sind, daß wir nur Halsabschneider
sind, daß wir den Leuten das Geld aus der Tasche ziehen, was in dem Sinne
nicht stimmt."

So schildert G.C. jun. die Mehrzahl der Schulmediziner/-innen — nicht ohne
den Hinweis, daß nicht alle so denken würden. Die C.s fordern, von der Schulmedizin ernst genommen zu werden und wünschen sich eine effektive Zusammenarbeit.

VII. Schlußbemerkung

Abschließend sollen einige weiterführende Fragen skizziert werden: Unter-
suchenswert erscheint mir, ob meine Beobachtung, daß sich mehr Frauen als
Männer von den C.s behandeln lassen, auch auf andere Heiler/-innen übertragbar,
vielleicht sogar generalisierbar ist. Ist dies der Fall, so sollte auch der Frage nach-
gegangen werden, worin die Ursachen liegen.

Ferner halte ich es für sehr wichtig, daß der Zwiespalt, in dem viele Menschen
stehen, die sich von Heilern behandeln lassen, in weiteren Arbeiten zu diesem
Thema Berücksichtigung finden sollte.

Interessant wäre es auch, der Frage nachzugehen, ob dieser Zwiespalt sich
nicht auch als Kulturkonflikt interpretieren ließe, bei dem Personen, deren
Kultur besonders durch rational-naturwissenschaftliches Denken geprägt ist,
plötzlich konfrontiert werden mit einer anderen (Sub-?) Kultur, die diesem Denken entgegensteht.

Schließlich möchte ich noch einmal darauf hinweisen, daß die Frage, ob die
Behandlung durch Heiler/-innen von den Patient/-innen als „normal" angesehen
wird, sehr genau und vorsichtig zu prüfen ist. Es müßten eventuelle Ängste, Ver-
drängungen und Effekte der sozialen Erwünschtheit durch geschickte, differenzierte Fragestellungen berücksichtigt werden.

Magnetiseure und ihre Patienten
Gespräche und Beobachtungen

von

Barbara Mott
(unter Mitarbeit von Ursula Ernst)

Im Sommer 1985 entschlossen wir uns im Rahmen eines empirischen Praktikums zu einer Untersuchung über Magnetiseure und ihre Patienten. Infolge rechtlicher Bestimmungen dürfen Magnetiseure in der Bundesrepublik nicht praktizieren, deshalb mußten wir die benachbarten Niederlande in unser Untersuchungsgebiet mit einbeziehen.

Als empirische Untersuchungsmethode wählten wir die ‚teilnehmende Beobachtung‘, weil sie es uns ermöglichte, in verschiedenen Praxen unauffällig mit Patienten über den Behandlungsvorgang und die Heilerfolge der Magnetiseure zu reden, um den Magnetiseur aus der Sichtweise der Patienten kennenzulernen. Darüber hinaus ließen wir uns von den Magnetiseuren behandeln und konnten so die Behandlungsweise nicht nur direkt beobachten, sondern auch erleben.

Auf drei Beobachtungen, bei Herrn R. aus dem Kreis Venlo, Herrn C. aus dem Kreis Enschede und Herrn B. ebenfalls aus dem Kreis Venlo, möchte ich im folgenden eingehen. Herr R. und Herr C. erlaubten uns sogar, gemeinsam den Behandlungsraum zu betreten. Auf diese Weise war es der einen möglich, sich behandeln zu lassen, während die andere den Behandlungsvorgang beobachten konnte.

Während der Untersuchung stießen wir bei zwei Magnetiseuren, Herrn R. und Herrn C., auf eine Gesprächsbereitschaft, die uns ermutigte, sie für ein Interview gewinnen zu können. In der Zwischenzeit hatten wir durch Mund-zu-Mund-Propaganda und über eine Auskunft beim Heilpraktikerverband weitere Anschriften von Magnetiseuren erhalten, so daß wir unsere Untersuchungen im darauffolgenden Semester fortsetzen konnten.

Unser erster Interviewpartner 1986 war Herr R. Er ist von Beruf Bäcker und praktiziert seit 1980 als Magnetiseur. Das zweite Interview führte uns in die Nähe von Siegen. Dort betreibt Frau L. (Heilpraktikerin) gemeinsam mit ihrem Mann (Psychologe) ein Institut für bio-medizinische Naturheilbehandlungen. Es ist keine Kuranstalt, dort werden nur Behandlungen ausgeführt. Im Institut ist ebenfalls die Tochter des Ehepaars, Frau T., beschäftigt. Sie hat eine Ausbildung als Orthoptistin absolviert. Sowohl Frau L. als auch Frau T. verfügen über heilmagnetische Kräfte, die sie zusätzlich zu allen Naturheilbehandlungen anwenden.

I. Besuch beim Magnetiseur H.J. R. im Kreis Venlo (Juli 1985)

Der Magnetiseur R. betreibt seine Praxis in seinem Wohnhaus. Die Einrichtung
des Wartezimmers erweckte den Eindruck eines gutbürgerlichen Wohnzimmers.
An der Längsseite des Raumes steht ein Eichensofa, davor ein niedriger Couchtisch, zwei Beistelltische mit Nippesfiguren und zwei Polstersessel komplettieren
die Einrichtung. Die Wände sind mit Gemälden und Delfter Tellern dekoriert.
Eine Ziehharmonikatür trennt das Wartezimmer vom Behandlungsraum. Auf
dem Couchtisch lagen mehrere Zeitschriften und Comics, unter ihnen auch eine
deutsche Zeitschrift, zur Lektüre aus. Darüber hinaus fanden wir dort ein Album,
in dem sich Dankschreiben geheilter Patienten befanden. Es waren ausschließlich
Dankschreiben niederländischer Patienten. Die dort angeführten Krankheiten
reichten von vollkommener Bewegungslosigkeit bis zu psychischen Störungen.

Aufgrund der vorherigen Terminabsprache befanden sich außer uns beiden
keine weiteren Patienten im Wartezimmer. Herr R. scheint seine Patienten in
einem halbstündigen Rhythmus zu bestellen, da wir einen Termin um 14 Uhr
hatten, die nächsten Patienten aber erst um ca. 14.30 Uhr im Wartezimmer zu
hören waren.

Nach einer Weile wurde die Ziehharmonikatür geöffnet und die Patientin, die
vor uns an der Reihe gewesen war, verließ den Behandlungsraum. Der Magnetiseur bat uns beide einzutreten und an dem Tisch, an der linken Wandseite des
Behandlungszimmers, Platz zu nehmen. Das Behandlungszimmer ist äußerst
klein, außer für den Tisch mit den drei Stühlen bietet es Platz für einen Wohn-
zimmerschrank an der gegenüberliegenden Wandseite und einen ledernen Liege-
sessel, der vor dem Fenster steht. Die heruntergelassenen Jalousien tauchten den
Raum in ein angenehmes Halbdunkel.

Der Magnetiseur fragte mich nach meinen Beschwerden. Als ich ihm von
meinem chronischen Schnupfen, den damit verbundenen Kopfschmerzen und
den Kreislaufbeschwerden erzählte, maß er zunächst meinen Blutdruck. Doch
infolge der augenblicklichen nervlichen Anspannung stellte er keinen akut
niedrigen Blutdruck fest. Danach tastete er mit seinen Händen meinen Kopf ab
und fand die Stellen, an denen ich Schmerzen verspürte.

Nun nahm er einen Kolben zur Hand, auf den er einen gläsernen Kamm mit
vier Zähnen befestigte und schloß beides an einen Transformator an. Im Abstand
von etwa drei Sekunden erleuchtete ein violetter Blitz den gläsernen Kamm. Bei
der Berührung mit der Haut sprangen kleine Funken über, die ein knisterndes
Geräusch verursachten. Auf meinem Handrücken demonstrierte er mir, daß bei
der Berührung mit der Haut keine Schmerzen entstehen. Den gläsernen Kamm
führte er dann über meinen Kopf und machte dabei Bewegungen, als wolle er
mein Haar kämmen. Jedesmal, wenn ein Blitz den gläsernen Kamm durchzog,
kribbelte es auf meiner Kopfhaut. Ziemlich genau sechs Minuten lief der Transformator, solange führte er den Kamm über meinen Kopf. Dann stellte er sich
erneut hinter mich, legte seine Hände auf meine Stirn, ließ sie einige Sekunden

dort ruhen und führte sie langsam in die Richtung meines Hinterkopfes und schüttelte beide Hände nach hinten aus. Nach der Beobachtung meiner Partnerin hielt er dabei die Augen geschlossen und machte den Eindruck, als konzentriere er sich sehr. Diesen Vorgang wiederholte er etwa fünf- bis sechsmal. Nach dieser Behandlung hatte der stechende Kopfschmerz an der linken Seite tatsächlich nachgelassen, und ich verspürte ein angenehm entspanntes Gefühl. Einen Wärmestrahl aus seinen Händen – wie mir einige Patienten ihr Gefühl bei der heilmagnetischen Behandlung beschrieben hatten – hatte ich jedoch nicht gespürt.

In bezug auf meine Krankheit erklärte er mir folgendes: Ich hätte eine Entzündung im Kopf, daher der chronische Schnupfen. Durch die Behandlung mit den elektrischen Wellen wolle er die Durchblutung meiner Kopfhaut anregen. Dann gab er mir die Frucht eines mexikanischen Strauches, dessen Namen ihm leider entfallen war. Davon solle ich einen Aufguß brühen und meine Nase spülen. Zunächst müsse die Entzündung abklingen, danach könne er sich gezielt um die „Schwachstellen" meines Kopfes kümmern.

In dem anschließenden Gespräch zeigte er sich aufgeschlossen und erzählte uns von seinen heilmagnetischen Fähigkeiten. Bereits sein Vater, Großvater und Urgroßvater hätten diese Fähigkeiten besessen. Im Prinzip habe jeder Mensch die Fähigkeit, den Heilmagnetismus auszuüben, nur bei manchen Menschen wäre sie besonders ausgeprägt. Diese Fähigkeit könne man nicht erlernen, entweder man habe sie oder nicht. Der Heilmagnetismus bedarf einer großen Konzentration und eines großen Einfühlungsvermögens. Deshalb könne er auch nur eine geringe Zahl von Patienten an einem Tag behandeln. Alle Medikamente, die er seinen Patienten gibt, probiert er vorher an sich selber aus.

Nachdem wir ihn auf das Album mit den Dankschreiben angesprochen hatten, öffnete er eine Tür des Wohnzimmerschranks und holte eine graue Mappe hervor. Darin befanden sich etwa fünfzig Formulare, die von ihm geheilte Patienten ausgefüllt hatten. Die am häufigsten genannten Krankheiten waren Nervosität, Kopfschmerzen, Migräne, Muskelschmerzen, Ischias und Rückenschmerzen. Auf unsere Frage, ob alle von ihm geheilten Patienten ein solches Formular ausgefüllt hätten, antwortete er uns, daß dies nur etwa fünf bis zehn Prozent der Patienten seien, die er geheilt hätte. Denn das Ausfüllen eines solchen Fragebogens sei freiwillig. Es waren hauptsächlich niederländische Patienten, die einen dieser Bogen ausgefüllt hatten. Die Formulare trugen in der rechten oberen Ecke das Emblem: „Kharma Stichting". Er erklärte uns, daß er für diese Stiftung arbeite. An der Wand über dem Tisch hängen auch zwei Urkunden dieser Stiftung.

Interview mit dem Magnetiseur H.J.R. (Januar 1986)

Zum persönlichen Werdegang des Magnetiseurs

Herr R. ist 43 Jahre alt und führt seit fünf Jahren seine Praxis als Magnetiseur. Die magnetischen Fähigkeiten sind mit ihm in seiner Familie bereits in der fünften Generation vorhanden. Durch einen Zufall entdeckte er diese Fähigkeiten im Alter von vierzehn Jahren. Damals arbeitete er in einer Konservenfabrik. Die recht häufig auftretenden Verletzungen seiner Kollegen behandelte er intuitiv durch Auflegen seiner Hände. Doch zunächst heilte er nur spontan dort, wo seine Hilfe notwendig war. Er entschloß sich, wie sein Vater, das Handwerk des Bäckers zu erlernen. Erst als der Drang zu heilen immer stärker wurde und er sich ihm nicht länger widersetzen konnte, gab er seinen Beruf auf und machte das Magnetisieren zu seiner Hauptbeschäftigung. Dies geschah 1980.

Seit seinem vierzehnten Lebensjahr wurden seine magnetischen Kräfte immer stärker. Die Herkunft seiner Kräfte sei der Kosmos. Im Prinzip besitze jeder Mensch diese Kräfte, sie äußerten sich zum Beispiel im kleinen, wenn eine Mutter ihr Kind tröste. Die Magnetiseure täten nichts anderes, als diese Kräfte im großen anzuwenden. Im Gegensatz zu seinem früheren Beruf als Bäcker, hat er seine Lebensführung nicht verändert. Er lebt nicht extrem gesundheitsbewußt, raucht sogar und nimmt weiterhin am Leben teil wie vorher.

Anfang 1985 schloß er sich einer Vereinigung von alternativen Heilern an. Zuvor hatte er bei diesem Verband, der „Kharma Stichting", einen zweijährigen Lehrgang besucht, wo ihm medizinisches Wissen vermittelt worden war. Nach Abschluß dieses Lehrgangs legte er eine Prüfung ab. Auf unsere Frage, aus welcher Motivation heraus er diesem Verband beigetreten sei, antwortete er, er hoffe, die Magnetiseure würden bald von den niederländischen Krankenkassen anerkannt werden. Um dann seine Behandlungskosten über die Krankenkasse abrechnen zu können, habe er diesen Lehrgang absolviert.

Seine Behandlungsmethode

Herr R. magnetisiert nicht nur, sondern arbeitet auch mit Strom, Hoch- und Niedrigfrequenz, mit Naturpräparaten, mit Hypnose und mit dem Fußreflex-verfahren. Den Strom setzt er zur Verstärkung seiner eigenen, magnetischen Kräfte ein, damit ein Heilerfolg schneller eintritt. Den Niedrigfrequenzstrom gebraucht er bei Nervosität, während er den Hochfrequenzstrom bei Entzündungen anwendet. Jede Zelle des menschlichen Körpers sei eine Art Akku, die er mit dem Strom wieder aufladen könne. Auf diese Weise erfolge ein Appell an die Selbstheilungskräfte des Körpers. Es gibt aber auch eine Reihe von Krankheiten, die er rein magnetisch behandelt, zum Beispiel Kopfschmerzen, Migräne, Magenschmerzen; Schmerzen, die nicht mit anderen Erkrankungen in Verbindung stehen, die er deshalb „mit den Händen herausholen kann".

Zu den häufigsten Krankheiten, die er behandelt, zählen chronische Erkrankungen wie Magenkrankheiten, Nervenentzündungen, Rheuma, Asthma und Augenentzündungen. Auch krebskranke Patienten behandelt er, hier könne er allerdings nur die Schmerzen lindern. Bei Prüfungsangst wendet er auch Fernheilung an. Dann läßt er sich von dem betreffenden Patienten ein Bild und den genauen Termin der Prüfung geben. Zu diesem Zeitpunkt legt er dann seine Hand auf das Foto und begleitet den Prüfling so durch die Prüfung.

Die Behandlungsdauer, die zur Genesung des Patienten notwendig ist, sei sehr unterschiedlich. Sie hinge nicht so sehr von der Krankheit als vielmehr vom Patienten ab, denn er habe schon häufiger festgestellt, daß Patienten mit der gleichen Krankheit unterschiedlich schnell gesunden. Allerdings habe er auch schon Spontanheilungen erlebt.

Zum Schluß interessierte uns noch, ob er auch Gegenstände magnetisiere. Davon halte er überhaupt nichts, erwiderte er uns. Ebenso glaube er auch nicht an die Heilkraft von Magnetarmbändern, Amuletten und Pflastern.

Er bedauerte sehr, daß es keine Zusammenarbeit zwischen Ärzten und Magnetiseuren und unter verschiedenen Magnetiseuren gebe. Ab und zu arbeite er mit einer Chiropraktikerin zusammen, der er Patienten schicke, von denen er meine, daß sie bei ihr besser aufgehoben seien.

Die Patienten

Der überwiegende Teil seiner Patienten sind Frauen. Altersmäßig lassen sich jedoch keine Schwerpunkte feststellen, seine jüngsten Patienten sind Babys im Alter von wenigen Monaten, sein ältester dagegen ein 95jähriger Mann.

Die Zahl der Patienten, die er an einem Tag behandeln kann, sei unbegrenzt, allerdings bemühe er sich, pro Stunde nicht mehr als zwei Patienten zu behandeln. Die Patienten, so versicherte er uns, brauchen keine besondere Heilungserwartung mitzubringen. Allerdings komme es immer wieder vor, daß er einigen Patienten nicht helfen könne. Meistens bemerke er dies sofort, wenn sie die Praxis betreten. Woran er dies erkenne, könne er nicht sagen, er spüre es einfach. Doch 85 bis 90 Prozent seiner Patienten kann er heilen, den restlichen 10 bis 15 Prozent kann er wenigstens zu einem Teil helfen, indem er zum Beispiel ihre Schmerzen lindere.

Zu seinen Patienten zählen etwa 200 Deutsche pro Jahr. Er erhält seine Kundschaft zum einen durch Mund-zu-Mund-Propaganda, zum anderen durch Zeitungsannoncen.

II. Besuch beim Magnetiseur C. im Kreis Enschede (Juli 1985)

Die Praxis des Magnetiseurs C. liegt im Zentrum der Stadt, an einer Wohn-Geschäftsstraße. Die Praxisräume befinden sich im Erdgeschoß des aus dem Anfang dieses Jahrhunderts stammenden Wohnhauses.

Das Wartezimmer, ein großer ungemütlicher Raum mit einer Deckenhöhe von etwa 3,40 m, macht einen etwas schäbigen Eindruck. Entlang den Wänden stehen einfache Holzstühle. Der offene Kamin scheint nicht mehr in Gebrauch zu sein. An den Wänden hängen drei selbstgemalte Bilder des Magnetiseurs, der sich auch als Künstler betätigt.

Als wir das Wartezimmer betraten, saßen an den beiden gegenüberliegenden Seiten je ein Mann und eine Frau. Sie unterhielten sich in niederländischer Sprache über alltägliche Themen. Kurz nach uns nahm eine junge Frau, etwa 20 Jahre alt, im Wartezimmer Platz. Fast gleichzeitig betraten etwa zehn Minuten später zwei 40- bis 50jährige und zwei über 60 Jahre alte Damen das Wartezimmer. Außer uns beiden waren alle Anwesenden niederländischer Staatsangehörigkeit. Daher wurde das folgende Gespräch auch in niederländischer Sprache geführt. Das Thema wechselte sehr schnell vom alltäglichen Geschehen zur Person des Magnetiseurs über.

Da einige der Patienten zum ersten Mal bei C. in Behandlung waren, erklärte eine schon vor uns anwesende Frau den Ablauf eines Behandlungsvorgangs bei C. Dabei muß man zwischen der Behandlung nach vorheriger Terminabsprache, die nur montags stattfindet, und einer Behandlung ohne Terminabsprache, die an den übrigen Wochentagen stattfindet, unterscheiden. Montags wird jeder Patient einzeln in das Behandlungszimmer gerufen. Eine oder mehrere Personen (Freund/-in, Ehefrau/-mann) dürfen den Patienten auf dessen Wunsch hin begleiten. Dann können zwei Dinge geschehen:

1. C. fragt den Patienten nach dessen Leiden oder
2. C. fragt den Patienten nichts, sondern sagt ihm ohne vorherige Untersuchung, was ihm fehlt.

Hierin zeigen sich die hellseherischen Fähigkeiten C.s. Die Frau, die uns dies beschrieb, betonte, daß C. sein Talent nicht dazu nutze, die Zukunft vorauszusagen. Danach erst erfolgt der eigentliche Behandlungsvorgang, das Auflegen der Hände auf die erkrankte oder geschwächte Körperstelle. Ist eine Behandlung des Patienten nicht möglich, weil sie wirkungslos wäre (bei welchen Krankheiten dies der Fall ist, war nicht festzustellen), dann sagt er das dem Betreffenden. Die zweite Behandlungsmethode, die an den übrigen Tagen durchgeführt wird, beschrieb die Patientin folgendermaßen: Alle Patienten nehmen auf den Stühlen entlang den Wänden des Behandlungsraumes Platz. C. wählt einen Patienten aus, den er bittet, sich auf den schweren, lederbezogenen Eichenstuhl in der Mitte des Raumes niederzulassen. Dort wird er im Beisein der anderen Patienten durch Berühren mit den Händen behandelt.

Von einer der beiden älteren Damen war zu erfahren, daß zu Beginn die Behandlung jede Woche wiederholt wird. Mit zunehmender Besserung werden die Abstände zwischen den Behandlungen immer größer: erst alle zwei Wochen, dann nur noch einmal im Monat bis eine vollständige Heilung erfolgt ist. Dieser hohe finanzielle Aufwand werde jedoch durch die großen Heilerfolge C.s gerechtfertigt, meinte die alte Dame. Vollkommen überzeugt sei sie jedoch nicht von der Wirkung des Heilmagnetismus, aber sie hoffe auf Erfolg. Daraus ist zu schließen, daß die Ärzte ihr nicht helfen konnten und C. ihr letzter Ausweg ist. Überzeugt von C.s magnetischen Kräften war jedoch die andere ältere Dame. Sie spüre die Kraft, die von seinen Händen ausgehe, bei der Behandlung ihrer Venenentzündung an den Beinen. Sie sei zum sechsten Mal bei ihm in Behandlung und verspüre bereits eine Besserung.

Auf die Frage, welche Krankheiten C. behandele, erfolgte eine Aufzählung verschiedener Erkrankungen, die auch hier von gravierenden körperlichen Beschwerden bis zu mentalen Leiden, zum Beispiel Depressionen reichten. Wenn die Ursache einer Krankheit in der Lebensführung des Patienten zu suchen ist, dann weist C. den Patienten darauf hin, erklärte die ältere Dame weiter. Alle anwesenden Personen hatten von den Heilerfolgen C.s gehört und waren aufgrund dessen zu ihm gekommen.

Von Zeit zu Zeit trat der Magnetiseur C. in das Wartezimmer und rief den nächsten Patienten mit Namen auf. Als wir an der Reihe waren, standen wir beide auf und betraten gemeinsam den Behandlungsraum. Dagegen wendete der Magnetiseur auch nichts ein. Entlang den Wänden standen auch hier zahlreiche einfache Holzstühle. In der Mitte des Raumes stand, wie zuvor von der Patientin im Warteraum beschrieben, ein großer, lederbezogener Eichenstuhl. Dem gegenüber befand sich an einer Schmalseite des Raumes ein offener Kamin. Über dem Kamin war ein Bücherregal. An der rechten Wandseite hing über einem kleinen Schreibtisch ein großformatiges Bild, das den Namenszug des Magnetiseurs trug. Der Boden war, anders als der Steinfußboden im Wartezimmer, mit einem hellen Teppichboden ausgelegt. Im ganzen machte dieser Raum einen entschieden freundlicheren Eindruck als das Wartezimmer.

Nachdem der Magnetiseur uns begrüßt hatte, fragte er, wer von uns beiden behandelt werden wolle. Als ich mich meldete, bat er mich, auf dem lederbezogenen Stuhl in der Mitte des Raumes Platz zu nehmen. Ich erzählte ihm von meiner chronischen Erkältung und den damit verbundenen Kopfschmerzen. Daraufhin stellte er sich seitlich neben meinen Stuhl, legte seine rechte Hand auf meine linke Stirnseite und seine linke Hand auf meinen Hinterkopf. Nach kurzer Zeit (einigen Sekunden) begannen beide Hände unaufhörlich zu zittern. Zunächst sagte er nichts, tastete meine linke Stirnhälfte und meinen Nacken ab, kehrte dann mit seinen Händen wieder in die Ausgangsposition zurück, woraufhin beide Hände wieder zu zittern begannen. Diesmal bemerkte ich, wie er sich bemühte, die Hände stillzuhalten, was ihm jedoch nicht gelang. In dem anschließenden Gespräch analysierte er zunächst meine Persönlichkeit.

Das, was er herausfand, traf verblüffend genau zu. Aber er zählte mir auch einige Eigenschaften auf, die mir zwar bewußt waren, die ich aber bisher nicht wahrhaben wollte. Er fand auch die Ursache für den chronischen Schnupfen und die Kopfschmerzen sehr schnell heraus und teilte mir mit, wie ich mich dieser Beschwerden entledigen könne.

C. war übrigens der einzige der drei Magnetiseure, von denen ich mich hatte behandeln lassen, der mir eine konkrete, glaubhafte Ursache für meine Beschwerden nennen konnte.

III. Besuch beim Magnetiseur J.M.M.B. in der Nähe von Venlo
(Juni 1985)

Die Praxisräume des Magnetiseurs befinden sich im Hinterhaus seines Wohnhauses. Da er seine Patienten nur nach vorheriger telefonischer Vereinbarung behandelt, fiel uns auch keine große Zahl von parkenden Autos auf.

Das Wartezimmer machte einen kühlen und abweisenden Eindruck. Die Wände sind braun angestrichen, der Anstrich war direkt auf die Wand erfolgt. Entlang den Wänden sind ungemütliche, billige rote Holzbänke angebracht. In der Mitte des Raumes steht ein niedriger Couchtisch, mehr Mobiliar weist das Wartezimmer nicht auf. Der schon durch den Anstrich des Raumes hervorgerufene ungemütliche Eindruck wurde durch das einfache Mobiliar noch verstärkt.

Außer uns beiden befanden sich noch drei weitere Personen im Wartezimmer: Neben einer Niederländerin, von etwa Mitte 30, eine deutsche Frau mit ihrem ungefähr achtjährigen Sohn. Die wenigen Patienten im Wartezimmer erklären sich aus der Tatsache, daß Herr B. nur nach vorheriger Terminvereinbarung behandelt. Schichtenspezifisch ließen sich die Personen meiner Meinung nach nicht unterscheiden.

Gespräche zwischen den Patienten fanden nicht statt. Es herrschte eine bedrückende Stille, jeder schwieg vor sich hin. Die Situation war meiner Meinung nach ähnlich wie die in dem Wartezimmer eines Schulmediziners.

Da sich außer uns beiden nur noch zwei weitere Patienten im Wartezimmer aufhielten, waren bei diesem Besuch nur wenige Informationen zu erwarten. Hinzu kam, daß sich die Patienten in räumlicher Distanz zueinander niedergelassen hatten.

Die Niederländerin gab an, schon des öfteren bei B. in Behandlung gewesen zu sein. Sie war von dessen Fähigkeiten überzeugt: „Er sieht Dich an und weiß sofort Bescheid." Bei dieser Person stellten sich als zusätzliches Handikap Sprachschwierigkeiten ein.

Die deutsche Mutter mit ihrem achtjährigen Sohn war das erste Mal bei B. Sie hoffte, daß B. ihrem Sohn helfen könne. Obwohl Bekannte ihr den Magnetiseur empfohlen hatten, war sie skeptisch.

Mehr an Informationen war nicht zu erhalten, wenn wir nicht Gefahr laufen wollten aufzufallen.

Ob die Stimmung wechselte, wenn ein neuer Patient an die Reihe kam, kann ich leider nicht sagen, da ich der erste Patient war, der die Praxisräume betrat.

Der Behandlungsraum macht einen ähnlich ungemütlichen Eindruck wie das Wartezimmer. Die Wände sind mit der gleichen braunen Farbe gestrichen wie die Wände des Wartezimmers. Der Behandlungsraum ist gerade so groß, daß ein Schreibtisch und zwei Stühle darin Platz finden. Nach dem Eintritt in den Behandlungsraum bat mich der Magnetiseur, auf dem anderen Stuhl vor dem Schreibtisch Platz zu nehmen. Zuerst erkundigte er sich nach meinen Beschwerden. Nachdem ich ihm meine Krankheit geschildert hatte, bat er mich aufzustehen. Zunächst schaute er mir in die Augen, danach tastete er meinen Hals und meinen Rücken ab. Zuletzt sah er sich ausführlich meine Fingernägel an. Danach diagnostizierte er eine Allergie. Er öffnete einen Wandschrank hinter meinem Stuhl und gab mir zwei Fläschchen in die Hand. Davon solle ich dreimal täglich 15 Tropfen nehmen.

Der eigentliche Behandlungsvorgang blieb jedoch verhältnismäßig unpersönlich. Der Magnetiseur fragte mich zwar nach meinen Beschwerden, gab aber wenig Erklärungen ab. Zwar versuchte er mich zu beruhigen, indem er sagte: „Da brauchen Sie sich keine Sorgen zu machen, ihre Krankheit bekomme ich schon in den Griff"; über die Ursachen der Erkrankung gab er jedoch nur sehr unbefriedigend Auskunft. Ich hätte eine Allergie, gegen welche Substanz aber, das könne er mir nicht sagen. Da gäbe es ja schließlich tausende von Möglichkeiten, außerdem sei dies ja nicht seine Aufgabe, er wolle mich ja heilen und dafür seien die Tropfen bestimmt, die er mir gegeben hat. Mit einer Behandlung sei es nicht getan, ich müsse wohl häufiger wiederkommen, bis ich ganz geheilt sei. Daraufhin drückte er mir gleich eine Karte mit einem neuen Behandlungstermin in die Hand.

Auffallend ist, daß er seine Patienten auch homöopathisch behandelt, obwohl er sich Magnetiseur nennt. Auf meine Frage, ob er denn auch magnetisiere, antwortete er mit einem kurzangebundenen „ja". Wann und in welchen Fällen er magnetisiert, war nicht zu erfahren. Im ganzen wirkte er wenig gesprächsbereit. In Verbindung mit dem einfach eingerichteten und ungemütlichen Wartezimmer, dem kleinen und ebenfalls unsympathischen Behandlungsraum, wirkte seine Behandlungsmethode nicht sehr vertrauenserweckend auf mich.

IV. Gespräch mit Frau J.L. und M.T. über ihre heilmagnetischen Fähigkeiten (Januar 1986)

Frau L. ist Heilpraktikerin und führt seit 18 Jahren eine homöopathische Praxis in der Nähe von Siegen. Ihre heilmagnetischen Kräfte entdeckte sie zufällig bei einer eigenen Erkrankung. Sie litt unter einem Lymphdruck im Brustbereich. Als sie eines morgens aufwachte, hätten ihre Hände auf dem Brustbein gelegen und sie wäre unfähig gewesen, sie von dort wegzubewegen. Sie hätte eine Hitzeausstrahlung gespürt, die von ihrer Handfläche ausgegangen sei und nach einiger Zeit hätte der Druck im Brustbereich nachgelassen. Von dem Zeitpunkt an hätte sie gewußt, daß sie außergewöhnliche Fähigkeiten besitze. (Dieses Geschehen ereignete sich in der Anfangszeit ihrer Praxis.) Frau L. beschreibt die Fähigkeit zum Heilmagnetismus als eine überirdische Kraft: „Übernatürliche Kräfte müssen darüber stehen". Die Basis für ihre magnetischen Kräfte ist die christliche Religion. Sie müsse täglich neu um die Kräfte bitten, um weiter heilen zu können. Im Traum spreche sie im Unterbewußtsein diese Kräfte an und erhalte Antwort.

Ihre Tochter bezieht die heilmagnetischen Kräfte dagegen aus der transzendentalen Meditation. Beide sind sich darüber einig, daß eine „Unterstufe" des Heilmagnetismus die bioenergetische Heilkraft ist. Dieser „natürliche" Magnetismus habe jedoch nur eine Dauer von zehn Jahren, danach sei die heilende Kraft erschöpft, weil es keine Quelle gebe, wo man neue Kraft schöpfen könne. Man müsse sich einer höheren Kraft unterordnen, um die höheren heilmagnetischen Kräfte verspüren zu können. Es müsse jedoch eine Veranlagung dafür vorhanden sein. Diese Veranlagung ist nach ihrer Meinung vererbbar. So, wie sie diese Fähigkeiten von ihrer Mutter geerbt habe, so habe ihre 14jährige Tochter die Fähigkeit zum Heilmagentismus von ihr geerbt. Bereits als dreijähriges Kind habe sie diese Kräfte bei ihrer Tochter entdeckt, als sie ihr bei einer Muskelverspannung über den Rücken strich und die Verkrampfung sogleich nachließ. (Auch die beiden Töchter ihrer Schwester besitzen diese Fähigkeiten.) Der Heilmagnetismus sei jedoch eine Gnade, die man entweder vollständig vererbt bekommt oder die man sich mit der Veranlagung dazu erarbeiten muß. Bei ihrer Tochter und den beiden Kindern ihrer Schwester sei die heilmagnetische Kraft sofort dagewesen. Sie haben diese Kräfte intuitiv durch Experimentieren entdeckt (durch die Heilung von Tieren). Während ihre Schwester und sie den beschwerlicheren Weg gegangen sind und sich diese Fähigkeit regelrecht erarbeitet haben. Man müsse versuchen, in eine reine Kraft hereinzukommen, um die höheren Schwingungen empfangen zu können. M.T. übe dies jetzt seit zehn Jahren und komme nun einigermaßen damit zurecht. Man sei dieser Kraft ständig einen neuen Beweis schuldig, weil sie sonst versiege.

Den Vorgang der Heilung beschrieb Frau T. folgendermaßen: „Man heilt nicht selber, sondern läßt heilen. Man versetzt seinen eigenen Körper in eine Schwingung, um so an den Schwingungen des anderen Körpers eine Krankheit feststellen zu können."

Besonders schwierige Fälle seien Strahlungspatienten (Krebskranke) und Patienten, die sehr schwere Medikamente zu sich nehmen, z.B. Psychopharmaka. Bei der Behandlung solcher Patienten sei so viel magnetische Kraft notwendig, daß sich ihre Mutter und sie bei der Behandlung ablösen müßten. Ein Patient, der bereits einmal mit dem Magnetismus geheilt wurde, ist beim zweiten Mal schneller zu heilen. Außer mit den Händen wird in der Praxis auch mit der

Magnetspule geheilt. Das Gerät, das nach den magnetischen Kräften von Frau L.s Händen entwickelt wurde, erleichtert die Arbeit in der Praxis. Frau L. stellt das Gerät auf jeden Menschen individuell ein, indem sie ihn zunächst mit den Händen behandelt. Das Gerät, so erklärte sie, erlaube es ihr, ihre heilmagnetischen Kräfte wirtschaftlicher einzusetzen, damit sie möglichst vielen Menschen an einem Tag damit helfen kann. Der Patient darf jedoch den Heilmagnetismus innerlich nicht abweisen, sonst sei eine Heilung nicht möglich.

Ab und zu, so erzählte Frau L., hätten sie auch am Heilmagnetismus interessierte Leute für mehrere Wochen oder Monate zu Besuch. Die heilmagnetischen Fähigkeiten können jedoch nicht schnell erlernt werden, sie bedürfen einer jahrelangen Einfühlung.

Zur bio-medizinischen Praxis gehört auch die „Humanistische Akademie" unter Leitung von Herrn L. Den Mitgliedern dieser Akademie biete er regelmäßig Seminare z.B. über Metaphysik und regulatives Seelen- und Körperleben an. Es habe sich ein Stammkundenkreis entwickelt, der allmonatlich dieses Angebot besuche. Gelegentlich biete er auch Fortbildungskurse an.

V. Diskussion und Zusammenfassung

Die teilnehmenden Beobachtungen und die Interviews lieferten uns Erkenntnisse, die uns einerseits überraschten, aber in einigen Punkten unsere vorgefaßte Meinung bestätigten. Zur Ausübung der heilmagnetischen Fähigkeiten ist eine erbliche Veranlagung notwendig, sie sind nicht erlernbar. Die Anwendung dieser Heilmöglichkeit ist äußerst einfach, der Magnetiseur legt seine Hände auf die erkrankte Körperstelle und streicht von oben nach unten darüber. Der Heiler benötigt keine bestimmte Technik oder Ausbildung, um heilen zu können. Lediglich medizinische Grundkenntnisse, vor allem in der Anatomie, sind wichtig. Deshalb verfügen alle Magnetiseure über ein medizinisches Grundlagenwissen, sei es auch nur autodidaktisch angeeignet.

Beim Heilmagnetismus handelt es sich offensichtlich um eine metaphysische Kraft, als deren Ursprung der Kosmos angegeben wird. Diese Kraft sei in mehr oder minder starker Form in jedem Menschen vorhanden, aber aufgrund der eigenen Unkenntnis werde sie nicht genutzt. Der Behandlungsvorgang erfolgt nur äußerlich und ist denkbar einfach. Da die Behandlung einen Appell an die Selbstheilungskräfte des Körpers bildet, können mit dem Magnetismus fast alle Krankheiten, organische wie psychosomatische Leiden, behandelt werden. Ob der Patient auch tatsächlich geheilt wird, ist eine andere Frage. Über die Heilungschancen lassen sich von unserem Standpunkt aus keine konkreten Aussagen machen.

Wenn die Behandlung aussichtslos erscheint, rät der Magnetiseur den Patienten, sich woanders Hilfe zu suchen. Daß der Magnetiseur nur leichte Erkrankungen behandelt, kann nicht vorausgesetzt werden. Herr R. erzählte uns, daß er selbst Krebspatienten behandele und es ihm mit seiner Behandlungsweise gelinge, die Schmerzen zu lindern.

Außergewöhnlich ist die von drei Magnetiseuren angewandte „Fernheilung" an Hand von Fotographien. Ob und inwieweit diese Heilmethode effektiv ist, konnten wir nicht in Erfahrung bringen.

Je nach Art der Erkrankung können die Magnetiseure einen höheren Kraftaufwand bei der Anwendung des Heilmagnetismus feststellen. Die Genesung des Patienten hänge nicht nur von dessen Krankheit ab, sondern auch von seiner Person. Patienten mit gleichen Krankheiten genesen unterschiedlich schnell, verantwortlich dafür sei die unterschiedliche Aufnahmebereitschaft der Patienten gegenüber dem Heilmagnetismus. Der Patient benötige keine besonderen Voraussetzungen, um geheilt zu werden. Selbst der Wille zur Heilung und der Glaube an die Heilfähigkeit des Magnetismus sei nicht notwendig. Lediglich großen Skeptikern, die im Unterbewußtsein eine Heilung ablehnen, könne man nicht helfen. Insofern schließen die Magnetiseure ‚Suggestion' als Grundlage für die Heilung aus.

Hinsichtlich des Patientenkreises wurde nur in einem Fall geäußert, daß er vorwiegend aus Frauen bestehe. Bei den übrigen Magnetiseuren ist keine Alters- und Geschlechtsgruppe überrepräsentiert. Unsere vorgefaßte Meinung hatte sich in diesem Punkt nicht bestätigt. Es war festzustellen, daß ein sogenannter Stammpatientenkreis, der mit unterschiedlichen Krankheiten den Magnetiseur konsultiert, sich bei allen Magnetiseuren herausgebildet hat.

Nur zwei Magnetiseure berichteten uns von einer Zusammenarbeit mit niedergelassenen Ärzten. Zunächst standen ihnen die Ärzte sehr skeptisch gegenüber, diese Skepsis sei jedoch im Laufe ihrer Praxiszeit durch ihre Heilerfolge abgebaut worden. Von seiten der Magnetiseure besteht eine große Bereitschaft zur Zusammenarbeit, wie uns auch die anderen Magnetiseure versicherten. Doch scheitere diese an der mangelnden Kooperationsbereitschaft vieler Ärzte.

Ihre Kundschaft gewinnen die Magnetiseure hauptsächlich durch Mund-zu-Mund-Propaganda. Obwohl Frau L. und Frau T. sowie Herr R. auch für ihre Praxis werben, wurde der weitaus größere Teil der Patienten durch persönliche Empfehlungen auf die Praxis aufmerksam gemacht.

Abschließend kann noch gesagt werden, daß es sich beim Heilmagnetismus anscheinend um eine ungefährliche Behandlungsmethode handelt, die zusätzlich zur ärztlichen Behandlung angewendet werden kann.

Auf der Suche nach Geistheilern

von

Lieselotte Graefen-Johannimloh und Ursula Castrup

I. Einleitung

Geistheiler, Spruchheiler und Gesundbeter praktizieren in Deutschland ohne legale Absicherung. Das deutsche Heilpraktikergesetz erlaubt eine heilerische Tätigkeit nur Ärzten und ausgebildeten Heilpraktikern. Haben sich Heiler (nach bestandener Prüfung) nicht als anerkannte Heilpraktiker niedergelassen, arbeiten sie im allgemeinen bisher nicht in der Öffentlichkeit. Ihr Bekanntheitsgrad hängt dabei von der Mundpropaganda „geheilter", also zufriedener Patienten ab. Adressen werden nur an gute Freunde oder Bekannte weitergegeben. Der Respekt vor der Staatsanwaltschaft ist groß, auch heute noch, obwohl in jüngster Zeit die Tendenz zu einer allgemeinen Liberalisierung zugenommen hat, seit nämlich im Gefolge der in den 70er Jahren in Kalifornien entstandenen New-Age-Bewegung nun auch bei uns die Möglichkeiten alternativer Heilmethoden vermehrt diskutiert werden, zu denen die Praktiken der Geistheilung (i.e. der Sammelbegriff für Geist-, Spruch- und Gebetsheilung) gehören. Es sind vor allen Dingen die Medien, die inzwischen einen Meinungsbildungsprozeß eingeleitet haben, der auf Dauer die Akzeptanz der alternativen Heilweisen fördert und im Unterschied zu der bislang herrschenden Meinung ihre positiven Seiten herausstellt, so daß im Augenblick mehr über Anwendungsmöglichkeiten und Erfolgsaussichten zu erfahren ist, als über die Folgen möglicher Unwirksamkeit und eventuellen Mißbrauchs.

Man kann sich denken, daß es am Anfang des Seminars über „Volksmedizin heute" (Winter-Semester 1984/85) zunächst schwierig war, an Informationen über Heiler zu gelangen. Es existieren keine Untersuchungen, welche die Situation in unserer Region beschreiben und dokumentieren, auf die man sich beziehen könnte.

Frau M.Th. Hesse, ein Mitglied unserer Arbeitsgruppe, verschaffte sich einen ersten Überblick durch die Lektüre einer Ausgabe der Zeitschrift „Esotera — Die Wunderwelt an den Grenzen unseres Wissens" (Freiburg i.Br.). Sie wertete den Anzeigenteil aus und wandte sich brieflich an die so gewonnenen Adressaten. Der Erfolg war verhältnismäßig gering, man dankte für die Anfrage, schickte Prospektmaterial und verwies im übrigen auf die darin angebotenen Kurse und Seminare, in denen man Näheres erfahren könne. Frau R. von Carnap, die Begründerin der „Gemeinschaft für Geistige Entfaltung e.V." ließ in einem Brief (über ihren Sohn T.) wissen:

„Zahlenangaben (und freien Adressenmarkt) über Heiler gibt es nicht – die Staatsanwaltschaft hätte ihre Freude daran; Heilen ist nur Ärzten und Heilpraktikern erlaubt (krankwerden ad libitum, gesund per Gesetz vorgeschrieben) . . . Bitte, verstehen Sie, daß ausgelöst durch eine Bucherscheinung (A. Höhne, ‚Die neuen Magier der Gesundheit' . . .) und auszugsweise Veröffentlichung in der ‚Hör zu', sowie ein TV-Beitrag vom NDR der Run auf Heiler derart groß ist, daß ich mich momentan außerstande sehe, Ihnen eine Adresse für Informationszwecke zur Verfügung zu stellen . . ."
(Brief vom 10. Februar 1985)

Im folgenden Semester (Sommer '85) verfaßte daraufhin die Arbeitsgruppe einen zweiseitigen Text für die Presse, in dem das Anliegen unseres Seminars dargelegt wurde und wir darum baten, daß diejenigen Leser, die vom Geistheilen, Besprechen, Gesundbeten oder Magnetisieren wissen oder auf diese Weise behandelt worden sind, uns darüber zu berichten. Als Kontaktadressen wurden die Volkskundliche Kommission für Westfalen und das Volkskundliche Seminar der Westfälischen Wilhelms-Universität Münster angegeben. Daraufhin brachten etwa 20 Zeitungen in Westfalen und im nördlichen Rheinland meist kurze Texte mit Überschriften wie: „Volkskundler spüren ‚Gesundbetern' nach", „Gesundbeter gesucht", „Universität Münster sucht ‚Patienten' von Gesundbetern".

Die Arbeitsgruppe wandte sich außerdem an eine bekannte Verbraucherzeitung der Stadt Münster und des Münsterlandes sowie an die in unserer Stadt ansässigen Weiterbildungseinrichtungen im Sinne des Weiterbildungsgesetzes Nordrhein-Westfalen, von denen wir annehmen konnten, daß sich ihre Dozenten und Kursteilnehmer für unsere Thematik interessieren würden, nämlich:

1. das Kreativhaus Münster
2. das Sozialpädagogische Bildungswerk und
3. das Projekt Gesundheit.

In den Erwachsenen-Bildungsstätten wurden die Besucher durch Aushang am Schwarzen Brett auf unser Anliegen aufmerksam gemacht. Soweit bis heute recherchierbar, kamen aber von dort erstaunlicherweise überhaupt keine Rückmeldungen, obwohl in den uns vorliegenden Prospekten Workshops über esoterische Themen durchaus angeboten wurden.

Ende Juni '85 trafen die ersten Rückmeldungen ein und zwar zunächst die telefonischen, erst später die schriftlichen. Die ersten Anrufer wurden daraufhin in einer vorläufigen, zunächst noch etwas dilettantisch betriebenen Telefon-Aktion interviewt. Wir richteten uns dabei nach folgendem Befragungsgrundraster:

Befragungsgrundraster (10. Mai 1985)

Heiler
Mit welchen Methoden wird geheilt (Diagnose, Therapie, Prophylaxe)?
Verspürt der Heiler während der Behandlung etwas?
Worauf liegt das Schwergewicht bei der Behandlung (Repertoire)?
Wodurch hat man die Fähigkeiten und Kenntnisse zum Heilen erworben?
Wie erklärt man sich die Heilwirkungen?
Wird das Heilen haupt- oder nebenberuflich ausgeübt?

Wie groß ist das Einzugsgebiet, aus dem die Patienten kommen?
Welchen Berufen und Altersschichten, welchem Geschlecht gehören sie an?
Weshalb und mit welchen Krankheiten bzw. in welchem Krankheitsstadium kommen die Patienten?
Wie ist die Beziehung zu den Patienten?
Müssen diese an die Heilmethoden, die angewendet werden, glauben?
Wird auch auf andere Heilmethoden hingewiesen (besonders Wünschelrutengänger)?
Besteht Kontakt unter den „alternativen" Heilern, werden Erfahrungen o.ä. ausgetauscht?
Wie ist die Zusammenarbeit mit der Schulmedizin?

Patienten
Woher weiß man von einem Heiler, den man aufsucht?
Weshalb werden Heiler konsultiert (z.B. wegen „Versagen" der Schulmedizin bei bestehenden Krankheiten)?
Warum hat man sie bisher vielleicht nicht berücksichtigt?
Mit was für einer Krankheit und in welchem Krankheitsstadium kommt man?
Wurden vorher schon andere Ärzte und/oder Heiler bei bestimmten Krankheiten aufgesucht?
Glaubt man an die Behandlungsmethoden?
Wie lange unterzieht man sich der Behandlung, wie ist der Erfolg?
Wie wird die Position des konsultierten Heilers im Rahmen des Bemühens um alternative Heilmethoden gesehen?
Wie reagiert das soziale Umfeld auf die Behandlung durch einen Heiler? Erzählt man überhaupt davon?

Bei der telefonischen Befragung konnte allerdings der zugrunde gelegte Fragenkatalog lediglich zu einer groben Strukturierung der Antworten verhelfen. Die Befragten gaben ja nicht nach unserem vorgefertigten Muster Auskunft oder in der Reihenfolge der im Raster aufgeführten Fragen. Wir wurden uns deshalb sehr bald darüber einig, die Anrufer zunächst einmal frei erzählen zu lassen und nur sparsam lenkend einzugreifen, wenn ein Bericht allzusehr vom Thema abwich. Wir mußten bedenken, daß unsere Fragestellung das Schicksal kranker Menschen betraf, also Grundprobleme menschlicher Existenz überhaupt berührte. Solches Vorgehen hatte allerdings den großen Nachteil, daß das Befragungsraster erst nach den Gesprächen mit den Teilnehmern ausgefüllt werden konnte; man mußte die Antworten aus dem Gedächtnis protokollieren.

Während des Zeitraumes vom 27. Juni 1985, der frühesten Veröffentlichung des Aufrufes in den Zeitungen, bis zum 14. August 1985, dem Datum des letzten Anrufs, wurden insgesamt 46 Telefonanrufe registriert. Die meisten trafen um den 3. Juli 1985 herum ein. Nicht alle waren in gleicher Weise für unsere Arbeit interessant oder von Nutzen.

Es schieden vor allem die Anrufer als Interview-Partner aus,
– die, wie einzelne Journalisten, selbst Auskünfte erbaten, sowie die, die „Semesterpläne" zugesandt wünschten oder über unsere wissenschaftlichen Zielsetzungen unterrichtet werden wollten, oder deren Informationsbedürfnis auf einem schlichten Mißverständnis beruhte, wie etwa im Fall eines an esoterischen Fragen interessierten, aber unsicheren Laien, der unseren Rat für

die Entscheidung erbat, ob er ein sehr teures, „entstrahltes" Bett kaufen sollte,
- die Hinweise auf Heiler gaben, welche in einem anderen Bundesland, im Ausland oder sogar in einem anderen ethnologischen Kulturkreis leben, wie zum Beispiel die englischen, amerikanischen, brasilianischen, indianischen oder philippinischen Heiler. Wir sollten uns ja auf den geographischen Raum „Nordrhein-Westfalen" und seiner näheren Randgebiete beschränken,
- die von Heilern berichteten oder die Patienten von Heilern waren, deren Existenz hinlänglich bekannt ist, wie der Fall des zu seiner Zeit berühmten Wunderheilers Bruno Gröning, der in den frühen 50er Jahren für Schlagzeilen sorgte. Wir sollten uns mit dem gegenwärtigen Stand der sogenannten „Volksmedizin" befassen.

Ferner konnten auch die Anrufer leider nicht berücksichtigt werden,
- die wir beim ersten Rückruf aus den verschiedensten Gründen nicht erreichen konnten: wegen Berufstätigkeit des Anrufers, wegen Urlaubs- oder Ferienterminen, wegen eines Krankenhausaufenthaltes.

Unsere Befragungen per Telefon mußten aus Kostengründen eingestellt werden; sie wurden auch später nicht mehr schriftlich, etwa auf der Basis eines ausgearbeiteten Fragebogens, nachgeholt. Es hatte sich inzwischen herausgestellt, daß auch die schriftlichen Berichte unseren Erwartungen nicht entsprachen. Aus methodischen und psychologischen Gründen schien es daher angebracht, weiterhin die weiche Interviewtechnik in der Form eines mehr oder minder gelenkten persönlichen Gespräches anzuwenden. Dazu mußten wir die Heiler besuchen und sie sowie ihre Patienten an Ort und Stelle befragen.

Die Sichtung der Gedächtnisprotokolle anläßlich der Telefon-Interviews ergab, daß nur 10 Meldungen von den insgesamt 46 für uns von Interesse waren; 4 davon betrafen Heiler, 6 dagegen Patienten. Unter den vier Heilern, die sich meldeten, befanden sich drei Männer, jedoch nur eine Frau. Von den sechs Patienten (es waren übrigens alle Frauen) äußerten sich fünf positiv; sie wurden alle geheilt; nur eine Patientin lehnt heute, nach einer negativen Erfahrung, die Behandlung durch einen Heiler ab. Leider war aus den spärlichen Aufzeichnungen kaum etwas Genaueres über Alter, Beruf, Lebensumstände zu entnehmen.

Von den Berichten der 17 Briefeschreiber aus der Zeit vom 27. Juni bis Ende September 1985 erwiesen sich ebenfalls nur wenige, nämlich sechs, als wirklich brauchbar für unsere Zwecke. Es konnten ähnliche Verhältnisse wie bei den telefonischen Meldungen beobachtet werden. Ein Schreiber gab sich als Heiler zu erkennen, fünf berichteten aus der Sicht des Patienten (drei Männer, zwei Frauen). Abgesehen von einer Patientin hatten alle vier Berichterstatter positive Erfahrungen mit dem spirituellen Heilen gemacht. Inhaltlich überwiegt eine spürbar interessierte Haltung bei gleichzeitiger Vorsicht in konkreten Angaben und Zurückhaltung in der Schilderung der persönlichen Erfahrung.

Als Beispiel für ein Telefon-Interview sei das folgende Kurzprotokoll hier mitgeteilt. Frau H.H. aus E., von Beruf Kinderkrankenschwester, meldet sich am 2. Juli 1985 als ehemalige Patientin:

„Sie ließ bei C. Rückenschmerzen behandeln. Nach zweimaliger Behandlung waren die Schmerzen endgültig weg. Ihre 1 1/2jährige Tochter hatte laut Diagnose (in O. gestellt) Leberzirrhose. C. hat vor drei Jahren per Bild Diagnose gestellt. Nach sechsmaliger Behandlung in 14tägigem Abstand wurde der Bauch des Kindes während der Behandlung dicker und heiß, später dann plötzlich dünn. Die Blutuntersuchung ergab vor der Behandlung sehr hohe Werte; eine Woche nach der Behandlung waren die Werte normal. Ärzte bestätigten Besserung. Inzwischen ist ihr Kind topfit, ob ganz gesund, weiß sie nicht."

Eine ähnlich spontane Besserung erfuhr Frau M.B. in D., wie sie uns in einem Brief vom 29. Juni 1985 mitteilt:

„Ich selbst kann Ihnen versichern, daß ich schon zweimal gesund geworden bin, nachdem Menschen über mir gebetet haben. 1974 handelte es sich um eine Venenentzündung an beiden Beinen nach einer Operation. 1977 hatte ich durch einen langen Flug in die USA dicke Beine, die immer schlimmer wurden. Wir waren auf einer Rundreise, um charismatische Gruppen kennenzulernen. Das linke Bein war nach drei Wochen dick, hart, rot und heiß, eine Thrombose. Zwei Krankenschwestern aus Kanada sahen das und beteten über mir ca. eine halbe Stunde lang. In beiden Fällen trat die Heilung im Laufe des nächsten Tages ein. In beiden Fällen handelte es sich um Menschen, die von der Erneuerungsbewegung erfaßt waren, z.B. "Geschäftsleute des vollen Evangeliums" und das „Jesus-Haus" in D., ... Bei solchen Zusammenkünften wird das gemacht, was Christus seinen Jüngern befahl, als er sie ausschickte, Menschen zu heilen und von Dämonen zu befreien."

Als Resümee dieser ersten Interview-Versuche ergab sich, daß „gelenkte Gespräche" mit den Anrufenden nicht sehr oft gelangen. Doch auch die schriftlichen Berichte der Briefeschreiber wiesen einen erheblichen Nachteil auf: Man konnte nicht an Ort und Stelle nachfragen, sobald sich Fragen ergaben — wenn beispielsweise eine Mitteilung wie diese in ihrer lakonischen Kürze eintraf:

„Ich bin in meiner Jugend zweimal von einer Gesundbeterin behandelt. Ich bin 1908 geboren."
(Frau L.B. aus B.B., Brief vom 2.7.1985)

Oder wenn außer dem sich natürlich auf die Hauptsache, die Heilung, konzentrierenden Bericht auch Äußerungen über die näheren Umstände der Heilung wünschenswert wurden.

Wie konnten solche Lücken gefüllt werden, wenn nicht mit Hilfe der Methode der „teilnehmenden Beobachtung"? Deshalb wollten wir nach Möglichkeit selbst Kontakt zu Heilern und ihren Patienten aufnehmen, um durch eigene Beobachtungen Behandlungsweisen und -techniken kennenzulernen.

Während die anderen Mitglieder der Arbeitsgruppe die in der Nähe ihrer Heimatorte lebenden Heiler aufsuchen wollten, verabredeten Frau Hesse und ich (L.G.) ein Interview mit dem Heilpraktiker H.S.

Von diesem Gespräch, das mehr als drei Stunden dauerte, gibt es leider keine Bandaufnahme, sondern nur von Frau Hesse geschriebene Notizen. Unter Verwendung dieser Notizen erstellte ich später ein Gedächtnisprotokoll.

II. Gespräche mit Geistheilern und ihren Patienten

1. Interview mit Herrn S. an der holländischen Grenze

Auf der Fahrt nach T., das nahe der holländischen Grenze liegt, hatten wir uns verfahren. In der Ortsmitte hielten wir an und fragten Einheimische nach dem richtigen Weg. Wir brauchten nur die Straße zu nennen, die wir suchten, schon wußte man, wen wir besuchen wollten. Man beschrieb uns einen Weg, der wieder aus dem Ort hinaus in die Bauerschaft führte. Versteckt und von der Straße kaum zu sehen, liegt der ehemalige Bauernhof, in dem Herr S. wohnt und in dem er auch seine Praxisräume hat.

Wir wurden in die große Wohnküche gebeten und dort mit Kaffee und Plätzchen bewirtet. Herr S. ist ein großer, etwas untersetzter Mann von Mitte vierzig. Er machte einen ruhigen, gelassenen Eindruck.

Er habe die Gabe des Zweiten Gesichts, er könne Unglücksfälle voraussehen, die nahestehenden Personen zustoßen. Er deutete an, daß eine Begabung wie die seine, die familiären Beziehungen stören könne; sie sei im Grunde eine Belastung. Bevorstehende Unfälle könne er deshalb so gut voraussagen, weil er sie als Schmerzen am eigenen Körper erleide. Begonnen hätten solche Zustände schon, als er noch zur Schule ging. Damals habe er ein Schlüsselerlebnis gehabt: Er hätte nämlich einen Autounfall „vorhergesehen", der in der Nähe des elterlichen Hofes dann auch wirklich passiert sei. Das habe ihn sehr stark berührt.

Das Zweite Gesicht überfiele ihn seitdem plötzlich, ohne daß er dagegen etwas unternehmen könne, am hellichten Tag oder auch während des Schlafes, aus dem er dann hochschrecke. Auch träume er manchmal von Dingen und Ereignissen, die dann genauso aussehen oder einträfen, wie er sie im Traum gesehen habe.

Er habe zudem noch andere außergewöhnliche Fähigkeiten: Er könne pendeln und mit der Wünschelrute umgehen. Er könne den Menschen zum Beispiel ansehen, ob sie auf Wasser- bzw. Kreuzadern schliefen.

Einen Absturz mit seinem eigenen kleinen Privatflugzeug habe er unbeschadet überstanden; ihm sei wunderbarerweise nicht das Geringste passiert. Zum Beweis zeigte uns Herr S. Fotografien, die unmittelbar nach dem Absturz aufgenommen wurden.

Im Laufe seines Lebens habe er die verschiedensten übersinnlichen Erlebnisse gehabt. Beispielsweise sei ihm, als er, etwa 17jährig, nicht mehr ganz nüchtern von einem Fest mit Freunden in der Dunkelheit nach Hause gegangen sei, quer über die Felder ein weißes Licht entgegengekommen. Während seine Begleiter voller Schrecken davongelaufen seien, hätte das Licht bei ihm Halt gemacht und sei in Hüfthöhe neben ihm hergeschwebt — ihn auf seinem Weg begleitend. Er sei sehr ängstlich gewesen und hätte nicht gewagt zu sprechen. Auch sei ein Geräusch von der Erscheinung ausgegangen, „ein gediegener Laut". (Auf welche Weise sich das Licht später wieder verflüchtigt habe, hat Herr S., glaube ich (L.G.), auch erzählt, doch kann ich mich leider nicht mehr gut genug erinnern; es könnte sein, daß es im Glockenturm der Kirche verschwand, als ihr Weg sie daran vorbeiführte.) Als er seinem Pastor von dieser Begegnung berichtete und ihn um Rat bat, habe dieser ihm gesagt, er könne das Licht ruhig ansprechen, wenn es ihm noch einmal erscheine; er sei überzeugt, es würde ihm antworten.

An dieser Stelle wurde ich (L.G.) lebhaft an die uns überlieferten Sagen von den umhergeisternden Irrlichtern erinnert, an die volkstümlichen Erzählungen über den Spuk, den unerlöste Seelen veranstalten, bis sie, von ihrer irdischen Schuld erlöst, für immer verschwinden.

Herr S. glaubt daran, daß es gefährliche, ja böse Orte gäbe; er kann sie spüren, denn er reagiere „allergisch" auf das Böse. Das sind zum Beispiel Stellen auf der Straße, wo ihm regelmäßig unheimlich zumute wird, an denen bevorzugt Unfälle geschehen. Als Beweis dafür, daß es diese Dinge wirklich gäbe, schloß sich der Bericht von einer Frau an, die in der Nähe einer Brücke (die Ortschaft T. liegt mitten in einer von zahlreichen Wasserläufen durchzogenen Gegend) in den Einflußbereich eines solchen „bösen" Ortes geraten sei und folglich versucht habe, sich dort umzubringen.

Die spezifische Fähigkeit zum Heilen habe er schon als Junge an sich entdeckt, als sich nämlich ein Mitschüler böse verletzt habe. Da habe er gemerkt, daß er Blut stillen könne. Wie man das mache? Durch Aufsagen eines besonderen Spruches, der den Blutfluß stoppe. Auf unsere Bitten hin gab er bereitwillig den Text einer solchen Beschwörungsformel an, nicht ohne auf den Weg der Überlieferung hinzuweisen: Er habe den Spruch von einem Pfarrer, dieser wiederum habe ihn von einem alten Schäfer übernommen.

Der Text lautet:
Es sind drei wundersame Stunden
in diese Welt gekommen:
in der ersten ist Gott geboren,
in der zweiten ist Gott gestorben,
in der dritten ist er wieder lebendig geworden.
Nun nehme ich diese drei wundersamen Stunden zusammen
und stille dir, N.N., das Blut und das Gliederwasser.
Im Namen des Vaters und des Sohnes und des Heiligen Geistes.

Es folgen drei Vater-unser.

Das Heilenkönnen liege übrigens in seiner Familie. Schon sein Vater habe es gekonnt. In Zukunft gehe die Begabung, wenn nicht alle Zeichen trügen, wahrscheinlich auf seinen jüngsten Sohn über. Warum nicht auf die Tochter? Sie würde nur auf die männlichen Mitglieder der Familie „vererbt".

Zu seinem beruflichen Werdegang befragt, gab Herr S. an, er habe eine reguläre Ausbildung an der Heilpraktiker-Schule in Berlin absolviert. Zu seiner Behandlungsmethode: Er heile, indem er die spirituellen mit den homöopathischen Mitteln und Methoden verbinde. Er spüre die Krankheiten mit der Hand auf und massiere dann die erkrankte Stelle, welche daraufhin heiß werde. Auf diese Art behandelte Kinder würden müde und schliefen danach oft einen ganzen Tag lang. Herr S. hat sich nicht auf bestimmte Krankheiten spezialisiert, außerdem führe er sogar Fernheilungen durch. Diese brächten selbst dann Erfolge, wenn der Patient nicht an seine Wirkung glaube.

Zu seinen Behandlungserfolgen befragt, berichtete Herr S. von einem Patienten, der wegen eines Gehirntumors in die Klinik nach Münster eingewiesen wurde, um dort operiert zu werden. Die Angehörigen baten Herrn S. um Hilfe. Nachdem er den Kranken behandelt hatte, war der Tumor weg, die Operation erübrigte sich. Herr S. betonte, daß sogar ein Arzt seine Frau zu ihm geschickt habe, damit sie von ihm behandelt würde.

Inzwischen sei sein Ruf derart gewachsen, daß er Patienten in ganz Deutschland habe. Viele nähmen lange Anreisewege in Kauf, wie zum Beispiel die schon etwas ältere Patientin aus Süddeutschland, die gerade wieder ihren Urlaub bei ihm verbrächte. Sie käme jedes Jahr wieder, um sich in seine Behandlung zu begeben, jetzt seien das jedoch prophylaktische Maßnahmen, denn sie sei längst geheilt. Mit dieser Patientin sprachen wir, da sie, voller Dankbarkeit Herrn S. gegenüber, zu einem Interview gern bereit war. Im Beisein von Herrn S. ließen wir uns die Krankengeschichte erzählen: Sie war an Morbus Boeck erkrankt, einer Erkrankung von heute noch unbekannter Genese. Es zeigte sich eine derart schlimme Beeinträchtigung des Allgemeinbefindens, daß längere Krankenhausaufenthalte notwendig wurden. Jedoch brachte auch die Anwendung von Cortison-Präparaten keine durchgreifende Änderung ihres Zustandes. Während sie wieder einmal in der Klinik lag, bekam sie zufällig einen Bericht über die wunderbaren Heilerfolge des Herrn S. in die Hand. Sie beschloß, trotz aller Einwände ihrer Familie und auf eigene Verantwortung nach T. zu fahren, um Herrn S. zu konsultieren. Nach verhältnismäßig kurzer Zeit trat Besserung ein. Zum Zeitpunkt, als wir mit ihr sprachen, machte sie den Eindruck eines frischen, lebensfrohen, völlig gesunden Menschen.

Herr S. bot uns an, seine Behandlungsweise in praxi in Augenschein zu nehmen. Wir wurden in sein Wohnzimmer gebeten, wo eine von uns (da sie sich als migräneanfällig bezeichnete) als Versuchsperson diente. Sie sollte zunächst entspannt auf einem Polstermöbel Platz nehmen. Dann begann Herr S. mit einer Mischung aus kräftigem Rubbeln und Reiben das Gesicht und die Nackenpartie der „Patientin" zu massieren, so lange, bis die betroffenen Stellen gerötet und gut durchblutet erschienen. Die Beobachterin konnte dabei nicht erkennen, ob Gebete oder Sprüche memoriert wurden: Herr S. sprach bei dieser Behandlung nicht und bewegte auch nicht seine Lippen in der Art, als ob er spräche. Auf jeden Fall machte er einen konzentrierten Eindruck. Unmittelbar nach unserem

Gespräch über seine paranormalen Begabungen und übersinnlichen Erfahrungen wirkte diese Szene merkwürdig ernüchternd; man war von der banalen Normalität der Handlung überrascht, ja sogar ein klein wenig enttäuscht.

So waren es im ganzen gesehen etwas zwiespältige Eindrücke, die man von der Person des Heilers empfing. Einerseits ließ er die Haltung einer scheinbar unreflektierten, sich von selbst verstehenden Erwartung erkennen, auch die Zuhörer müßten seine Erzählungen, so unwahrscheinlich sie auch sind, für wahr halten, andererseits registrierte man den verschiedentlich unternommenen Versuch, die eigene Normalität zu unterstreichen, wenn er, um ein Beispiel zu geben, (selbstverständlich unaufgefordert) über sein Privatleben Auskunft gab. Herr S. scheint ganz in die dörfliche Gemeinschaft integriert zu sein, er nimmt an Schützenfesten und ähnlichen Geselligkeiten teil, „trinkt auch ganz gern 'mal einen über den Durst".

Herr S. beteuert zwar, daß er an Gott glaube, von dem er „vielleicht seine Kraft hat", er ist evangelisch getauft, trägt aber als Amulett nicht nur das griechisch-orthodoxe Doppelkreuz, sondern auch andere Talismane als Kettenanhänger um den Hals und verehrt die Muttergottes, von der er eine Statuette auf der Anrichte stehen hat. Er pflegt Interessen, die ihn in seiner dörflich-ländlichen Umgebung zum Außenseiter stempeln müssen: Fast seine ganze Bibliothek besteht aus esoterischer Literatur. So behandelt er denn auch nicht nur mit der Kraft seiner Hände, sondern experimentiert außerdem mit Kristallkugel und Pendel, den beiden klassischen Geräten der traditionellen Wahrsager.

Eine gewisse Geschäftstüchtigkeit war zu spüren, als er uns zu einem Rundgang über das Anwesen einlud und uns nicht nur den neugestalteten Garten mit einem ausgebaggerten kleinen See, an dessen Rand noch Bänke aufgestellt werden sollten, sondern auch die noch nicht ganz fertig eingerichteten Gästezimmer im Anbau zeigte, die er an diejenigen seiner Patienten vermieten will, die bei längerwährender Behandlungsdauer Aufenthalt am Ort nehmen müßten. Im Vergleich zur Unterbringung im Dorf-Gasthaus sei es für seine Patienten doch bequemer, Behandlung und Unterkunft unter einem Dach zu finden. Ich (L.G.) hatte den Eindruck, daß wir möglicherweise als Werbeträger, als Multiplikatoren gewonnen werden sollten.

Dem gleichen Ziel dienten offenbar auch die beiden fotokopierten Artikel (Goldenes Blatt, Nr. 10 vom 29.2.1984 und Globe, vol. 31, Nr. 32 vom 7.8.1984), die uns Herr S. zur Kenntnisnahme und zur Information überließ. In dem „Goldenen Blatt"-Artikel wird detailliert und phantasievoll von einer abenteuerlichen Errettung des vor der Soldateska flüchtenden katholischen Bischofs durch einen protestantischen Bauern berichtet. Zum Dank überträgt der Bischof seine charismatische Heilbegabung auf den Bauern, verbunden mit der Prophezeiung: „Du und deine Nachfahren werden nie mehr in Not geraten!" (Goldenes Blatt, S. 27) Die dramatisch geschilderte Geschichte habe sich im Dreißigjährigen Krieg abgespielt und Herr S. sei ein „direkter Nachkomme jenes Bauern" (Goldenes Blatt, S. 26). Dagegen fand sich in den Notizen von Frau Hesse die Äußerung von Herrn S.: „Katholische Mönche kamen vor über hundert Jahren durch T. und wurden von der Familie S. gastfreundlich aufgenommen. Zum Dank vermitteln sie die Heilgabe."

Selbst wenn man die phantastische Geschichte, wie sie im Goldenen Blatt erzählt wird, dorthin verbannt, wohin sie gehört, nämlich in den Bereich der reinen Erfindung, regt allein die Tatsache, daß sich Herr S. auf sie beruft, zum Nachdenken an. Man fragt sich, ob er die Geschichte nur als werbewirksame Unterstützung seiner Tätigkeit benutzt oder ob sie darüber hinaus noch einen anderen Zweck erfüllt.

An dieser Stelle sind wohl einige Worte über die Funktion von Legenden nötig („legend of origin" oder „aitiologische Sage", vgl. Honko 1979). Der Sinn der Legendenbildung könnte ja der sein, Legitimation zu schaffen, beispielsweise für ungewöhnliche Fähigkeiten wie die seinen, die einer Gemeinschaft verdächtig erscheinen, weil sie der gängigen Norm menschlichen Verhaltens wenig entsprechen. Merkwürdige, rätselhafte Eigenschaften, die dem Begreifen Widerstand entgegensetzen, werden gewissermaßen transzendental abgeleitet und, weil transzendental abgeleitet, unwiderlegbar begründet. Die Legende der Familie S. kann im Grunde also als ein zweckdienlicher Erklärungsversuch verstanden werden. Mit seiner Hilfe wird ein bislang unverständliches Phänomen „verstehbar" und vor allen Dingen handhabbar gemacht. Seine Erklärbarkeit ist dabei der Ausgangspunkt, von dem aus eine Berechtigung zum Handeln abgeleitet werden kann, wie in unserem Fall die Legitimation zum Heilen. Am sinnfälligsten wird der Referenzcharakter der Legende im Sinnbild der „Gabe": Die Gabe des Heilens als Ausdruck der spezifischen „Begabung" einer Familie, einer Fähigkeit, die, um leichter verstehbar werden zu können, durchaus auch einen Anfang haben muß, nämlich als gute Tat, die am Ende ihre Belohnung findet. Oft bedient sich die Legende der bildhaften Einkleidung, in der Form einer eingängigen Geschichte, die in ihrer „realistischen" Erzählweise so glaubhaft wirkt, daß sie für wahr gehalten werden kann und fernerhin denn auch als wahre Geschichte tradiert wird. Mit Hilfe einer Legende wird die Position des Heilers in seinem sozialen Umfeld sicherer, unangreifbar; auch in einer reduzierten Form beugt sie dem sich erhebenden Zweifel und unerwünschter Kritik vor, hebt das Sozialprestige und fördert, da es sich um eine gute Tat handelt, das moralische Ansehen der ganzen Familie.

Mein (L.G.) ganz persönlicher Eindruck nach diesem Interview war der, daß sich in der Person des Herrn S., des Heilpraktikers und Geistheilers in Personalunion, bei moderner Lebensführung doch noch recht altertümliche Denk- und Anschauungsweisen verwirklichen. Nicht nur, weil uns sein Glaube an Spukgeister, seine Vorstellungswelt überhaupt, als etwas antiquiert erscheint, oder weil die Auswahl und Art seiner übersinnlichen Erlebnisse geprägt scheinen von überliefertem Erzählgut (vgl. Sauermann 1980: Nr. 19, 20, 21 und 13, 41), sondern auch deshalb, weil die Legitimation zum Heilen nicht nur auf Eignung, sondern auch auf Familientradition beruht; die Ausübung dieser Tätigkeit also durch „Vererbung" auf einen nur männlichen Nachkommen geregelt wird. Das Bevorzugen des Althergebrachten, Herkömmlichen, aus konservativem Denken entstanden, läßt sich auch in der Auswahl der Arzneimittel vermuten. Zum Abschied wurde uns von Herrn S. je ein Fläschchen „Englischer Wunder-Balsam" geschenkt mit der Bemerkung, das sei etwas Gutes, das lasse er sich immer extra schicken. Laut Flaschen-Etikett handelt es sich um ein „altbewährtes Heilmittel nach Originalvorschrift", das in der Hof-Apotheke in Bayreuth hergestellt wird. Mir war dieser Wunderbalsam bereits seit einigen Jahren bekannt, seitdem ich (L.G.) ihn nämlich in der mit sehr altem und schönem Mobiliar ausgestatteten Apotheke zur Madonna in Bozen zusammen mit dem „Augsburger Lebenswasser" entdeckte und beide Medizinfläschchen als kurioses Souvenir mit nach Hause nahm.

Der „Englische Wunder-Balsam" ist eine Tinktur aus vornehmlich pflanzlichen Bestandteilen; sie enthält zum größten Teil (70 %) Extrakte der Aloe, daneben aber auch Auszüge von Enzian und Myrrhe. Die in Bozen gekaufte scheint auf ein älteres Rezept zurückzugehen, da die Rezeptur der Bayreuther eine etwas kompliziertere Zusammensetzung hat. Auch der Wortlaut der beiden Beipackzettel weist nur geringfügige Unterschiede auf. Auf beiden wird in einem altertümlichen Deutsch die Wirksamkeit des Mittels gegen sage und schreibe 20 Krankheiten angepriesen, u.a. gegen die Bisse wütender Hunde, gegen Pest und andere ansteckende Krankheiten, gegen Zahnfäule, Fieber, Podagra, Magenkrämpfe, Kolik und Reißen . . .:

„Heilet dieser Balsam ohne Gefahr die Wunden, sie seien gehauen oder gestochen, wenn solche öfters damit angefeuchtet werden, so benimmt er alle Schmerzen in Kurzem und läßt weder Brand noch Fäulung zu. Heilet auch Schüsse und wenn auch durchgeschossen wäre; in solchen und anderen Fällen, wo Löcher sind, muß man den Balsam mit einem Spritzerl einspritzen; es ist nicht nötig, daß man durch Wunden Wurzel stecket, denn er heilet solche von selbst und rein, so aber die Wunde sehr weit von einander wäre, so muß solche geheftet werden; der Balsam aber muß durchaus gut in die Wunde kommen und bloß durch öfteres anfeuchten heilen, es ist auch nicht nötig, daß man ihn warm auflegt, und so auch schon ein Krampf zu einer Wunde gekommen, so vertreibt er solchen in etlichen Minuten . . .
(aus: Beipackzettel des „Englischen Wunder-Balsams", Nr. 6).

Abschließend zu unserem Besuch in T. ist zu sagen, daß dieses Interview das weitaus anstrengendste war, aber wohl auch das anregendste. Es erlaubte uns, in die unbekannte Materie einzusteigen, uns mit ihr vertrauter zu machen. Insbesondere das Insistieren auf der Frage, *wie* man sich denn den inneren Ablauf, die „Mechanismen" der heilenden Behandlung vorzustellen habe, welche psychischen Kräfte sich hinter Gebet und Gesten verstecken, *was* zur Heilung bewegt, war für uns Nicht-Eingeweihte aufschlußreich: „Man muß sich das, was man erreichen will, ganz intensiv vorstellen, ganz intensiv wünschen." Was man sich mit Hilfe der Vorstellungskraft so intensiv wünscht, geht in Erfüllung. Wir stießen zum erstenmal auf den Begriff der „Imagination", der uns im Verlauf von späteren Interviews, Vorträgen, Lektüren immer wieder begegnete, der offenbar ein Schlüsselbegriff zum Verständnis des Geistheilens ist.

2. Interview mit Frau R. im Osnabrücker Land

In einem kleinen Ort in der Nähe von Osnabrück waren wir — Lieselotte Johannimloh, Dirk Schwittkowski und Ursula Castrup — zu einem Interviewtermin mit Frau R. eingeladen worden. Letzter Anhaltspunkt einer komplizierten Wegbeschreibung war die Leuchtschrift der Musikschule, die Frau R. bis zu ihrer Tätigkeit als Heilerin betrieben hatte.

Wir fanden die Haustür unverschlossen und wurden nach unserem Klopfen herzlich hereingebeten. Als Arbeitsraum dient Frau R. das ehemalige Geschäftszimmer ihrer Musikschule. Die Atmosphäre wurde bestimmt durch die spärliche Beleuchtung brennender Kerzen und leichter Hintergrundmusik; uns fiel die bunte Mischung von religiösen Symbolen und großflächigen „spirituellen Bildern" auf, die an naive Malerei erinnern. Während Frau R. noch eine Patientin behandelte, forderte sie uns auf, genau zu beobachten und ungeniert Fragen zu stellen. Sie eröffnete das Gespräch zunächst mit einer ausführlichen Beschreibung ihrer heilenden Kräfte, ihres Weltbildes und ihres persönlichen Werdegangs. Dabei vertrat sie die Auffassung, daß die durch sie Anwendung findenden Heilverfahren einem breiten Publikum endlich zugänglich gemacht werden müßten. Hinter dieser Argumentation steht die Persönlichkeit von Frau R., die von großem Missionseifer beseelt ist. Dies wurde besonders in dem Erzählstil deutlich, der übersprudelnd und plötzlichen Eingebungen immer wieder nachgebend war.

Ganzkörpertherapie

Beim Abstreichen des Leibes eines Patienten ist Frau R. — ihren Aussagen zufolge — die Begabung gegeben, erkrankte Stellen aufzuspüren, die sie als Schmerzen an den betreffenden Stellen ihres eigenen Körpers fühlt. Umgekehrt entstehe bei den Patienten ein Gefühl von Wärme, das sich bei „krebsigen Stellen" zu einer Hitzewelle steigern kann. Als Erklärung für ihre Heilenergien gibt sie eine aus ihren Händen fließende Strahlung an, welche auf die Gesamtheit von Körper, Geist und Seele wirke. Diese Strahlungen würden von „sensitiven Patienten als kühler Wind gespürt". Jeder Finger habe seine eigene Strahlung (bzw. „Farbe"), die als reinigende Kraft wirke. „Jede Zelle hat einen eigenen Code, der durch die Krankheit gestört worden ist. Die Heilung erfolgt durch die Korrektur dieses Codes, wobei den Strahlen eine Schlüsselfunktion zukommt."

Reinkarnation

Reinkarnation ist für Frau R. „eine Grundwahrheit allen Lebens" und die Voraussetzung für die Steigerung ihrer heilenden Kräfte. Sie veranschaulicht uns diese Überzeugung an ihrem Modell der „Pyramide des Glaubens", wobei der Weg der Reinkarnation auf mehreren Stufen des Daseins „vom Dunklen nach Oben zum Hellen, Weißen, göttlich gleichen Licht führt." Sich selbst bezeichnet Frau R. als „kosmisches Medium". Nach ihren Angaben kann sie hell-sehen, -schmecken, -hören, -riechen und -empfinden (hellfühlen). Demnach seien alle ihre Sinne von ihren Fähigkeiten eingeschlossen. Ihre Tätigkeit setzt sie bewußt vom Okkultismus ab, statt dessen sei ihre Heilweise „natürlich, d.h. nicht im Widerspruch zur modernen Naturwissenschaft"; sie bedeute die Aktivierung der eigenen Heilkräfte des Patienten in Körper, Geist und Seele (weiße Magie). Die einzige Voraussetzung sei ein Helferteam, das sich zusammensetzt aus „Heilengeln und jenseitigen Ärzten. Wir stehen alle unter dem Leitstern des kosmischen Christus, dem Aspekt der Liebe, Heilung und Segnung". Frau R. erklärt weiter: „Christus ist in Gott. Gott hat zwei Söhne; Christus als Erstgeborenen und Luzifer als Zweitgeborenen. Christus ist Mensch und Gott und hat uns das ideale Leben vorgelebt. Die Erlösung geschieht durch die Verkörperung Christi in Jesus und in jedem Menschen; das ist der Gottesfunke." Durch ihre Gebete zieht Frau R. — ihrer Vorstellung nach — die heilenden Kräfte zu sich herunter, doch hält sie die Gottesfürbitte für eine Kraft, die jeder anwenden kann und sollte.

Der persönliche Werdegang

Vom Stichwort Reinkarnation kommt Frau R. auf ihre früheren Leben zu sprechen. Sie sei Priesterin in Stonehenge gewesen, sei oft gewaltsam vom Leben zum Tod gebracht worden, sie habe Jesus in dienender Funktion nahegestanden — allerdings nicht ohne menschliche Schwächen. Durch „Ausgleich dieser Schwächen in verschiedenen Leben habe ich einen großen Erfahrungsschatz sammeln können und so Verständnis, Barmherzigkeit und Liebe für die Menschen entwickelt. Von höheren Instanzen habe ich die Erlaubnis erhalten, zu heilen, zu reden und Offenbarung zu verkünden". So bezieht sich Frau R. in ihren Ausführungen immer wieder auf ihren geistigen Führer, mit dem sie nach eigenen Angaben in andauerndem Kontakt stehe. Ihre Erklärungen werden immer wieder durch seine Eingebungen unterbrochen, die sie mit den Worten „dies ist die ganze Wahrheit" zu bekräftigen sucht.

Zu ihrem jetzigen Leben befragt, charakterisiert sich Frau R. so: Als Kind ein Außenseiter, von Eltern und Geschwistern unverstanden — auch in der Schule —, habe sie ihre Religiosität entdeckt und immer wieder das Gespräch mit Gott gesucht. Nach der Volksschule habe sie sich autodidaktisch weitergebildet. Sie eignete sich das Heimorgelspiel an und betätigte sich als Lehrerin.

Ihrer medialen Fähigkeiten sei sie sich erst bewußt geworden, nachdem sie sich bereits eine bürgerliche Existenz aufgebaut hatte und eine erfolgreiche Geschäftsfrau gewesen sei. In ihrer Musikschule beschäftigte sie zeitweise bis zu 30 Angestellte. Beim abendlichen Lesen im Sessel habe sie den Druck einer unsichtbaren Hand auf ihrem Kopf gespürt und eine innere Stimme habe ihr gesagt: „Du sollst heilen!" Dies war der Anlaß, sich mit entsprechender Literatur zu beschäftigen – als Autor nennt Frau R. Harry Edwards; zur Weiterbildung nahm sie an Seminaren von Heiner Müller teil.

Das wachsende öffentliche Interesse an mentalen Fähigkeiten erklärt sie mit der „anstehenden Zeitenwende vom Fisch- zum Wassermannzeitalter, als einer Zeit der Offenbarung". Dies bedeutet für Frau R., daß wir uns in einer Endzeit befinden, die als eine Zeit der Wende charakterisiert werden kann. Demnach soll sich die Erde in einer Umformung befinden und am Ende des Jahrtausends neu entstehen. Nach ihrem Reinkarnationsglauben geht die Welt nicht (wie in der Bibel prophezeit) unter (Apokalypse), da sie als Feld der Bewährung für die Reinkarnation der Seelen noch gebraucht wird: „Der Geist des Christus (Liebe und Brüderlichkeit) erscheint im neuen Zeitalter."

Kosmos

An diese Ausführungen schließt sich ein Exkurs über ihre Vorstellung der Beseelung des Kosmos an. Demnach haben alle Dinge der Welt eigene Geister, die in einer ihnen eigenen Hierarchie existieren. „Steine, Mineralien, Pflanzen und Tiere haben auch Seelen. Pflanzen und Tiere besitzen Gruppenseelen und somit keine hochentwickelte Intelligenz. Die Naturgeister verkörpern sich in der Gestalt von Gnomen, Zwergen, Feen und Nixen."

Der Mensch dagegen – als höchst entwickeltes Wesen – besitze einen freien Willen, der lediglich vom „Karma" (s.o. Reinkarnation) eingeschränkt werde. So sieht Frau R. ihr Karma durch ihre Heiltätigkeit erfüllt. Ihre Funktion innerhalb der Heilungsprozesse beschreibt sie als „Kanal zwischen den geistigen Helfern und Patienten, in dem feinstoffliche Materie ,Od' fließt."

Vor diesem Hintergrund wird verständlich, daß Frau R. sich befähigt fühlt, Heilungen zu vermitteln, wenn es das Karma des kranken Menschen zuläßt. Ihr Klientel setzt sich aus allen Sozial- und Altersschichten zusammen. Sie betont, daß „viele junge Leute und auch Randgruppen – z.B. Behinderte, Punker" ihre Hilfe in Anspruch nehmen. Sie suche die Vermittlung, neben Heilungen führe sie auch Lebensberatungen durch. Erfolgreiche Heilungen könne sie bei Rheuma, Durchblutungsstörungen, „Milz Ca", Myom nachweisen. Für bessere Heilungserfolge gibt Frau R. zusätzlich von ihr bestrahlte Handtücher mit, diese sollen auf die erkrankten Körperteile gelegt werden. Vermutet sie eine ernsthafte Erkrankung, schickt sie ihre Patienten zunächst zum Arzt und besteht auch darauf, daß die verordneten Anwendungen befolgt werden. Sie empfindet sich als Ergänzung zur Schulmedizin, insbesondere dann, wenn dieser die Erfolge fehlen.

Im allgemeinen vertritt Frau R. die Meinung, daß auch geistige Heiler „ruhig ein kleines Honorar verlangen könnten und sollten, schließlich müssen wir ja auch leben. Jeder echte Geistheiler wird aber einen wirklich armen Menschen immer umsonst behandeln."

Wie weit der Bekanntheitsgrad von Frau R. über das Osnabrücker Land hinausreicht, sahen wir, als bei unserem Abschied eine Ehepaar aus Hildesheim ankam, das hier Heilung suchte.

Protokoll einer Behandlung bei Frau R.

Weil uns die Erklärungen von Frau R. verwirrend erschienen, baten wir sie darum, uns ihre Behandlungsweise näher zu beschreiben. Anstelle weiterer Ausführungen bot Frau R. an, ihre Kräfte an uns zu demonstrieren und wie sie sagt, in uns hineinzuführen. Dazu wurde eine Kommilitonin aufgefordert. Deren Bericht lautet:

„Zunächst wurde ich aufgefordert, mich auf einen Stuhl vor den ihren zu setzen. Frau R. legte mir ihre Hände auf die Schultern und sah mir fest in die Augen. Nach einigen Sekunden der Konzentration sagte sie mir, daß sie in meinem Rücken Vespannungen fühle, die auf größere seelische Probleme oder Anspannungen zurückzuführen seien. Des weiteren müßte ich meine Atmung kontrollieren, auch sei da etwas mit meinem Magen nicht Ordnung. Beim Abstreichen meines Gesichts fühlte Frau R. eine Irritation auf der linken Gesichtshälfte. ‚Mein Mädchen hast du Ohrenschmerzen?' fragte sie mich, ‚ich fühle da eine wärmestrahlende Stelle.' Erst nach mehrmaligem Nachfragen gab ich zu, daß ich einen Weisheitszahn bekam, der schmerzte. Tatsächlich hatte ich keinerlei Schwellung, die einen Hinweis hätte geben können.

Anschließend führte sie eine ‚Wärmetherapie' mit mir durch. Zunächst mußte ich mich entspannen und dabei den Oberkörper nach vorne beugen. Frau R. stellte sich dicht vor mich und legte ihre rechte Hand in meinen Nacken, die linke in leichtem Druck auf den Kopf. Obwohl ich gewöhnlich Platzangst bei zu nahem Kontakt mit mir fremden Personen spüre, empfand ich ein angenehmes Gefühl von Ruhe. Nach einiger Zeit entfernte sie ihre Hände und ich mußte mich wieder gerade hinsetzen. Frau R. konzentrierte sich auf meine Augen; mit Zeige- und Mittelfinger beschrieb sie mehrfach mit leichtem Druck einen Kreis — ausgehend von der Nasenwurzel über die Brauen zu den Jochbögen. Dabei sollte ich meinen Blick nicht von ihr wenden. Nach einiger Zeit mußte ich dann meine Augen wieder schließen, wobei sie zusätzlich ihre Handinnenseiten darüber legte. Als ich die Augen wieder öffnete, bewegte Frau R. ihre Hände dicht vor meinem Gesicht. Plötzlich hatte ich ein unbeschreibliches Wärmegefühl in meinen Augenhöhlen mit gleichzeitigem Tränenfluß, ich fühlte ein starkes Brennen. Frau R. erklärte mir: ‚Aus meinen Fingerspitzen schießen starke Lichtstrahlen hervor, die teilweise sogar sichtbar sind. Das sind Od- oder Lebenskraftstrahlen.'

Eine weitere Demonstration ihrer Kräfte bekam ich, als Frau R. mir eine Hand auf den Solar Plexus legte und ihre andere auf die rückwärtige Beckenschaufel. Nach kurzer Zeit hatte ich ein Wärmegefühl auf dem Rücken. Als sie die Hände wegnahm, merkte ich, daß Haut, Bluse und Jacke ungewöhnlich erwärmt waren, für meine Einschätzung mehr, als es gewöhnlich durch einige Momente des Handauflegens möglich sein könnte. Zum Abschluß ihrer Demonstration mußte ich ein Bein ausstrecken, über das Frau R. in einem Abstand von ungefähr 30 cm mit ausgestrecktem Arm hin und herfuhr. Ich verspürte ein Gefühl von Kälte, daß sich im Laufe der nächsten Stunden nicht mehr verlor. – Eine suggestive Beeinflussung durch das Verhalten von Frau R. möchte ich nicht ausschließen."

Zwei von drei Kommilitonen, an denen Frau R. ihre Kräfte demonstrierte, hatten ähnliche Wärme- und Kälteempfindungen.

3. Interview mit Herrn E. im Münsterland
(nachträglich überarbeitet von Herrn E.)

Herr E., der sich auf unseren Presse-Aufruf gemeldet hatte, erklärte sich zu einem Interview mit der Arbeitsgemeinschaft im Seminar bereit. Es erschien ein junger Mann, schätzungsweise Anfang 30. Er machte den Eindruck eines wortgewandten Akademikers, der selbstsicher und wegen seiner erworbenen Kenntnisse, die er überlegt formulierend vor uns ausbreitete, auch recht selbstbewußt auftrat. Zu seinem beruflichen Werdegang gab er an, er habe nach einer kaufmännischen Lehre eine Ausbildung zum Fremdsprachenkaufmann für Englisch und Spanisch absolviert und danach Betriebswirtschaft studiert. Der Schwerpunkt seiner Interessen und Tätigkeiten liege jedoch schon lange im Bereich der angewandten Psychologie. Entsprechende Ausbildungen absolvierte er an verschiedenen Instituten und Seminaren im In- und Ausland, so z.B. Superlearning an der State University of Iowa in Des Moines (USA) und derzeit NLP (Neurolinguistisches Programmieren) bei Thies Stahl in Hamburg. Als selbständiger Seminarleiter und Berater mit den Schwerpunkten Mental- und Kommunikationstraining ist Herr E. für Erwachsenenbildungsstätten, Firmen und Privatleute tätig. Sein Interesse gelte auch den Grenzgebieten der Psychologie, was ihn zur Mitgründung des Arbeitskreises Grenzwissenschaften in M. motivierte. Da dieser Arbeitskreis ihm aber im Laufe der Zeit zu esoterisch wurde und keine konkrete Arbeit leistete, habe er ihn im Janaur 1985 wieder verlassen. Er selbst bezeichnete sich nicht als Heiler, obwohl einige englische Medien diese Fähigkeit bei ihm festgestellt zu haben glaubten. Mehrere Studienreisen (u.a. nach England und

Sri Lanka) seien hilfreich gewesen, spirituelles Gedankengut und seine Verbindung zur Psychologie zu studieren und persönliche Kontakte zu Geistheilern zu knüpfen.

Geistheilen ist für ihn „jedes Heilen unter Ausschluß materieller Hilfsmittel", auch die Psychotherapie sei eine Art von geistigem Heilen. Im Gegensatz zu den Geistheilern, die unterschiedlichste Weltanschauungen heranziehen, um das Phänomen des Heilens durch den Geist zu erklären, sei es sein Anliegen, den gemeinsamen Nenner der verschiedenen Methoden darzustellen und so das Heilen jedermann zugänglich zu machen. Hierbei komme es vor allem darauf an, sich vom Inhalt zu lösen und eher prozeßorientiert vorzugehen, d.h. die Struktur des Geistheilens modellhaft zu beschreiben, ohne sich in hypothetische Überlegungen zu verstricken. Als Beispiel dafür führte er das NLP (Neurolinguistisches Programmieren) an, das gleichermaßen vorgeht und sich in der Psychotherapie inzwischen als wirksame Kurzzeitmethode einen Namen gemacht hat. Die Begründer des NLP, R. Bandler und J. Grinder analysierten dafür die grundlegenden Prozesse und Sprachmuster, die den Psychotherapien von Milton Erickson (nondirektive Hypnotherapie), Fritz Perls (Gestalttherapie) und Verginia Satir (Familientherapie) zugrunde lagen. Indem sie sich von inhaltsbezogenen Theorien lösten („Die Landkarte ist nicht das Gebiet, das sie darstellt") und ein rein deskriptives Funktionsmodell entwarfen, machten sie die „magischen" Erfolge dieser psychotherapeutischen Zauberkünstler erklärbar und somit allgemein nachvollziehbar. Die wissenschaftliche Haltung Herrn E.'s kam auch darin zum Ausdruck, daß er zu jedem angerissenen Thema nicht nur Fallbeispiele brachte, sondern auch die entsprechende Literatur angab.

Der gemeinsame Nenner, auf den man das Phänomen der Geistheilung bringen könnte, stellt sich für ihn im Begriff der „Ideodynamik" dar. Ideodynamik wird hier im Sinne von Imagination (Vorstellungskraft) gebraucht. Herr E. betonte den Unterschied zwischen „Visualisierung" und „Imagination". Visualisieren bedeute, nur den Gesichtssinn auf innere Bilder zu lenken, Imagination sei jedoch der Einsatz aller Sinnessysteme bei der Produktion einer Vorstellung. Die vollständige Abbildung, die ganzheitliche Vorstellung ist eine der wesentlichen Voraussetzungen für das Wirksamwerden geistiger Heilungsbemühungen. Der Geistheiler stellt sich mit Hilfe der Imagination den erstrebten Endzustand vor, sowohl beim Kontaktheilen (Handauflegen) wie auch bei der Fernheilung (Patient und Heiler sind räumlich getrennt). Wichtig ist es dabei, daß er sein Vorstellungsvermögen entweder entsprechend trainiert hat oder über eine entsprechende Begabung verfügt. Unklar ist nach dem bisherigen Erkenntnisstand, ob überhaupt der Heiler die wesentliche Rolle bei einer möglichen Genesung spielt oder ob es sich primär um einen vom Patienten autogen induzierten Vorgang handelt. Untersuchungen deuten jedenfalls daraufhin, daß es eine wesentliche Rolle spielt, inwieweit der Patient selbst eine Vorstellung (Glaube, Überzeugung) von seiner Heilung entwickelt. Heiler verstehen es oft sehr geschickt, entsprechende stark emotional geprägte Erwartungshaltungen zu erzeugen, was dann die Vermutung eines „Placebo-Effektes" nahelegt. Trotzdem scheint aber auch der Heiler selbst auf eine Art telepathischem Wege beteiligt zu sein. Denn sonst wäre es kaum möglich, daß Menschen, die über von ihren Angehörigen erbetene Fernheilungsbemühungen in keiner Weise informiert waren, von ihren Beschwerden erlöst wurden. Gesicherte Erkenntnisse über diese Fragestellung fehlen indes noch.

Als Beispiel für die psychosomatische Wirkung von Vorstellungen führte Herr E. ein Pendelexperiment an, wobei das in der Hand gehaltene Pendel durch reines Imaginieren einer Bewegung alsbald zu schwingen beginnt. Die Vorstellung der Bewegung versetzt die Hand in sehr kleine, unbewußte Bewegungen entlang der gedachten Linie, die das Pendel dann gewissermaßen wie ein Verstärker sichtbar macht. Ein anderes Beispiel für diese Psychomotorik und die Empfänglichkeit eines jeden Menschen für autogen oder heterogen induzierte Vorstellungen (Suggestionen), war folgendes Experiment, das Herr E. mit einer Studentin vorführte. Er bat sie, sich vorzustellen, daß er auf seine Zeigefingerspitze, mit der er ihren Rücken berührte, Klebstoff aufgetragen hätte, so daß zwischen Finger und Rücken eine feste Verbindung entstünde. Als er die Hand dann wegzog, folgte die Versuchsperson der Bewegung und machte, um nicht hintenüberzufallen, einen Schritt nach rückwärts. In einem anschließenden Experiment sollte sich die Versuchsperson vorstellen, daß bei der „Klebstoff-Übung" ein Pfahl von der Decke bis zum Boden durch sie hindurchginge und ihr zusätzlichen Halt gäbe. Tatsächlich trat diesmal keine Rückwärtsbewegung mehr auf.

Jede plastische Vorstellung habe jedoch zunächst nur die Tendenz, sich zu verwirklichen. Zur Umsetzung in einen psychosomatischen Effekt spielten weitere Faktoren eine große Rolle, sowohl beim Heiler wie auch beim Patienten. Es komme nicht nur darauf an, eine vollständige Vorstellung des Heilseins unter Beteiligung aller Sinne zu entwickeln, wichtig sei vor allem der Grad der Aufmerksamkeitstiefe (Konzentration), der dieser Vorstellung gewidmet wird. Je mehr man in eine Vorstellung eintauche, je mehr man rationale Überlegungen durch eine Art vollständiges Rollenspiel ersetze, desto größer scheint die Wirkung zu sein. Ähnliches vollziehe sich in der Hypnose, nach Milton Erickson ein „stark fokussierter Zustand nach innen gerichteter Aufmerksamkeit". Erfolgreiche Heiler zeigen allesamt eine ausgeprägte Fähigkeit zur absoluten Konzentration, zur hingebungsvollen Ausrichtung auf eine bestimmte Vorstellung. Voraussetzung für diesen, in der Psychologie auch als Monoideismus bekannten Vorgang ist die Fähigkeit zu einer vollständigen Abschottung a) gegenüber Außenreizen und b) gegenüber anderen Vorstellungen, in östlichen Religionen als „Sinnentleerung" bekannt. Dies werde u.a. erreicht durch sensorische Reizdeprivation (Unterdrückung bzw. Überlagerung sinnlicher Wahrnehmungen) und eine intensive Übereinstimmung mit Einstellungen und Bedürfnislage des Heilers bzw. seines Patienten. Erzeugung von oder Anpassung an Weltanschauungen und Erwartungshaltungen (Glaube) sind ganz natürliche Konzentrationsverstärker. Ein vollständiges Eintauchen in die Heilungsvorstellung umfaßt somit oft einen ausgesprochen emphatischen, emotional getragenen Kontakt zwischen Heiler und Patient. Herr E. meinte weiter, daß sich dies für viele Heiler auch als problematisch erweisen könnte, denn durch emotionale Identifizierung mit ihren Patienten und deren Leiden (Rollenspiel/Spiegeln) entwickeln sie oft ähnliche Symptome und Krankheiten. Die überwiegende Zahl der Heiler habe selbst starke psychosomatische Beschwerden.

Die merkwürdige Beobachtung, daß viele Geistheiler ihre Fähigkeiten zu verlieren scheinen, wenn sie für ihre Bemühungen Geld verlangen, erklärt Herr E. damit, daß der Heiler durch den Gedanken an seinen finanziellen Lohn seine Konzentration aufspaltet und somit nicht mehr ganz bei der Sache ist. Alle sich dazwischenschiebenden Gedanken führen zu Konzentrationsverlust und damit zur Abschwächung des Heilerfolges. Hier sind auch etwaige Zweifel am Heilerfolg oder der eigenen Heilfähigkeit einzuordnen. Eine starke innere Überzeugung, der Glaube an sich und das Gelingen der Heilung ist somit für die Genesungsbemühungen sehr wichtig.

Herr E. wies jedoch auch darauf hin, daß ein zu starkes „Wollen" der Gesundung hinderlich bei der Geistheilung sein kann, beim Heiler wie bei seinem Patienten. Hier zeigt sich das „Gesetz der das Gegenteil bewirkenden Anstrengung", was durch folgendes Beispiel allgemein bekannt ist: Jeder Versuch, Schlaflosigkeit zu überwinden führt zu weiterem Ausbleiben des Schlafes. Es kommt darauf an, „es geschehen zu lassen, loszulassen, jede Wirkung zu akzeptieren, zu entspannen". Geistheiler drücken diese Haltung aus, indem sie sich als „Kanal für die Heilungsenergie" bezeichnen und jede Selbstbeteiligung (wenngleich sie immer gegeben ist) ableugnen (vgl. „Herr, Dein Wille geschehe").

Herr E. ist überzeugt, daß Geistheiler nach psychologischen Gesetzmäßigkeiten heilen und fühlt sich eher zu animistischen als spiritistischen Erklärungsansätzen hingezogen. Folgende Faktoren sind für ihn dabei maßgeblich: Imagination, Konzentration, emotionale Beteiligung, Akzeptanz und die Wirkung der Wiederholung. Auf diesen Prinzipien beruht nach seinen Überlegungen auch der Glaube als eine subjektive Interpretation der Wirklichkeit, letztlich entstanden durch die Kollision des menschlichen Urbedürfnisses nach Wissen einerseits und natürlichem Informationsmangel andererseits.

Dafür, daß trotz einer eher kritischen, rationalen Haltung die Geistheilung auch bei einem „aufgeklärten" Menschen funktionieren kann, führt Herr E. sich selbst als Beispiel an. Als er sich seine Hand auf komplizierte Weise brach und durch Beschädigung eines Nervs der kleine Finger vollkommen gefühllos geworden war, ließ er sich in England von einer Heilerin spirituell behandeln. Den Ablauf beschreibt er so, wie wir ihn immer wieder geschildert bekamen: Die Hände der Heilenden wurden über die erkrankte Stelle gehalten, während die jenseitigen Geistführer angerufen wurden. Herr E. hatte die „Imagination von einem starken Energiestrahl", der durch die Hände der Heilerin auf ihn überfloß.

Die Besserung setzte bereits nach einigen Tagen und ca. fünf bis sechs Behandlungen ein.

Sehr kritisch äußerte sich Herr E. gegenüber der wachsenden „Vermarktung" des Geistheilens. Aufgrund mangelnder Beweisbarkeit seien der Scharlatanerie und sogenannten „Okkultkriminalität" Tür und Tor geöffnet. Viele selbsternannte Heiler sähen im Handauflegen oder Fernheilen eine lukrative Einkommensquelle (statt fester Honorarforderungen forcierte man den Patienten meist zu „Spenden") und nutzen oft schamlos die Hilfsbedürftigkeit der Kranken aus. Das „Geistheilen" werde oft mit Hilfe allerlei psychologischer Tricks verkauft. Mit scheinbar hellseherischen Diagnosen, die schlimme Krankheiten suggerieren, wird dem Hilfesuchenden die Notwendigkeit einer Behandlung nahegelegt. Als Antwort auf den „Grauen Markt" plädiert Herr E. für eine verstärkte Erforschung der psychologischen Hintergründe des Geistheilens. Abschließend verwies er auf Institutionen, auf Informations- und Kontaktgruppen, auf Studienkreise und Buchhandlungen, über die man weitere Informationen erhalten könne.

4. Interview mit Herrn R. und Frau im Münsterland

Herr und Frau R. waren eine Zeitlang Anhänger des Heimholungswerkes Jesu Christi (heute: „Universelles Leben"). Sie fuhren, da es die Gemeinschaft in ihrem Wohnort noch nicht gab, zu den vom Heimholungswerk angebotenen Meditationskursen nach Hamburg. Obwohl immer ein ganzer Tag für die Reise hin und zurück eingeplant werden mußte, bereitete ihnen die Teilnahme daran viel Freude.

Die Art von geistiger Heilung, die bei diesen Treffen praktiziert wurde, habe, so betonten beide, durchaus nichts Geheimnisvolles. Auf unsere Bitte, doch Genaueres zu berichten, wurde Frau R. von ihrem Mann aufgefordert, doch einfach der Reihe nach zu erzählen, wie es ihr als Patientin dabei erging. Frau R. hat, als sie etwa 17 Jahre alt war, eine chronische Blasenentzündung mit nachfolgender Nierenaffektion gehabt, die zwei Jahre ergebnislos mit Antibiotika behandelt wurde. Außerdem litt sie an wuchernden Fußwarzen, die sie über einen Zeitraum von eineinhalb Jahren mit homöopathischen Mitteln zu bekämpfen versuchte. Doch auch hier erfuhr sie keine Besserung. Insgesamt über viereinhalb Jahre wurde sie von diesen Beschwerden geplagt. Während dieser Zeit lernten Herr R. und seine zukünftige Frau das Heimholungswerk kennen. Obwohl sie anfänglich Zweifel hegten, nahmen sie in Hamburg an einem Meditationskurs teil. Wir (L.G. und U.C.) baten Frau R., uns zunächst die Behandlungsmethode zu beschreiben. Uns fiel eine gewisse Ähnlichkeit mit der Methode der Heilerin R. in W. auf. Die Heilerin des Heimholungswerkes bezeichnet sich wie diese als „Werkzeug Christi"; sie fühlt sich ebenfalls den sogenannten „karmischen Gesetzen" verpflichtet.

Die Behandlungsmethode beschrieb Frau R. uns wie folgt: Die Heilerin führt ihre Hände im Abstand von etwa 20 cm über den Körper des Patienten. Dieser soll daraufhin einen Wärmestrom empfinden, der von den Händen der Heilerin ausgeht. Diese Empfindung war bei Frau R. mit einer Lichterscheinung gekoppelt. Sie beschrieb die ausströmende Wärme als ein starkes Licht, das den ganzen inneren Körper erfaßte, zunächst weiß sprühend aufflammte, dann sich aber farbig rieselnd beruhigte. Frau R. bestand darauf, daß es sich um eine echte Sinneswahrnehmung handelte, um ein „beherrschendes Gefühl" und nicht um eine ein Gefühl bloß umschreibende Metapher. In der Zeit danach traten verstärkte Schmerzen an Blase und Nieren auf. Zwei Wochen später war sie zwar immer noch skeptisch, aber (nach ihren eigenen Worten) „schon etwas mehr glaubend". Innerhalb von drei Wochen waren die Warzen verschwunden, die Blasen- und Nierenbeschwerden weg. Und dies, obgleich ihr behandelnder Arzt, ihre Krankheit mittlerweile als chronisch eingestuft hatte. Das Ehepaar R. berichtete, daß es sich schon immer für philosophische Fragen interessiert habe; Herr R. betrachtet sich als Suchernder, er habe als Student eine Reise in den Osten unternommen, und schon lange hätten sie, bevor sie das Heimholungswerk kennengelernt hätten, nach einer Möglichkeit zu christlich bestimmten Meditationen gesucht. In den vom Heimholungswerk angebotenen Meditationskursen bot sich dann diese Gelegenheit. Bei jeder dieser Veranstaltungen tritt ein Meditationsleiter auf; bei jeder Zusammenkunft kann (braucht aber nicht) auch geheilt werden, insofern nämlich ein Heiler anwesend ist.

Unser Interesse wandte sich nun der Person der Heilerin zu. Wie erklärt man sich die Erfolge? Uns wurde berichtet, daß sich die „Prophetin" als ein Mensch versteht, der ein „inneres Wort" empfängt. Heiler werden über die Prophetin von Christus oder einem höheren Engelwesen „aufgerufen". Letzterer sei ein „Lehrengel"; er leite die Menschen zu einem besseren, nämlich geistigen Leben an. Die Prophetin, die sich selbst als „Werkzeug" bezeichnet, sähe „innere Bilder", die klar beschreibbar seien. Sie sei offenbar ein Medium, denn sie erkenne intuitiv oder visionär die Kraft des Heilenkönnens auch bei den einzelnen Meditierenden während der Versammlung. Welche Kräfte dabei im Spiele seien, sei nicht zu definieren, jedenfalls, so meinten R.'s, sei dies alles „mehr als Einbildung".

Zur Organisation des Heimholungswerkes wurde angegeben, daß man unterscheiden müsse zwischen einem eigens angesetzten Heilabend und den Meditationskursen, nach deren Abschluß ebenfalls Heilungen stattfinden könnten. Der Meditationskurs beginnt mit einem Gebet; es soll die intensive Sammlung und Konzentration des einzelnen Teilnehmers fördern. Das eigene Gebet sei zwar erwünscht, jedoch nicht zwingende Voraussetzung. Es genüge, wenn als Ausdruck der inneren Sammlung lediglich die Hände ineinander gelegt würden. Das Ehepaar R. hatte bereits Erfahrungen im Meditieren, so daß die Situation in Hamburg für beide nicht neu war. Die Heilung von Frau R. setzte bereits ganz am Anfang ihrer Bekanntschaft mit dem Heimholungswerk ein, nachdem sie erst dreimal an einem Meditationskurs teilgenommen hatte.

Auf die Frage, welche Ordnung die Kurse weiterhin gliedere, wurde ihr Verlauf beschrieben. Wichtigster Teil ist offenbar ein kurzer, von der Prophetin inspirierter Vortrag, der den Teilnehmern meistens über Tonträger (Kassette) vermittelt wird. (Die Prophetin lebt in Würzburg; sie kann also nicht bei allen Meditationskursen anwesend sein.) Auch klassische Musik wird zur Einstimmung benutzt. Musik dient auch der Untermalung zu leichten körperlichen Übungen, welche auf die Ansprache folgen. Diese Übungen interessierten uns. Man beschrieb sie als gymnastische Übungen von eher tänzerischem Charakter. Sie werden vom Meditationsleiter vorgeführt und von den Teilnehmern nachgeahmt. Diese Tanzübungen, welche nach jeder dritten oder vierten Stunde wechseln — dann werden neue eingeübt —, haben nach unserem Eindruck keine Ähnlichkeit mit den eurythmischen Tänzen der Anthroposophen. Doch haben sie wie diese eine bestimmte Bedeutung. So können im Bewegungsablauf pantomimisch erzählte „Geschichten" dargestellt werden, wie zum Beispiel der Mythos vom Sündenfall des Menschen. Auf unsere dringenden Bitten hin und nach anfänglichem Zögern führte uns Frau R. eine solche Tanzfigur vor: Der aufrechtstehende Mensch symbolisiert den ursprünglich vollkommenen Zustand des Menschen als Geistwesen. Sein „Fall" wird als Zusammensinken und Sich-Beugen des Körpers dargestellt. Dann kehrt sich der Bewegungsablauf um: Das Sich-wieder-Aufrichten in schönen, geschmeidigen Bewegungen bedeutet die Wiederherstellung des Menschen. Die Übung endet in der gestrafften Haltung eines anbetenden Menschen mit ausgebreiteten Armen und geöffneten Händen. Hinter der einfachen Symbolik der Bewegung, so erklärte man uns, stehe der komplexe Bedeutungsgehalt der Apokatastasis (d.i. die Wiederherstellung der Welt in ihrer ursprünglichen Vollkommenheit). Übungen dieser Art werden im Laufe der Zeit vervollkommnet zu immer komplizierteren Figuren, für die es in den Veröffentlichungen, die das Heimholungswerk herausbringt, beispielhafte Anleitungen und schematisierte Abbildungen gibt.

Nach dem Persönlichkeitstypus der Teilnehmer befragt, meinte das Ehepaar R., daß ein so lebhaftes Temperament wie das von Frau R. in W., in ihrem Kreis eher untypisch sei. „Christusfreunde" seien überwiegend stillere, introvertierte Menschen.

Auf die Frage, warum sie nicht mehr nach Hamburg führen, was beiläufig erwähnt wurde, erzählten sie, daß in M. jetzt auch Versammlungen stattfänden, an denen Heiler teilnähmen. Inzwischen habe sich das Tätigkeitsfeld des Heimholungswerkes erweitert. Die zusätzliche Einrichtung im Sinne einer Institution nennt sich jetzt (mit vollem Namen): „Innere Geist Christus-Kirche der Einheit, in der alle Menschen Brüder sind, getragen durch das Innere Wort von Jesus Christus". Mit der Bezeichnung „Innere Kirche" wird jede einzelne Gruppe versehen, deren Mitglieder sich zu Gebet und Andacht an einem bestimmten Ort treffen. Der Verlauf dieser Treffen sei der gleiche geblieben: Nachdem ein kurzes

Gebet gesprochen, ein Lied gesungen wurde, werde ein Tonband mit der Aufnahme einer Offenbarung der Prophetin abgespielt. Das ist der Form nach ein kurzer Vortrag. Da die Prophetin in Würzburg lebe, hätte die „Innere Kirche" dort den Vorzug, sie „live auftreten" zu sehen.

Zum Lebenslauf dieser zunächst nicht mit Namen genannten Frau, wurde angegeben, daß sie das damalige Heimholungswerk nach dem Tode ihrer Mutter, der für sie zu einer einschneidenden und leidvollen Erfahrung wurde, initiierte. Sie fand damals in Würzburg Kontakt zu einer Frau, die sogenannte „Einsprachen" hatte. R.'s verwiesen statt auf den etwas ungenauen Begriff „Einsprachen" auf die Bezeichnung „Visionen". Dieser Begriff beschreibe treffender die Ähnlichkeit religiös-mystischer Erlebnisse mit denen, die von der Psychiatrie als „Halluzinationen" erfaßt seien. „In esoterischen Zirkeln wird auf einen möglichen Zusammenhang mit der Schizophrenie hingewiesen". Das Gespaltensein kann nach Meinung des Ehepaars R. von den Einflüssen einer geistigen Welt verursacht sein, die uns umgibt und die fähig ist, in den menschlichen Körper einzudringen, um von ihm Besitz zu ergreifen. Auch durch Meditation kann man Zugang zu dieser Welt erhalten. Im Zustand der Meditation „löst man die Tore für den Eintritt geistiger Energien". Wir wollten wissen, wie man solche Tore schließen könne. Da das Abbrechen einer Meditation unter Umständen gefährlich sein könne, sei dies die Sache des Meditationsleiters, der im abschließenden Gebet um Schutz für die Meditierenden bitte und das „Schließen der Schranken" vollziehe. Nach den Worten von Herrn und Frau R. geschieht das als ein „geistiges Sich-Vorstellen". Also muß man sich den Akt des Schrankenschließens auch hier als einen Akt der Imagination vorstellen.

Nach der Art der in der Meditation freigesetzten Kräfte befragt, wurde uns erklärt, daß es sich um „objektive Kräfte" handele, d.h. sie seien weder gut noch böse. Eine Möglichkeit, sie nach „gut" oder „böse" zu unterscheiden, gäbe es nicht. „Man kann sie nur an den Früchten erkennen." Gute Wesen seien zum Beispiel die Engel: „Sie sind geistige Wesenheiten und keine Vorstellungen." Und: „Sie sind Persönlichkeiten und keine Personifikationen. Sie besitzen einen Geistleib; als Geistwesen sind sie dem Rang nach nie abgefallen." Die Schutzengel entsprechen dem jeweiligen Bewußtseinsstand des Menschen. Zur Bestätigung des Glaubens, daß es wirklich Engel gäbe, erzählte Frau R. von einem gemeinsamen Erlebnis, das sie anläßlich des Besuches einer Freundin hatten. Nach einem längeren Gespräch über esoterische Dinge, u.a. auch über die mögliche Existenz von Schutzengeln, „sah" ihre Freundin in der Ecke des Wohnzimmers plötzlich ihren persönlichen Schutzengel. Gleichzeitig bemerkte Frau R., wie sich an ihrer linken Seite, in der Blickrichtung ihrer Freundin, „etwas aufbaute".

Zur angeschnittenen Problematik der Halluzinationsbereitschaft empfänglicher Personen wurde uns zur weiteren Information Literatur über die „Transpersonale Psychologie" des „Antipsychiaters" Stanislaw Grof und R.D. Laing angegeben (Phänomenologie der Erfahrung, Frankfurt 1969). Zur Information über die Existenz und das Wesen der Engel empfahlen uns R.'s eine Schrift des Bamberger

Philosophie-Professors Heinrich Beck (Engel und Dämonen als metaphysische Umwelt des Menschen?, ottotsrunn 1984).

Die Grundhaltung der Freunde der Inneren Geist Christus-Kirche scheint mir aus dem traditionellen Christentum erwachsen zu sein, doch vermischt mit Elementen östlicher Religionen. Das Ehepaar R. kommt vom katholischen Glauben her, doch ist ihre jetzige Weltanschauung von mystischen Elementen geprägt. Nach ihrer Ansicht muß eine neue Innerlichkeit entwickelt werden. Da Einflüsse östlicher Provenienz so deutlich erkennbar sind, wie zum Beispiel die Einbindung von Meditationen in die Andacht, wurde die Frage nach dem „eigentlich" Christlichen innerhalb der Inneren Geist Christus-Kirche gestellt. Man verwies auf die Berg-Predigt und die Zehn Gebote und antwortete uns indirekt mit einem Bibelzitat: „Was du säest, das wirst du ernten." Das sei der Ausgangspunkt für die karmische Entwicklung des Menschen. Alle Religionen hätten die Mystik als ihren gemeinsamen Nenner. Ich (L.G.) gewann den Eindruck, daß selbst die animistische Überzeugung, es gäbe real existierende Naturgeister, nicht gegen diese erweiterte, jedoch überwiegend christliches Gedankengut enthaltende Weltanschauung verstößt. So wurde in diesem Zusammenhang von einem übersinnlichen Erlebnis der Schwester Gabriele, der Prophetin, berichtet, das diese als Kind hatte: Sie „sah" nämlich auf der Fensterbank der elterlichen Wohnung eine kleine Gestalt stehen, die sie als „Naturgeist" identifizierte.

Die zentrale Rolle scheinen in der Gemeinschaft die Propheten zu spielen, denn sie sind die „inneren Wortträger". Sie offenbaren die ihnen eingegebenen Wahrheiten.

R.'s selbst beschrieben ihre innere Entwicklung als in die Richtung eines institutionsunabhängigen, freien Christentums gehend. In diesem Zusammenhang war auch die Frage interessant, ob und wie Herr R. seine religiöse Überzeugung innerhalb seiner beruflichen Tätigkeit einsetzt. Herr R. ist ein ehemaliger Student von Prof. Bernhard Kirfel von der Heilpädagogischen Fakultät der Universität Köln. Heute betreut er als Sozialarbeiter Behinderte in M. – hier möchte er sich als ein „kleiner Kanal" betätigen können in der Vermittlung von Wahrheiten, die man in der inneren Schau des Göttlichen erlangt.

5. Interview mit Herrn R., Lipperland

Zu Beginn des Sommer-Semesters 1985 bekam ich (U.C.) die Adresse eines geistigen Heilers. Da dieser Heiler in demselben Ort ansässig ist, wie ein Teil meiner Verwandtschaft, rief ich eine Tante von mir an und fragte sie, ob sie diesen Mann kennen würde. Sie bejahte und machte mich darauf aufmerksam, daß Herr R. sehr zurückgezogen leben würde und nicht gerne über seine Fähigkeiten spräche. Er sei ein sogenannter Gesundbeter und hätte große Heilerfolge bei der Behandlung von Gürtelrose. Als ich Herrn R. anrief, um ihn um ein

Gespräch zu bitten, war er zunächst ablehnend eingestellt. Doch als ich ihm von meiner Tante erzählte, faßte er Vertrauen und wir verabredeten uns.

Herr R. ist Postbeamter und wohnt auf einer kleinen ländlichen Besitzung, die von seiner Familie seit über 100 Jahren bewirtschaftet wird. Als ich an einem Samstag zu seinem Haus herausfuhr, saß er in seinem Wintergarten, von dem er die Straße überblicken konnte und erwartete mich. Das Gespräch verlief zunächst sehr schleppend, weil Herr R. wenig von sich erzählte. Mit den Fragen des Leitfadens stieß ich bald auf den Unwillen von Herrn R. und er sagte mir, daß er mich für zu „neugierig" halte. Es dauerte eine gewisse Zeit, bis ich ihn davon überzeugen konnte, daß mein Interesse keine Sensationslust sei. Um das Gespräch wieder zu entspannen, erzählte ich von dem Buch: „Die geheimnisvollen Ärzte. Von Gesundbetern und Spruchheilern" von Ebermut Rudolph und zeigte so, daß ich Kenntnis von diesen Praktiken und Phänomenen habe. Mit der dem Buch beigefügten Spruchsammlung erregte ich das Interesse von Herrn R. und er begann, von seiner Heilertätigkeit zu berichten.

Herr R. bezeichnet sich selbst als einen streng christlich lebenden und denkenden Menschen, der seine Fähigkeit durch Christus erhält. Er ist praktizierender Protestant und unterhält lose Beziehungen zu einer evangelischen Freikirche.

Er bespricht Rosen aller Art: Gürtelrose, Kopfrose, Wundrose etc. Seine Tätigkeit beschreibt er als „segnen", er bezeichnet sich nicht als Heiler oder Gesundbeter. „Die Kraft wird mir durch Christus verliehen. Ich komme nur zu Menschen, die mich rufen. Doch ich selbst bin unfähig – helfen kann nur der Herr." Hier zeigt sich ein wesentlicher Teil des Selbstverständnisses von Herrn R. Er darf seine Hilfe nie anbieten, die Patienten müssen zu ihm kommen. Die Behandlung selbst ist das Gebet.

Die Behandlung von Herrn R. erstreckt sich über einen Zeitraum von sechs Tagen, in denen er die betroffenen Körperstellen in drei Sitzungen bespricht; jeweils am ersten Tag, am dritten und dann am sechsten Tag. Bei der ersten Begegnung mit dem Patienten bemüht er sich zunächst um ein „Vertrauen schaffendes Gespräch", in dem Hemmungen und Unbehagen abgebaut werden sollen. Bei Hausbesuchen sieht es Herr R. gerne, wenn noch ein Verwandter bei der Behandlung zugegen ist. Zu Alleinstehenden nimmt er seine Frau mit. Am Anfang steht meist ein Gespräch über die persönlichen Belange des Patienten. Diese Atmosphäre hält er für wichtig, da sich der Patient, der sich unter Umständen entkleiden muß, nicht einer fremden Person ausgeliefert fühlt, die im eigentlichen Sinne nicht zu Heilungen befugt ist und die in einem Milieu agiert, das den Rahmen des Gewohnten verläßt. So hat er nach eigenen Aussagen von vielen bösen Schicksalen gehört. Überhaupt sieht Herr R. eine Gemeinsamkeit bei allen seinen Patienten. Sie alle litten unter seelischen Problemen in der Familie oder im Beruf und kamen zumeist, nachdem sie bei ihren Ärzten vergeblich Heilung gesucht hatten.

Die Symptome dieser Viruserkrankungen sind leichter Schüttelfrost, unter Umständen leichtes Fieber, wässerige Bläschenbildung auf der Haut, die von

einem roten „Hof" umgeben sind. Es treten neuralgieartige Schmerzen auf.
Bei seinen Heilungsversuchen geht Herr R. nie davon aus, daß die äußerlichen
Symptome völlig abklingen. „Wenn ich nach meiner Behandlung eine Besserung
von gut fünfzig Prozent erreicht habe, ist der Patient über den Berg." Nach Aussage von Herrn R. kann er die Schmerzen nehmen und versucht, die Rötungen
zurückzudrängen. Nach der dritten Sitzung erreicht er, daß sich die Bläschen
nicht mehr vergrößern, sondern langsam eintrocknen und verkrusten. Die erkrankten Stellen werden vorsichtig mit den Händen bestrichen und darüber leise
und für den Patienten unhörbar der Spruch aufgesagt. Über den Wortlaut des
Verses wollte Herr R. keine Auskunft geben, doch erzählte er, daß er mit ihm
die Kraft von einer alten Frau übernommen hätte.

Während der Behandlung spüre er eine leichte Wärmeentwicklung unter seinen Händen. Für eine erfolgreiche Heilung sei es unbedingt notwendig, daß die
Menschen an seine Fähigkeit glauben. Dabei sei es weniger bedeutsam, daß sie
selbst religiös sind, doch sie müßten Vertrauen haben. Herr R. glaubt, daß für
seine Tätigkeit viel „Menschenkenntnis und Psychologie" wichtig sind. — Sein
Klientel setzt sich aus allen Alters- und Sozialschichten zusammen. Immer
häufiger kommen Eltern mit ihren Kindern und Jugendliche. Insgesamt hat er
schon über 300 Menschen in ganz Westfalen und im Rheinland geholfen. Seine
Heilertätigkeit übt er neben seinem Beruf aus. Es ist ihm durch seinen Glauben
untersagt, für seine Hilfe Geld oder Spenden anzunehmen. Er läßt sich lediglich
seine Auslagen erstatten, d.h. einen Benzinkostenbeitrag bei Hausbesuchen.

Auf die Frage, seit wann er von seinen Fähigkeiten weiß und wie er sie
erworben hat, erzählt Herr R., daß seine Frau in der ersten Zeit ihrer Ehe eine
schreckliche Gürtelrose hatte. Nachdem die vom Arzt verordneten Medikamente
(Vitamin B 12) nicht geholfen hatten, wollte seine Frau zu der Tante Jule gehen,
die helfen könne. Mit der Umschreibung „zur alten Frau gehen" oder „zu
jemanden gehen, der hilft" meint der Volksmund das Aufsuchen eines Gesund-
beters/Heilers. Herr R. war zunächst skeptisch, doch nachdem seiner Frau schon
nach der ersten Sitzung bedeutend geholfen war, wurde er nachdenklich. Nach
einiger Zeit suchte er diese Tante Jule selbst auf und fragte sie, wer denn wohl in
solchen Fällen weiterhelfen könne, wenn sie „einmal nicht mehr sei". Tante Jule
hätte ihm dann angeboten, ihre Kraft zu übernehmen. In Westfalen geschehen
diese Übernahmen im Geschlechtersprung, d.h. von Frauen zu Männern und
umgekehrt. Bemerkt hat er es erst nach dem Tod von Tante Jule. In der Nachbarschaft war ein Fall von Gürtelrose. Als Herr R. sah, wie sehr die Frau leiden
mußte, sagte er zu deren Mann, daß man jemanden holen solle, der helfen
könne. Am nächsten Tag schickte der Mann nach ihm und bat, doch einmal
nach seiner Frau zu sehen. Seit dieser Zeit ist Herr R. in der Nachbarschaft und
in den umliegenden Orten bekannt. Schon bald zogen sich viele Leute von ihm
und seiner Familie zurück, der Pastor hätte sogar von Teufelswerk gesprochen.
Danach wurde Herr R. in das Pfarrhaus bestellt und mußte in einer langen Aus-
sprache von seiner Begabung und von seiner Motivation zu heilen berichten. Der

Pastor habe sich davon sehr beeindruckt gezeigt und Herrn R. gesagt, daß er dafür beten wolle, daß ihm seine Kraft lange erhalten bleibe, denn seine Heilungen seien nicht Teufelswerk im Sinne des siebten Buch Moses. Er würde die Seelen der kranken Menschen über Christus zu Gott führen, und nur so können die Menschen wieder gesund werden. Daraufhin sei er in seiner Heilertätigkeit bestärkt und unterstützt worden.

Obwohl Herr R. keinen direkten Kontakt zu Ärzten hat, weiß er, daß ihm immer wieder Patienten von einem Hautarzt zugeschickt werden. Früher habe er sich manchmal mit einem anderen Heiler, der in einem Nachbarort wohnte, besprochen, doch sei dieser mittlerweile verstorben.

Aus seiner Kindheit weiß Herr R. von mehreren Heilern, die auch zu Tieren gerufen worden seien. Bei diesen handelte es sich wie bei ihm selbst um Menschen, die Gutes tun wollten und ihre Kräfte aus dem Glauben an die göttliche Allmacht bezogen. Daß es daneben auch Kräfte des Bösen geben würde, versucht Herr R. mit einer Geschichte aus seiner Jugend zu belegen. In der Nähe seines elterlichen Hauses wohnte eine alte Frau, die sich von dem Geschehen in dem Dorf zurückgezogen hatte und die deshalb — vermutlich weil sie auch ein wenig wunderlich geworden war — von allen Leuten gemieden wurde. Eines Tages sah er „Jette", so wurde sie genannt, an der Kuhweide seines Vaters. Aufgeregt lief er nach Hause, um davon zu erzählen. Sofort argwöhnte seine Mutter, daß Jette die Kühe verhext hätte. Am nächsten Morgen gaben die Tiere tatsächlich „blaue Milch", und die Euter waren verhärtet. Man schickte nach einem Mann, der die Kühe „segnen" sollte. Als dieser aus dem Stall kam, sagte er, daß er die Tiere behandelt hätte, aber Jette sich gegen diesen „Gegenzauber" wehren würde. Im Laufe des Tages würde jemand kommen, der unbedingt etwas ausleihen wolle, dieses dürfe man aber in keinem Falle geben. Nachmittags kam ein befreundeter Nachbar und sagte zum Vater: „August, giv mui mol de Leddern." — „Nee, Willem, die giv eck dui nich", antwortete der Vater. — „Warum, August, nu giv mui doch de Leddern!" — „Nee, Willem, dat draf eck nich doun."

So sei das Gespräch einige Male hin und hergegangen, bis der Nachbar schließlich voller Unverständnis gegangen sei. Am nächsten Tag waren die Kühe wieder gesund und man besuchte den Nachbarn, um zu erklären. Dieser war höchst überrascht und konnte sich nicht daran erinnern, um eine Leiter gebeten zu haben. Schließlich hatte er sich einige Zeit zuvor neue Leitern gekauft.

Geschichten wie diese habe ich mehrfach von älteren Leuten gehört, sie geben Aufschluß auf das ländlich bäuerliche Umfeld der Erzähler.

Befragung von Patienten

Durch Zufall traf ich (U.C.) eine Frau, die mir erzählte, daß sie mit ihrem Mann bei Herrn R. gewesen sei. Herr R. selbst wollte mir nicht die Adressen von seinen Patienten geben.

Herr D. hatte eine Wundrose, die von einer alten Kriegsverletzung stammte. Nach einem erfolglosen Arztbesuch bat er seine Frau, ihn zu Herrn R. zu fahren. Name und Adresse waren dem Ehepaar schon lange bekannt. Frau D. war zunächst über den Wunsch ihres Mannes erschreckt und weigerte sich. Weil die Schmerzen aber so groß waren, gab sie schließlich nach und sie fuhren los. Obwohl es schon spät am Abend war, wurde das Ehepaar höflich in das Haus von Herrn R. gebeten. Herr D. mußte sein Bein frei machen. Nachdem sie einige Zeit über belanglose Dinge gesprochen hatten, wurde Herr R. auf einmal still und schaute versunken auf das Bein. Seine Lippen bewegten sich tonlos und er strich vorsichtig mit der ausgestreckten Hand über den Ausschlag. Dieser Vorgang wiederholte sich mehrfach; immer wieder verstummte das Gespräch und Herr R. konzentrierte sich. Am gleichen Abend spürte Herr D. keine Schmerzen mehr. Er wurde mit den Worten entlassen: „Wenn Du zu Hause bist, sind die Pusteln zu braunen Borken geworden und fallen bald ab." Nach der zweiten Sitzung war Herr D. ganz ohne Schmerzen.

Ein mir bekannter Hausarzt hatte eine Patientin mit Gürtelrose. Nach der konservativen Behandlung fragte sie, ob er meine, daß ein Heiler die Wirkung der Medikamente unterstützen würde. Der Arzt riet der Frau, dies in jedem Falle zu probieren, wenn sie selbst fest an die Begabung des Heilers glauben könne. Die Frau suchte den Heiler mehrfach auf und war in kurzer Zeit geheilt. Als ich durch den Arzt nachfragen ließ, wer dieser Heiler sei, wurde mir Herr R. genannt.

6. Interview mit Herrn C. aus dem Ruhrgebiet

Im September 1986 stellte sich Herr C. in Münster vor, um von seiner Tätigkeit als geistiger Heiler zu berichten. Herr C. war auf das Forschungsprojekt „Volksmedizin heute" und insbesondere die darin integrierte Arbeitsgruppe „Geistheiler" durch die Pressenotizen aufmerksam geworden. Weil er schon mit anderen Institutionen (u.a. Prof. Dr. H. Bender, Freiburg) in Kontakt getreten war, die sich seinem „Fall" aber bis zu diesem Zeitpunkt noch nicht angenommen hatten, wandte er sich erst jetzt an uns. Seine Motivation, sich der „Wissenschaft anzuvertrauen", lag neben dem Anliegen, uns von seinen Erfahrungen als Heiler zu berichten, vorrangig in der Hoffnung begründet, in unserem Projekt Erklärungen für das ihm selbst rätselhaft gebliebene Phänomen — durch seine Kraft und Fürbitte Kranken helfen zu können — zu finden und vielleicht Kontakt zu anderen Geistheilern aufnehmen zu können. Dabei war es Herrn C. zunächst nicht bewußt, daß wir ihn aufgrund unseres Forschungsansatzes in seinem persönlichen Anliegen nicht unterstützen können. Dennoch war er zu einem Interview bereit, das über seine Berufung und Tätigkeit als geistiger Heiler Aufschluß geben sollte.

Herr C. ist 34 Jahre alt und kam mit der Familie aus Polen vor ungefähr sechs Jahren in die Bundesrepublik Deutschland. Im Rahmen einer anstehenden Umschulung hofft er, in einem Beruf Fuß fassen zu können, in dem er seine Fähigkeiten ausnutzen kann. Auf diesem Weg möchte er offizielle Anerkennung seiner heilenden Kräfte finden. In seiner wirtschaftlich und sozial ungesicherten Position fürchtet er sich davor, wegen seiner Heilertätigkeit mit dem Gesetz in Konflikt zu geraten oder mit seinen Behandlungen Schaden anzurichten. So führt ihn die Unfähigkeit, seine Begabung und seine Aktivitäten richtig bewerten zu können, in inneren Zwiespalt mit seinem ehrlichen Bedürfnis, kranken Menschen helfen zu wollen. Dies brachte Herrn C. vor zwei Jahren auf die Idee, eine Sammlung von „Krankenberichten" anzulegen; nun bittet er die bei ihm Hilfesuchenden, ihre Beschwerden zunächst vor seiner Behandlung schriftlich niederzulegen und dann einige Zeit danach, um seine Wirkung — sei sie auch gleich Null — zu werten. Vor dem Interviewtermin sandte uns Herr C. eine Mappe dieser Anschreiben, in denen 52 Einzelpersonen und/oder Familien die Besserung, bzw. die Genesung von ihren Krankheiten bezeugen.

Herr C. ist streng gläubiger Katholik und lebt fest eingebunden in dem Kreis polnischer Gemeinden. So sind viele seiner „Patienten" ebenfalls Polen, die ihn aus der Gemeindearbeit kennen oder ihm über dritte Personen, denen er bekannt ist, vorgestellt wurden. Viele Behandlungen erfolgen im Anschluß von Kettenbildungen zu Heilzwecken, die nach polnischen Gottesdiensten (so z.B. auch in der Münsteraner Clemens-Kirche) stattfinden.

Zu dem Interviewtermin erschien Herr C. mit seiner Frau, die ihm bei seinen Erklärungen sprachlich behilflich war. Leider litt das Gespräch in vielen Punkten darunter, daß Gefühle und Sachverhalte nur mühsam umschrieben werden konnten. Das Hinzuziehen eines Dolmetschers hätte jedoch den Charakter des Unmittelbaren, der zum Verständnis des tiefen Anliegens beiträgt, zerstört.

Zunächst schilderte Herr C. uns, wie und wann er sich seiner außergewöhnlichen Fähigkeiten bewußt geworden sei. Schon als Kind habe er ungewöhnliche Reaktionen gezeigt; so habe er niemandem die Hand geben können, ohne daß der andere einen „Schlag bekommen hätte". Natürlich — so räumte er ein — könne das immer mal passieren, doch bei ihm seien die Entladungen so heftig gewesen, daß die anderen Kinder nicht mit ihm spielen wollten. Aus Angst davor, krank oder „unnormal" zu sein, hätte er zu diesem Zeitpunkt gerne einen Arzt aufgesucht, um sich untersuchen zu lassen. Doch hätte er Angst davor gehabt, verlacht zu werden. Eine ihm bekannte Anhängerin des Spiritismus habe schon damals die Ausstrahlung, die in seinen Händen liege, richtig zu deuten gewußt. Die erste Heilung habe er aber erst mit 24 Jahren vollbracht. (Seine Schilderungen werden hier in wörtlicher Rede abgedruckt, wobei sprachliche Unbeholfenheiten geglättet wurden, jedoch unter Beibehaltung der charakteristischen Eigenheiten des Erzählers.) „Mein Schwager lag mit einer schweren Blutvergiftung (in einer anderen Stadt in Polen) auf der Intensivstation. Es ging ihm so schlecht, daß meine Familie mich anrief und sagte, ich solle schnell kommen und

‚bring auch etwas Schwarzes mit, man weiß nie'. Ich konnte nicht glauben, daß
ein so junger Mensch sterben muß und ließ den schwarzen Anzug zu Hause. Meine
Frau war sehr böse mit mir und auch die Verwandten, die sich schon am Kranken-
bett versammelt hatten. Mein Schwager lag im Koma und die Ärzte hatten ihn
schon aufgegeben. In dem Augenblick, als ich an sein Bett trat, schlugen die
Geräte, an die er angeschlossen war, ganz stark aus. Ich war so erschrocken
und habe zu Gott gebetet, daß mein Schwager nicht sterben muß. Die anderen
haben alle dafür gebetet, daß er einen leichten Tod hat. Nach zwei Tagen ging es
meinem Schwager wieder besser. Heute lebt er wie ich in der Bundesrepublik."
Nach dieser Heilung seien viele Menschen zu ihm gekommen — oft von weit her —,
die alle behauptet hätten, daß es ihnen schon allein durch seine Anwesen-
heit besser ginge. Herr C. lehnt solche Äußerungen für sich ab und hält sie für
Selbstsuggestion. Seine Schwester habe ihm jedoch ins Gewissen geredet und zu
ihm gesagt, daß es seine Aufgabe sei, zu helfen: „Wenn Du nicht helfen willst —
und Du helfen kannst — dann willst Du schaden!" Sie habe ihn anschließend
auch zu einem Mann geschickt, den er durch Handauflegen von seinem Hexenschuß befreit habe. Dieser Mann sei sehr belesen und interessiert gewesen und
habe ihm, Herrn C., gesagt, daß er ein Geistheiler sei. Dennoch war Herr C.
verunsichert, und er holte sich nach seiner Einreise in die Bundesrepublik erneut
Bestätigung von einem polnischen Priester im Ruhrgebiet.

Dieser versicherte ihm, daß er mit seinen Fähigkeiten ganz bestimmt keinen
Schaden anrichten könne. Er solle, wie es in der Bibel von den Aposteln berichtet
wird (die Textstelle war Herrn C. nicht bekannt), „die Hände auflegen" und
helfen. Diese Hilfe gewährt Herr C. in Sammelheilungen, die in Menschenketten
nach Gottesdiensten abgehalten werden, und in Einzelsitzungen, wobei er die
Kranken aufsucht.

Sammeltreffen und Einzelbehandlungen

Die versammelten Menschen bilden mit ihren Händen eine Kette. Als Verbin-
dungspunkt tritt Herr C. willkürlich vor eine Person. Dabei muß es sich nicht
um jemanden handeln, der besonders krank ist, es kann auch ein Gesunder sein.
Er faßt ihm auf die Handrücken, wobei er seine Daumen fest in die Mulde
zwischen Zeigefinger und Daumen der gereichten Hände drückt. Zur Verstärkung setzt er noch einen Fuß auf den des Gegenübers. Diese Haltung rekonstru-
ierten wir aus den Fotografien, die uns gezeigt wurden. Herr C. hält eine besondere „Technik" für unwesentlich. Wichtig ist für ihn allein die Kraft, die aus
seinen Gebeten entspringt. Der wesentliche Unterschied zwischen Sammel-
und Einzelheilungen ist, daß er bei diesen seine Hände auf den Kopf und später
auf die erkrankten Stellen legt. Wobei einzuräumen bleibt, daß der Kontakt
zwischen Heiler und Kranken bei Individualbehandlungen enger ist. Vertrauliche

Gesten werden vermieden, wenn viele Menschen zugegen sind. Herr C. meint, daß z.B. das Umfassen des Kopfes als eine Art von Segensgestus mißverstanden werden könne und man ihm folglich unterstelle, sich in besonderer Weise profilieren zu wollen.

Während der Heilungen hält Herr C. seine Augen fest geschlossen. Der Zustand ist für C. schwer zu beschreiben. Er spricht eine Abfolge von Gebeten, die er nie verändert. Sie bestehen aus einem „Vater unser", einem „Gegrüßet seist Du Maria", einem Gebet an seinen Schutzengel Gabriel und abschließend einer Fürbitte an Maria. Danach spricht er: „Herr Gott, Sohn Gottes und Heiliger Geist. Ich bitte Dich um die Heilung dieser Person(en), um die Heilung ihrer Seelen und des Fleisches. Im Namen des Gottessohnes Jesus Christus, Ehre sei dem Vater, dem Sohne und dem Heiligen Geiste. Wie es war im Anfang, so auch jetzt und immerdar, von Ewigkeit zu Ewigkeit. Amen. Mutter Gottes, ich bitte Dich um Fürsprache bei unserem lieben Gott um Heilung dieser Person(en). Im Namen Deines Sohnes Jesus Christus. Amen. Maria, Königin Polens, ich bin bei Dir, denke, wache. Im Namen Jesus Christus, sei geheilt!"

Bei dem Sprechen der Gebete konzentriere er sich ganz stark, und auf dem Gipfel der Konzentration sähe er vor seinem innern Auge eine „Welle von Blau — eine wunderschöne Farbe, die ihresgleichen nicht finden kann". Bei einer Behandlung, an der wir teilnehmen durften, beobachteten wir, daß Herr C., wenn er seine Augen nach der etwa 10minütigen Andacht wieder öffnet, zunächst ein völlig erstarrtes Gesicht hat, welches darauf schließen läßt, daß er aus einer Art Trance zurückkehrt. Für ihn kommt es nicht darauf an, daß der Hilfesuchende ebenfalls an die Heilung bzw. die Kraft Gottes glaubt. So erzählt er gewöhnlich auch nicht, daß er während der Zeit des Schweigens betet.

Wirkungen

Im Gegensatz zu Einzelbehandlungen strengen die Menschenketten Herrn C. sehr an. Er meint von sich, daß er in der letzten Zeit bedeutend gealtert sei, Falten bekommen habe und sein Körper schwerer geworden sei (angemerkt wurde von seiner Frau das gute und reichliche Essen, das er sich nach jeder Heilung mit großem Appetit gönnt). Auch habe er nach einer Kette ein Gefühl der Schwäche.

Offensichtlich zeigen die Patienten oft anfänglich starke Reaktionen auf seine Behandlung (große Hitze, Brennen, Schwindel, Müdigkeit u.ä.). Teils berichtet er selbst davon, manches geht aus den Dankschreiben hervor. So treten bei der Behandlung chronischer Beschwerden zunächst wieder akute Symptome auf, die dann rasch von einer dauerhaften Besserung abgelöst würden. Herr C. gibt dazu eine dramatische Schilderung der Heilung einer alten Frau. Die Patientin, die das Bett nicht mehr verlassen konnte, habe ihn zu sich

gerufen. Nach seiner Behandlung sei ihre alte Beweglichkeit wieder zurück-
gekehrt, und die Frau sei aufgestanden. Doch kaum habe sie ihre Füße aus dem
Bett gesetzt und den ersten Schritt getan, sei sie plötzlich völlig steif geworden.
In Bruchteilen von Sekunden sei ihm durch den Kopf geschossen, was die anwesenden Verwandten wohl tun würden: „Arzt holen, Polizei! Feuerwehr!
Oh, ich hatte solche Angst!" Er habe die Frau ganz fest umfaßt und sich mit
der Kraft seines ganzen Körpers gegen sie gelehnt. Nach wenigen Sekunden
habe sie dann gezuckt und tief ausgeatmet. Von dem üblen Geruch des Atems
sei er abgestoßen gewesen. Oh, wie das unangenehm riecht! Darauf habe die
Frau sich völlig gesund gefühlt und ihm von ganzem Herzen gedankt.

Diese Art von Begegnungen erschrecken seine Familie sehr, und sie sind auch
der Grund dafür, daß Herr C. keine Heilungen in der eigenen Wohnung vornimmt. Zudem drängt er darauf, daß die Leute nach den Behandlungen einen
Bericht schreiben, in dem nach unseren Auswertungen immer vermerkt wurde,
daß man auf eigenen Wunsch die Hilfe von Herrn C. suchte und er unentgeltlich
geholfen habe.

Selbsteinschätzung

Herr C. besteht darauf, daß alle seine Patienten weiterhin einen Arzt aufsuchen,
dessen Anordnungen auch eingehalten werden sollen. Sein Paradebeispiel ist
Herr Z.K., dem in einem Hagener Krankenhaus beide Beine amputiert wurden.
Es bestand zudem die Notwendigkeit, einen Teil des Magens zu entfernen.
Schließlich bekam der Kranke einen Schlaganfall. Nach dem Urteil der Ärzte
bestand keine Hoffnung mehr zu überleben. Es wurde den Familienangehörigen
mitgeteilt, daß der Patient nicht mehr nach Hause entlassen wird. Die Ärzte
erteilten Herrn C. eine schriftliche Erlaubnis, das Krankenhaus zu betreten und
ihn zu behandeln. Es sind nun schon über anderthalb Jahre vergangen: der Mann
ist wieder zu Hause und erfreut sich guter Gesundheit. Dafür ist er Herrn C.
dankbar.

Der 70jährige Herr T.K. hatte eine 15 cm breite, bis zum Knochen offene,
vereiterte Wunde, die nicht heilte. Die von den Ärzten empfohlenen Medikamente hatten keine Wirkung gehabt. Er sollte sich einer Transplantation unter-
ziehen. 1984 hat er Herrn C. getroffen. Innerhalb von zwei Wochen sei das
Bein gesund geworden, die Wunde sei geheilt.

Auch die 6jährige Monika Z. aus Dortmund, bei der die Polypen entfernt
werden sollten, wurde geheilt. Die Ärzte haben bestätigt, daß keine neuen
Symptome der Krankheit feststellbar sind.

Bei erwünschten Besuchen in Krankenhäusern möchte Herr C., daß die
Ärzte über sein Tun informiert werden, damit er sich nicht wie ein „Dieb" ein-
schleichen muß, denn unter solchen Voraussetzungen, Heimlichkeiten, könne er

nicht arbeiten. Auch seine erwünschte Zusammenarbeit mit Ärzten sei problematisch. Herr C. fühlt sich wenig anerkannt, u.a. machte er wenig gute Erfahrungen mit polnischen Ärzten bei einem Treffen hier in Deutschland, die ihn als
legendären Wunderheiler eingeladen hatten, um ihn zu einer Stellungnahme zu
überreden. Er selbst fühlt sich zwischen Arzt und Pastor. Die genaue Beschreibung dieser Position wurde wiederum durch den eingeschränkten Wortschatz
so sehr behindert, daß Mißverständnisse nicht auszuschließen sind. Herr C. sieht
sich als „Gottesgerät", dabei betont er, daß er sich nur so „fühle", er habe nie
eine Erscheinung oder eine innere Stimme gehabt, die ihm den Auftrag gegeben
habe zu heilen. Er begründet sein Gefühl mit seiner Gabe zu heilen, die wiederum
allein durch die Kraft des Gebetes möglich wird. Falls es sich „in der Wissenschaft herausstellen sollte, daß diese Kraft schädlich für die Menschen ist", würde
Herr C. sofort jede Aktivität einstellen und auch auf „Bitten und Drängen" nicht
mehr helfen.

In der Art seiner Hilfe sieht sich Herr C. in einer Position zwischen ärztlicher
Versorgung und geistlichem Rat. Während der Arzt den Körper heilt und der
Priester die Seele, betet er zu Gott, daß zunächst die Seele des Menschen geheilt
wird und mit ihr der Körper. „Der Gott ist so lieb, er hilft allen Menschen, die
sich an ihn wenden." Hier brechen die Erklärungen ab. Herr C. fühlt, daß er sich
nicht ausreichend verständlich machen kann und beschließt das Gespräch: „Ich
will vermeiden, daß man mich falsch versteht. Ich kann alles erklären, aber auf
deutsch ist es so schwer."

III. Die Fragebogenergebnisse

Unserer Arbeitsgruppe vermittelte sich im weiteren Verlauf der Arbeit der Eindruck, daß in der Öffentlichkeit reges Interesse für unsere Thematik bestehe.
Es schien eine gewisse Offenheit zu herrschen gegenüber Erfahrungen mit spirituellen Heilweisen.

Um zu genaueren Ergebnissen zu gelangen, zogen wir die Übersichtsbefragung
„Die eigene Entscheidung in Krankheit und Gesundheit" zum Vergleich heran,
in der in Frage 12 auf das Verhältnis der Bevölkerung zu Gesundbetern, Geistheilern und Magnetiseuren eingegangen wurde.

Frage 12 a) Können Sie sich eine Lage vorstellen, in der Sie jemanden aufsuchen würden, der durch Besprechen, Hand auflegen oder Bestreichen, geistiges Heilen oder Magnetisieren zu helfen sucht?

b) Wissen Sie von einem derartigen Heiler, einer Heilerin?

c) (Wenn ja) In welchem Ort?

Es ergab sich folgendes Bild: Von den insgesamt 130 befragten Personen konnten sich nur 28 (22 %) eine Lage vorstellen, in der sie einen Heiler aufsuchen würden. 16 andere Personen (12 %) kannten zwar einen Heiler oder wußten sogar dessen Wohnort zu nennen, gaben aber an, daß sie ihn nicht in Anspruch nähmen. Unter den insgesamt 44 Personen (34 %), die sich zu diesem Fragenkomplex äußerten, befanden sich neben 28 Frauen 16 Männer.

Diese 44 Personen bildeten die Grundlage für eine detaillierte Auswertung: Von den 28 Personen, die angaben, einen Heiler aufzusuchen, schränkten 11 ihre grundsätzliche Bereitschaft ein: 7 Personen würden einen Heiler nur dann in Anspruch nehmen, wenn schulmedizinische Verfahren keine Hilfe mehr bringen könnten: „Vielleicht in Extremsituationen, wo die Schulmedizin nicht mehr helfen kann" (52 Hausfrau). – „Bei allen Krankheiten, bei denen normale Heilmethoden nicht gewirkt haben" (51 Angestellter). Zwei Befragte gaben an, daß sie einen Heiler nur bei seelischen Leiden konsultieren würden. Eine 48jährige Kauffrau fühlte sich durch ihren Arzt verunsichert: „Möchte einen Heiler wegen meiner Gürtelrose aufsuchen, der Arzt riet mir jedoch davon ab." Eine andere Frau reagierte skeptisch; sie wollte nur dann einen Heiler aufsuchen, „wenn die Solidität überprüfbar ist" (57 Dipl.-Sportlehrerin).

Somit scheinen nur 17 Befragte eine uneingeschränkt aufgeschlossene Haltung gegenüber einem Heiler einzunehmen. Nur drei Personen haben die gesamte Frage 12 a – c beantwortet; alle übrigen 41 Personen beschränkten sich auf Teilantworten.

Interessant erscheint, daß 16 Personen zwar von einem Heiler gehört hatten, es aber ausdrücklich ablehnten, ihn auch aufzusuchen.

So „wissen" die meisten der 44 antwortenden Personen von einem Heiler (61 %), jedoch wurden überwiegend nur ungenaue Ortsangaben gemacht. Der Magnetiseur C. (auch als „Strieker bei Emmerich" benannt) wurde von neun Befragten genannt, weitere fünf erwähnten einen Heiler an der holländischen Grenze. Es ist anzunehmen, daß auch hier C. gemeint war. Drei Angaben verwiesen auf Pendler (darunter eine Doppelnennung) in Oldendorf und Minden.

Folgende Heiler wurden nur jeweils einmal genannt:

– Heiler aus der Schweiz (bekannt aus dem Fernsehen)
– Heiler in Winkelsetten/Laer
– Magnetopathin aus Berlin
– Warzenbesprecher in Vreden
– Warzenbestreicher in Osnabrück
– Gesundbeter in Schleswig-Holstein
– (Tätigkeit unbenannt) im Raum Münster
– (Tätigkeit unbenannt) Deutscher in Holland
– selbst Heiler
– Verbindung wurde durch den Hausarzt geschaffen (ohne Ortsangabe).

Leider wurde nicht nach persönlichen Erfahrungen mit Heilern gefragt, so daß die Ungenauigkeit der Ortsangaben oder der Benennung vermutlich auf die Kenntnis durch das Hörensagen zurückzuführen ist. Nur bei neun Personen darf angenommen werden, daß sie entweder selbst oder eine ihnen nahestehende Person Hilfe bei einem Heiler gesucht hatten. So wurden von diesen konkrete Adressen genannt oder sie hatten persönliche Erfahrung und konnten für bestimmte Krankheiten einen speziellen Heiler angeben, z.B.: Pendler bei Wirbelsäulenbeschwerden, Herr C. in Minden (51 Tischler).

DIE KENNTNIS VON GEISTHEILERN, MAGNETISEUREN, GESUNDBETERN

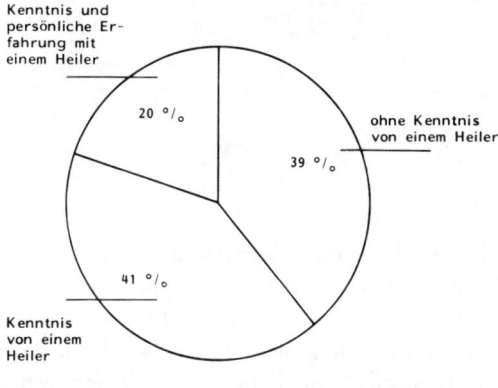

Abb. 9

Ein Blick auf die Beschäftigungsstruktur der 44 antwortenden Personen zeigt, daß überwiegend ein mittelständisches Milieu vertreten ist. Daß 39 % Hausfrauen darunter sind, läßt sich durch den großen Anteil der Hausfrauen in der gesamten Befragung erklären. Mit jeweils 11 % sind Akademiker, Kaufleute und Angestellte repräsentiert, 9 % sind Rentner und jeweils 7 % Handwerker und Beamte. Ferner haben noch zwei Personen (5 %) geantwortet, die in einem krankenpflegerischen Beruf tätig sind.

Im Vergleich zu den anderen Fragenkomplexen der Umfrage wurde zu Punkt 12 sehr zurückhaltend Stellung genommen. Die Art der Antworten läßt darauf schließen, daß die Auskünfte ungern und zögernd gegeben wurden. So machte das Gros der Befragten gar keine Angaben, Ablehnungen wurden schlicht mit „Nein!" oder „Völlig unmöglich!" ausgedrückt. Ein Befragter hielt sich für „zu katholisch", um Hilfe bei einem Heiler zu suchen. Häufig wurden die Antwortfelder einfach durchgestrichen. Immerhin lieferten 44 Personen verwertbare Beiträge.

ANGABEN ZU GEISTHEILERN, MAGNETISEUREN, GESUNDBETERN

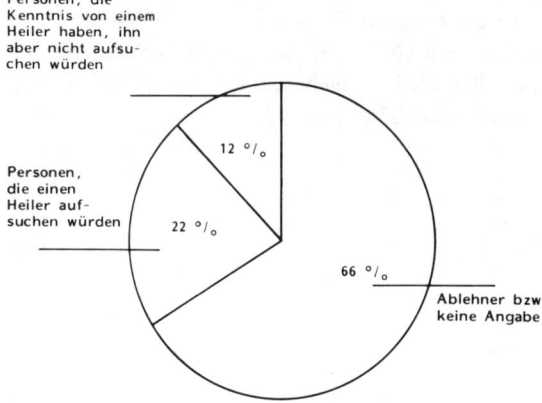

Personen, die
Kenntnis von einem
Heiler haben, ihn
aber nicht aufsu-
chen würden

Personen,
die einen
Heiler auf-
suchen würden

12 °/₀

22 °/₀

66 °/₀

Ablehner bzw.
keine Angabe

n = 130

Abb. 10

Generell scheinen Frauen besser über diese Thematik informiert zu sein als
Männer. (Zu beachten ist allerdings, daß insgesamt fast doppelt soviele Frauen
wie Männer interviewt wurden.) Das Verhältnis von Stadt und Land konnte nicht
genauer spezifiziert werden, da die Befragung nicht proportional zur Bevölke-
rungsstruktur angelegt wurde. (Beispielhaft sind die 16 in Vreden geführten
Interviews, von denen acht Personen Angaben zu Frage 12 machten. Davon
nannten allein sieben Herrn C.; diese Nennungen lassen sich leicht aus der räum-
lichen Nähe zur holländischen Grenze erklären.)

Während des letzten Jahres widmeten sich Presse und Fernsehen mehrfach
in Reportagen Heilern und Heilerinnen. Dabei schien die Resonanz in der Bevölkerung größer zu sein, als die Daten unserer Erhebung erkennen lassen, nach
denen sich nur 22% der Befragten vorstellen können, in bestimmten Situationen
Gesundbeter, Magnetiseure oder Geistheiler zu bitten, ihnen durch Handauflegen
oder Bestreichen zu helfen. Damit ist schon gesagt, daß zwischen der Vorstellung
und dem Handeln in der Wirklichkeit Spielräume liegen, die mit unseren Fragen
nicht genauer erfaßt wurden.

IV. Schlußbemerkungen

Um Mißverständnisse auszuräumen und falschen Erwartungen entgegenzuwirken, scheint es nötig, darauf hinzuweisen, daß es um Sammlung und Dokumentation von unter einem bestimmten Gesichtspunkt zusammengestellten Material ging. Alle Niederschriften der Interviews sind nicht von ungefähr in der Form von Erlebnis- bzw. Erfahrungsberichten gehalten; der darin enthaltene subjektive Aspekt erschien uns aufschlußreich. Waren es nun Heiler oder ihre Patienten: Ihre jeweils persönlich gefärbte Meinung, ihre Weltanschauung, ihre Mentalität und Persönlichkeitsstruktur wollten wir in der Beschreibung wenigstens in Ansätzen vermitteln. Es ist nicht Sache der Volkskunde, Interpretationen oder gar Erklärungsmodelle für parapsychologische Phänomene anzubieten. In unseren Fällen wird zwar von „Heilungen" berichtet, die sich außerhalb der etablierten Schulmedizin ereignet haben, doch konnten wir sie weder nachprüfen noch nachweisen. Demgemäß können die Interviews auch nicht als Beweismittel für tatsächlich eingetretene Heilungen herangezogen werden. Wir geben nur möglichst getreu wieder, was uns von Heilern und ihren Patienten über den Verlauf von Krankheiten berichtet wurde, was Heilende und Heilungssuchende jeweils für ihre eigene Wahrheit ausgaben.

Daß uns unter den angeführten Berichten ausschließlich Erfolgsmeldungen begegnen, ist psychologisch nur zu einleuchten. Wünschenswert wäre deshalb die Aufnahme einer gleich großen Anzahl von Interviews gewesen, die Auskunft über mißlungene Heilversuche geben. Doch haben wir zu diesem Themenbereich fast keine Informationen erhalten können. Die befragten Heiler waren naturgemäß kaum an einer Darstellung ihrer problematischen Fälle, dafür um so mehr an positiver Selbstdarstellung interessiert, während die Enttäuschten oder die Skeptiker unter den Heilungssuchenden sich offensichtlich nicht eindringlich genug zu Wort meldeten.

Unsere Hoffnung, trotz aller methodischen Schwierigkeiten Einblick in einen Teilbereich menschlichen Verhaltens zu gewinnen, um zu einer „Ethnographie des Inlands" (Rutschky 1984) beizutragen, wurden im Verlauf unserer Interviewtätigkeit in unerwarteter Weise erfüllt. Zu unserem Erstaunen begegneten wir einer in nächster Nähe angesiedelten Binnenexotik, von deren Existenz wir vorher so gut wie nichts wußten.

In der Gestalt eines „subkulturalen medikalen Verhaltens" (Schenda 1975) fanden wir Verhaltensweisen vor, von denen wir annahmen, sie seien inzwischen seit Jahren, weil völlig unzeitgemäß, wenn auch nicht gerade in Vergessenheit geraten, so doch für die Volkskunde überwiegend von historischem Interesse.

Hier machten wir Bekanntschaft mit den sogenannten abergläubischen Praktiken, mit paramedizinischen Behandlungsmethoden, die aufgrund eines aufgeklärten Wissensstandes und der modernen, funktionalistischen Auffassung von Krankheit abgewertet werden; sie gelten als unangemessene und daher als unwirksame Mittel. Heute leben die ehemals für untauglich gehaltenen subkulturalen Heilweisen in neuem Gewand und in erweiterter Form wieder auf.

Über die Gründe, weshalb es zu dieser Revitalisierung kommt, können wir allerdings anhand unseres Materials nur wenig aussagen, wurde von uns doch weniger nach den psychologischen, sondern eher nach den pragmatischen Gründen für eine Hinwendung zu alternativen Methoden gefragt. So läßt sich nur vermuten, was die Kranken dazu bewegt, sich einem Laienheiler anzuvertrauen. Die relativ häufig vorkommende Angabe, daß dieser zusätzlich zur ärztlichen Behandlung konsultiert wird, läßt darauf schließen, daß diesem Verhalten ein Gefühl von Unzufriedenheit mit den bestehenden Verhältnissen zugrunde liegt, ein wahrscheinlich aus äußerster existentieller Not geborenes Bedürfnis nach noch wirksamerer und weiterreichender Hilfe, als sie in Gestalt der etablierten therapeutischen Maßnahmen angeboten wird.

Diesen Beweggründen dürfte die Motivation der Heiler entsprechen, eine vorhandene Begabung auszubilden und diese dann zum Wohle der kranken Menschen anzuwenden. Offen ausgesprochen wurde der Wunsch, damit auch den Lebensunterhalt zu sichern. Aufgrund eines plausiblen Interaktionsmodells kann also ein mit dem Patientenverhalten korrespondierendes Heilerverhalten angenommen werden, eine wechselseitig wirkende Abhängigkeit, die durch das Prinzip von Nachfrage und Angebot geregelt sein könnte. Immer dann können ja sogenannte „altartige", „abgelebte" Strukturen wieder aufgenommen werden, wenn sich ein erneuertes Bedürfnis nach ihnen erhoben und artikuliert hat.

Der Suche nach Hilfe einerseits entspricht das Hilfsangebot des Heilers andererseits. Sein Standort wird beschrieben als die „Lücke zwischen Arzt und Priester" (Claussen 1984:882); auf diesem Platz übt er Funktionen aus, die in der Mitte zwischen medizinischer Versorgung und seelsorgerischer Beratung liegen. In allen Fällen beobachteten wir im Verhältnis zwischen Heiler und seinem Patienten eine intensive psychische Kommunikation, eine Hinwendung zur Person des anderen, die von Ärzten und Geistlichen in gleicher Art und ähnlichem Maße nicht geleistet werden kann.

Das angewandte therapeutische Verfahren könnte aus einem Prozeß der psychologischen Beeinflussung bestehen, in dem der Heiler eine aktive Rolle, der Patient dagegen den passiven Part übernimmt und in dem „sprechende" Gesten die innere, unsichtbare Kommunikation unterstreichen. Der Außenstehende ist geneigt, die Wirksamkeit der Rituale (wie Handauflegen, „magnetisches" Streichen über den erkrankten Körperteil, aber auch Meditationsübungen) als durch Fremd- oder Autosuggestion hervorgerufen zu interpretieren; die begleitenden Gesten dienen dabei als symbolische Formen der Veranschaulichung eines seelischen, im Grunde unübersetzbaren und gern als „mystisch" deklarierten Vorgangs. Diese sehr altertümlich erscheinenden Praktiken lassen bei aller Stereotypie jedoch genug Spielraum für individuelle Veränderungen, die dem Heiler angebracht und zweckmäßig erscheinen. So kann, wie in den Protokollen beschrieben, aus einem Streichen zum Beispiel ein kräftiges Rubbeln werden, aus einer leichten Körperbewegung eine tänzerisch-gymnastische Übung von spezieller geistiger Bedeutung.

Diese relativ offene Form der „spirituell" genannten Behandlungsweisen ist eine Eigenschaft, die es dem Beobachter schwierig erscheinen läßt, eine systematisierende Ordnung der Therapietechniken zu erstellen, selbst dann, wenn er sich nach den Angaben des Lexikons der Parapsychologie zu richten versucht. Dort wird unter dem Stichwort „Geistheilung" folgende Definition gegeben:

> „G e i s t h e i l u n g, auch Geistige Heilung (engl. s p i r i t h e a l i n g), ein schwer abgrenzbarer Bereich therapeutischer Verfahren außerhalb der Schulmedizin, bei dem ein geistiger oder psychischer Einfluß für den Krankheitsverlauf wesentlich sein soll. Wichtig ist dabei ein religiöses Moment, der Glaube, beim Kranken und beim Heiler (Heilungsvermittler). Thouless unterschied G l a u b e n s h e i l u n g (geistige Neuorientierung, vgl. Christian Science), G e b e t s h e i l u n g (Gebet des Heilers einer Gemeinde, eines Kranken), R i t u a l h e i l u n g (Operationen wie Handauflegen, Wallfahrten usw.) und G e i s t e r h e i l u n g (im Spiritismus behauptete therapierende Ärzte; sie heilen als Kontrolle eines Mediums oder kommunizieren direkt mit dem Patienten durch Automatismen; Arigó). In der Praxis sind die Übergänge fließend; es könnte ein paramedizinisches Phänomen vorliegen (Edwards)" (Bonin 1984: 199).

Die hier angeführte Erklärung kann jedoch nicht voll zufriedenstellen, vor allem deswegen nicht, weil kein methodisch begründeter, differenzierender Unterschied zwischen formalen und inhaltlichen Bestimmungskriterien gemacht wird. Mit der Einteilung in Glaubens-, Gebets-, Ritual- und Geisterheilung scheinen lediglich besonders hervortretende Merkmale betont zu werden. Sollen die spirituellen Heilweisen unter dem Gesichtspunkt ihrer hervorstechenden Eigenschaften vorgestellt werden, kann die Definition möglicherweise genügen, obwohl die in unseren Protokollen beschriebenen Heilpraktiken selbst keine reine Formen sind, sondern an sich schon komplizierte Methodenkombinationen darstellen.

So wird zum Beispiel in

Interview 1 ein Heiler beschrieben, der nach Maßgabe der Definition Ritualheilung ausübt in Verbindung mit traditioneller Spruchheilung, der zudem als ausgebildeter Heilpraktiker über homöopathische Behandlungsweisen verfügt.

Interview 2 zeigt dagegen eine Methode der Ritualheilung auf, die sich auf dem Synkretismus von östlichen und westlichen Glaubensvorstellungen gründet.

Interview 4 wird eine Mischform aller vier unter „Geistheilung" zu verstehenden Verfahren vorgestellt.

Interview 5 veranschaulicht die Haltung eines Heilers, dessen Methode, von modischen Einflüssen so gut wie unbeeinflußt, sich in einer traditionellen Form erhalten hat. Hier sind Spruch- und Ritualheilung miteinander verbunden.

Interview 6 schließlich verdeutlicht die Methode eines Heilers, der Gebetsheilung zusammen mit Ritualheilung praktiziert.

Die offenkundig eingeschränkte Verwendbarkeit der Terminologie soll an zwei Beispielen verdeutlicht werden. Alle fünf Behandlungsmethoden sind als Ritualheilungen gekennzeichnet. Dieser Begriff umfaßt also eine bestehende Gemeinsamkeit hinsichtlich eines markanten Merkmals. Bei relativ großer Ähnlichkeit im Äußerlichen, d.h. im Rituellen, zeigen sich jedoch erhebliche Unterschiede im Inhaltlichen. So besteht zum Beispiel formal gesehen, kaum ein Unterschied zwischen der Geistheilung im engeren Sinn und der Geisterheilung. Beide werden über Medien vermittelt. Während jedoch der Geistheiler unmittelbar an der Kraft des göttlichen Geistes partizipiert, nehmen die Spiritisten als Geisterheiler weitere Vermittler an in einem Zwischenreich zitierbarer Geister/ Seelen, von denen sie hilfreich unterstützt werden. Beispiel 2: Die äußere Ähnlichkeit von Gebets- und Spruchheilung (die übrigens im Lexikon der Parapsychologie keine Erwähnung findet, obwohl sie sehr wohl unter die spirituellen Methoden gefaßt werden kann). Ihre Analogie liegt darin, daß sich beide der Form des gesprochenen Wortes bedienen. Trotzdem ist die innere Haltung, die bewirkende Weltanschauung, unterscheidbar: Gebetsheilung wird ermöglicht durch den Glauben an die Erfüllung des an Gott gerichteten Gebetes, durch ein demütiges Bitten um Gesundung des Kranken, während Spruchheilung von der fordernden Beschwörung der Krankheit selbst ausgeht und auf dem festen Glauben an die autonome Kraft des memorierten Wortes beruht. Das eine ist mystisches, das andere magisches Denken. Wegen der religiösen Komponente können beide Heilweisen jedoch zugleich auch als Glaubensheilungen bezeichnet werden.

Die Schwierigkeiten, denen wir hier bei der phänomenologischen Beschreibung begegnen, können vielleicht auf einem Weg gelöst werden, den wir hier leider nicht mehr weiter verfolgen können, weil die entsprechenden Fragen in unserem Fragenkatalog nicht enthalten waren. Sie ergaben sich erst aus der Beschäftigung mit dem vorliegenden Material. Für eine nachfolgende Untersuchung wäre es wichtig festzustellen, welche Vorstellungen von Krankheit herrschen, was der Heiler, was der Patient darunter versteht, mit welchen Inhalten der Begriff gefüllt wurde. Ich (L.G.) gehe davon aus, daß die Annahmewelt, d.h. die geglaubte Wirklichkeit, das Verhalten des Menschen bestimmt, daß die vertretene Weltanschauung oder die religiöse Überzeugung die determinierende Dominante ist, welche zum Beispiel auch die Art und Weise der Behandlungsmethode beeinflußt, die ein Heiler seinen Patienten anbietet. So wäre es wichtig zu erfahren, in welcher Weise sich der Patient dem Verfahren des Heilers gegenüber verhält, ob er auch die mit dem heilerischen Potential untrennbar verbundenen philosophischen, bzw. religiösen Leitideen rezipierend teilt. Es wäre sicher sehr erhellend zu erfahren, ob jemand, der Krankheit als Strafe Gottes empfindet, beispielsweise Hilfe sucht in einem Freundeskreis der Erweckungsbewegung, denn in religiösen Zirkeln wird Krankheit oft als Schuld, als das moralisch Böse aufgefaßt. Dem wird mit spirituellen Behandlungselementen wie Gebet und Meditation, also mit psychologischen Umstimmungspraktiken begegnet, die aus Sündern Reuige, aus Reuigen Bekehrte, aus Bekehrten schließlich Gesunde machen. So könnte ein Spruchheiler vorzugsweise Patienten haben, die, wie er selbst auch, Krankheit als eine Form von magischer Beeinflussung verstehen („die einem zufliegt"), wenngleich heute kaum jemand zugeben wird, daß er an den bösen Zauber von Hexen glaubt. Es wäre zu untersuchen, ob jemand, der die Vorstellung akzeptiert, seine Krankheit sei ihm als Prüfung auferlegt, Trost und Besserung vielleicht über eine ihm vom Heiler vermittelte Lehre von karmischer Prädestination und Reinkarnation findet. Ist ein Heiler der Überzeugung, Krankheit sei vor allem ein Zustand der Disharmonie mit der Umwelt, so wird er einerseits Geistheilung als holistische Therapie anbieten, eventuell auf der Basis der sogenannten „Schwingungslehre" und „Energieübertragung", und andererseits Patienten ansprechen, welche ihre Krankheit als schmerzliche Entfremdung von der Natur — auch von ihrer eigenen — begreifen, als ein Herausfallen aus einer kosmischen Einheit, in der alle Dinge noch in Harmonie miteinander verbunden waren. Krankheit als Kräfteverfall und Schwächung des Körpers entspricht dabei nicht dem ursprünglich höheren Wesen des Menschen, das bestimmt ist als ein Heil-Sein inmitten einer ebenfalls heilen Natur.

Auf dem Weg über die Analyse des Krankheitsbegriffes könnte man zweierlei erfragen: Welches Bild vom Menschen liegt der jeweiligen Behandlungsweise zugrunde? Wie ist es um die Wissenschaftlichkeit der angewandten Methode bestellt, die auf diesem Wissen vom Menschen gründet? — Antworten auf diese Fragen könnten als erste Orientierungshilfe dienen gegenüber einem Überangebot derzeit diskutierter alternativer Heilmethoden.

Methodenvielfalt kennzeichnet die jetzige Situation; die bunte Mischung von wiederbelebten „neuen" und bereits etablierten alten Praktiken könnte für den Patienten von Vorteil sein, wenn nicht das professionelle Verhalten in so hohem Maße mit dem dilettantisch-laienhaften verknüpft wäre. Vielfach stützt man sich auf verkürzt wiedergegebene wissenschaftliche Erkenntnisse, die durch den Grad an Popularisierung, dem sie unterworfen sind, nur noch als stark vereinfacht, zum Teil als pseudowissenschaftlich benannt werden können. Die Unterscheidung von seriösen und unseriösen Angeboten fällt gerade im medizinischen Bereich außerordentlich schwer. Kaum einer der umworbenen Patienten dürfte über ein derart breitgefächertes Hintergrundwissen verfügen, das notwendig ist, um über die fachliche Kompetenz eines Heilers urteilen zu können oder über die Vertrauenswürdigkeit der verschiedenen privat geleiteten Weiterbildungsinstitute, die Lehrgänge und Selbststudienprogramme anbieten, in die Geistheilung als Unterrichtsgegenstand aufgenommen wurde. Nach Absolvierung entsprechender Lehrgänge kann ein Zertifikat erworben werden, das den Absolventen als „praktischen Psychologen" (im Unterschied zu den akademisch ausgebildeten Psychologen und medizinischen Psychotherapeuten) ausweist.

Als Beispiel für ein aus der Psychologie stammendes, weiterentwickeltes
Verfahren kann das mit Bedacht aus dem Zusammenhang der eingangs erörterten
Protokolle gelöste *Interview Nr. 3* dienen. Hier wird eine Methode vorgestellt,
welche mit wissenschaftlichem Anspruch auftritt; begründet ist sie auf einer sich
selbst als „innovativ" verstehenden Psychotherapie. Im Gegensatz zu den Behandlungsweisen der magisch-mystischen Richtung, kann das „mentale Training" als
eine durchaus rational bestimmte Technik gelten, als ein Beeinflussungsmuster,
das funktional ganz auf die Interaktion zwischen dem Behandelnden und dem
Behandelten abgestimmt ist. Auf dem Weg über die therapeutische Kommunikation zwischen den beiden Akteuren sollen beim Patienten Verhaltensänderungen
eingeübt und problematische Verhaltensweisen in angemessene verwandelt werden. Krankheit wird in diesem Fall also im Sinne der psychosomatischen Medizin
als Fehlanpassung interpretiert, gegen die man intervenieren kann, indem man
über alle sinnesspezifischen Vorgänge im Körper des Patienten eine Umstimmung
in der erwünschten Richtung erreicht. Bei Herrn E. wird dieser physiologisch-
psychologische Wirkmechanismus durch die Technik der Hypnose unterstützt,
wohl im Bestreben, jederzeit eine sowohl pragmatische als auch praktizierbare
Kurzzeitmethode zur Verfügung zu haben. Da es noch keine befriedigende
Ursachenerklärung für die Wirkweise der Hypnose gibt, beschränkt er sich darauf,
ihre experimentell erwiesene Anwendbarkeit festzustellen und auszunutzen. Eine
ausgeklügelte Überzeugungskunst dürfte also zu einer Umpolung des Verhaltens
führen, die ihrerseits dann zur Besserung oder gar Gesundung beiträgt.

Dieses Konzept beruht im Gegensatz zu den anderen — und das macht es in
diesem Zusammenhang interessant —, auf einer nicht in erster Linie von rein
philosophischen oder religiösen Spekulationen abgeleiteten Sichtweise und
Methodik. Es versteht sich als Entwurf einer sogenannten „humanistischen
Psychologie", einer Wissenschaft vom Menschen also, die Erkenntnisse sowohl
von naturwissenschaftlicher als auch geisteswissenschaftlicher Herkunft in sich
vereint.

Abgewogen und gemäßigt angesichts der verwirrenden Vielfalt der Angebote
und mancher nicht eingelöster Versprechen der Heiler muten dagegen Inten-
tionen an, die von der 1984 gegründeten „Gemeinschaft für Geistige Entfaltung"
(München) ausgehen: Bestrebungen, die philosophisch auf der Wiederaufnahme
neuplatonisch-idealistischen Gedankenguts beruhen. Der Verein möchte sich
auf Dauer als eine Art berufsständischer Vertretung für Geistheiler konstituieren.
Neben der Öffentlichkeitsarbeit, der Kontaktherstellung zu den auf etwa 100
geschätzten Heilern in der Bundesrepublik, ist die Durchführung von Seminaren
seine Hauptaufgabe. Um gegen das bestehende Gesetz, das die Erlaubnis zur
Ausübung der Heilkunde regelt, nicht zu verstoßen, ist jedes Vereinsmitglied
gehalten, eine Verpflichtungserklärung zu unterschreiben, die u.a. folgende Passage
enthält:

„Ich bestätige und verspreche, daß ich im Ausüben von geistiger Heilweise
niemals einem Hilfesuchenden eine Diagnose stellen, noch ihm empfehlen

werde, Arzt und Medikamente zu meiden . . . Ich halte mich strikt an unsere Vorschriften im Wissen, daß nur Gott heilt und ich als sein Instrument oder Kanal nur Mittler bin." (Claussen 1984: 884)

Sollten solche Bemühungen um Anerkennung in Zukunft von Erfolg gekrönt sein, könnte die Behandlung durch einen Geistheiler als ähnlich sozial gebilligter und gebräuchlicher Akt von Selbstmedikation gelten, wie vergleichsweise heute schon in England und wie bei uns die Konsultation eines Heilpraktikers. Das Verhalten der Befragten scheint durch eine Aufgeschlossenheit charakterisiert zu sein, die zwischen Distanziertheit und Interesse, zwischen Skepsis und Mut zum Experimentieren schwankt, ganz ähnlich der Haltung, wie sie ein Student der Religionswissenschaft in Marburg einnahm. Er war als Verkäufer in einer auf esoterische Literatur spezialisierten Buchhandlung tätig und antwortete auf die Frage, ob er denn selbst von den Inhalten, die derartige Bücher vermitteln, überzeugt sei: man könne nicht wissen, was die Wissenschaft in Zukunft noch an Erkenntnissen bringe; er wolle sich einer möglichen Entwicklung nicht in den Weg stellen.

„Den Anfängen der Krankheit wehren"
Gesund bleiben und medizinische Vorsorge

von

Daniele Schmidt

Galten unsere Beobachtungen zu einem großen Teil dem Vorkommen und der Bewertung alternativer Heilmethoden, so fragten wir doch auch nach vorbeugendem, aktivem Gesundheitsverhalten im alltäglichen Bereich.

Frage 1: Wie sorgen Sie und die Mitglieder Ihrer Familie dafür, daß Sie gesund bleiben, möglichst wenig krank werden?

Frage 2: Wie halten Sie es mit den medizinischen Vorsorgemaßnahmen (wie regelmäßiger Zahnarztbesuch, Krebsvorsorgeuntersuchungen)?

Die Auswertung der Anworten zielt in erster Linie auf geschlechtsspezifische Unterschiede. Darüber hinaus wurden, sofern es sinnvoll erschien und Einzelaspekte näher beleuchten half, verschiedene Altersgruppen berücksichtigt. Wir wollten vor allem etwas über die Einstellung und persönliche Aktivität erfahren. Aus diesem Grunde werden in der Auswertung auch einzelne, persönliche Stellungnahmen erwähnt, die gewöhnlich bei statistischen Untersuchungen vernachlässigt werden.

In der ersten Frage erkundigten wir uns nach der Gesundheitsfürsorge der jeweiligen Personen und ihrer Familie. Da nur wenige angaben, welche Maßnahmen für die ganze Familie gelten, können unterschiedliche Aktivitäten in der Familie in der Auswertung leider nicht berücksichtigt werden (nur fünf Personen berichteten zusätzlich von dem Gesundheitsverhalten der Familienmitglieder). Auch erschwerte die offene Fragestellung die statistische Auswertung, erlaubte jedoch ein breites Spektrum an vielseitigen Antworten.

Die Beantwortungsrate liegt bei 100 % (bearbeitet wurden 130 Daten), ein erfreuliches Ergebnis, welches sicherlich auch darin begründet liegt, daß es sich um die erste Frage des 15 Themenkomplexe umfassenden Bogens handelte. Allein eine Person teilte uns mit, sie führe überhaupt „keine Maßnahmen" (63 Hausfrau) zur Krankheitsverhütung durch; drei Personen erklärten, sie übten „keine besonderen Maßnahmen" aus, nannten dann aber doch das eine oder andere Mittel.

Obwohl wir uns eine möglichst konkrete Beantwortung wünschten, sind im Antwortenmaterial doch Qualitätsunterschiede deutlich geworden. So sollten allgemeine Antworten wie „Ernährung und Sport" vermieden werden. Daß dies nicht vollständig gelang, wurde in der Auswertung ersichtlich. Auf den jeweiligen Prozentsatz pauschaler Antworten wird in den einzelnen Unterpunkten hingewiesen. Die ausführlicher beantworteten Fragebögen boten ausreichendes Material für die Auswertung.

Drei große Kategorien sollen die Daten für einen ersten Überblick gliedern:
1. Ernährung
2. Sport/Bewegung
3. andere Maßnahmen (vgl. Abb. 11).

HAUPTGRUPPEN DER GESUNDHEITSMASSNAHMEN (Mehrfachnennungen)

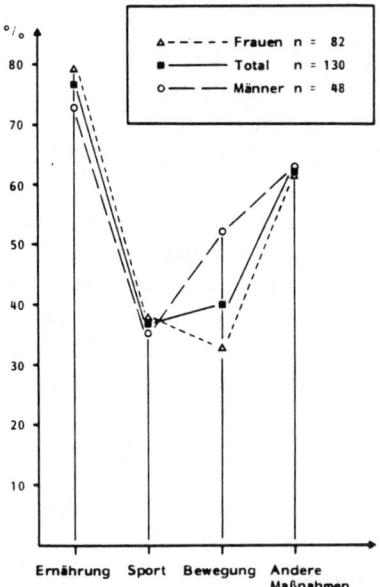

Abb. 11

77 % der Befragten äußerten sich zu einer gesunden Ernährungsweise (allgemeine Angaben eingeschlossen). Die gesunde Ernährung stellt damit den gewichtigsten Bereich bei der Gesunderhaltung für den von uns befragten Personenkreis dar. 37 % berichteten von einer Sportart oder mehreren sportlichen Betätigungen, von nur 22 % kann jedoch angenommen werden, daß sie regelmäßig Sport treiben.

Ferner sorgen 40 % der Befragten für eine allgemeine körperliche Bewegung. Hier sind alle Personen erfaßt, die nicht eine konkrete Sportart angaben, sondern: „Spazierengehen" oder „viel Bewegung". Von 62 % wurden weitere, nicht sport-/ bewegungs- oder ernährungsbezogene Maßnahmen genannt. Welche konkreten Angaben hinter den vier großen Kategorien stehen, wird im folgenden erläutert.

Abbildung* 12 bietet eine Übersicht über die Verteilung verschiedener Maßnahmen, nach Altersgruppen gegliedert. Bedingt durch die geringe Anzahl der 75jährigen und noch älteren (14 Personen) sind prozentuale Verzerrungen zu beachten.

* Bei den Diagrammen handelt es sich nicht um Verlaufskurven, die Verbindungslinien der einzelnen Punkte sind als optische Hilfe zu lesen.

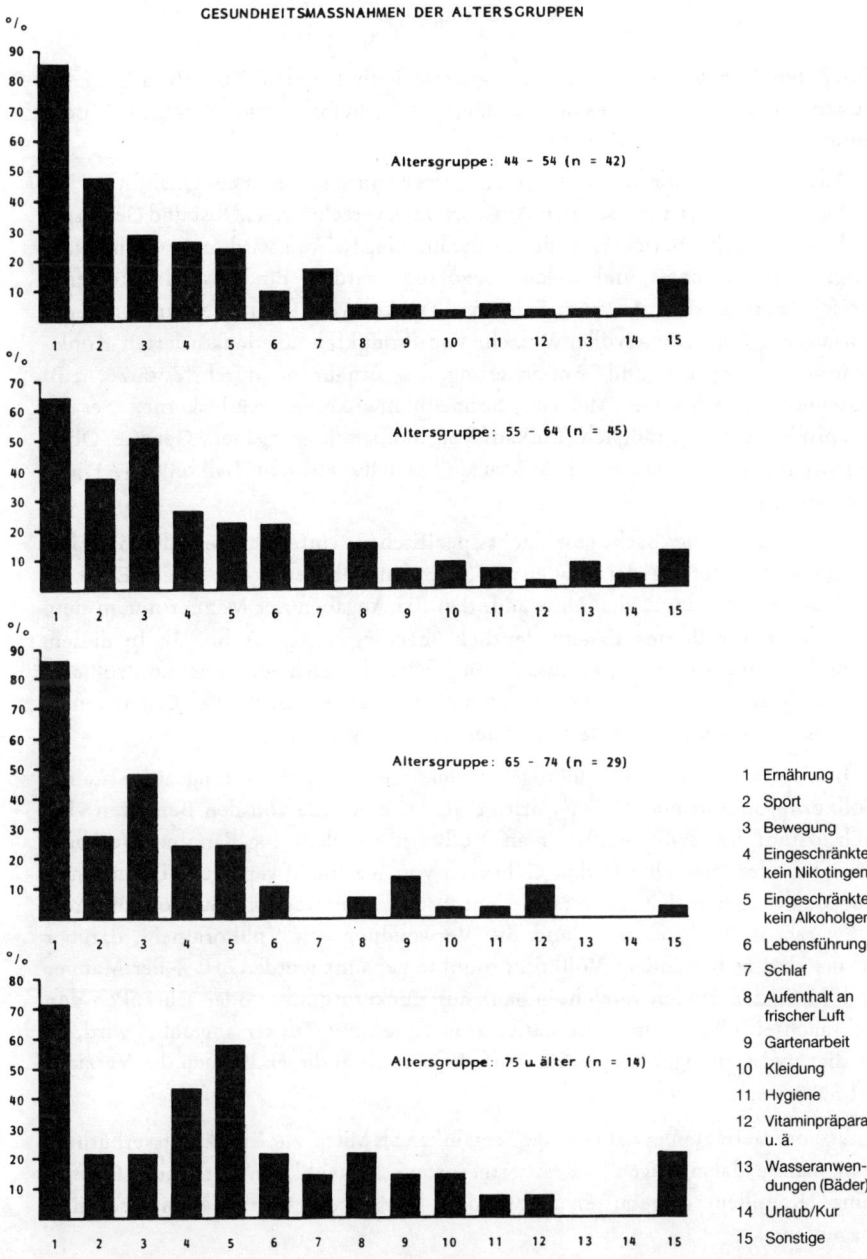

Abb. 12 Gesundheitsmaßnahmen der Altersgruppen

I. Ernährungsweisen

Unter den Nennungen zur Ernährungsweise befinden sich 9 % sehr allgemeine Äußerungen, wie z.B.: „gesunde Ernährung", „vitaminreiche Ernährung" oder einfach nur die Aussage „Ernährung".

Auch die detaillierteren Angaben zeigen unterschiedliche Qualitäten. So finden sich neben der pauschalen Antwort, man verzehre viel „Obst und Gemüse", auch ausführliche Berichte, in denen darauf hingewiesen wird, auf welche Nahrungsmittel verzichtet und welche bevorzugt werden. Ein Beispiel: „keinerlei Fleisch, Fett oder Wurst vom Schwein, Trinken von Kräutertee und mineralstoffarmem Wasser, maßvoller Verzehr von Produkten aus denaturierten Kohlehydraten, Ausgleich und Anreicherung der Ernährung durch Zusätze, z.B. Blütenpollen, schwarze Melasse, Sonnenblumenkerne, Kürbiskerne, Sesam, Sojaprodukte, wenn möglich, Einkauf von biologisch gezogenem Gemüse, Obst, Kartoffeln, Selbstanbau von Kräutern und Gemüse auf dem Balkon" (57 Dipl.-Sportlehrerin).

Die Auswertung nach geschlechtsspezifischen Unterschieden demonstriert ein größeres Interesse der Frauen an gesunden Lebensmitteln. Dieses Ergebnis wird unterstützt durch den Umstand, daß die Angaben der Männer nur in dem Bereich „kontrolliertes Essen" deutlich überwiegen (vgl. Abb. 13). In diesem Komplex sind Äußerungen zusammengefaßt, die sich auf eine kontrollierte Nahrungsaufnahme beziehen, also „kleine Mahlzeiten, maßvolles Essen, genügsam essen und trinken, wenig essen oder regelmäßig essen".

In der Reihenfolge der häufigsten Nennungen zur Ernährungsweise stehen Vollkornprodukte mit 14 % an dritter Stelle. Es wurde von den Befragten vielfach darauf hingewiesen, daß man Vollkornbrot dem sogenannten Weißbrot vorziehe oder generell auf den Gebrauch von Weißmehl verzichte. Die meisten Angaben beziehen sich auf verschiedene Brotsorten (Roggenbrot, Vollkornbrot, Schwarzbrot, Biobrot, u.a.) und die Verwendung von Vollkornmehl, darüber hinaus sind selten andere Vollkornprodukte genannt worden. 10 % der Männer und 11 % der Frauen verzichten ganz auf Zuckerprodukte oder schränken den Gebrauch ein. Wenn eine Alternative zum Süßen mit Zucker angeführt wird, so ist dies meist Honig, seltener Süßstoff. Ebenso ist in diesen Bereich der Verzicht auf Süßwaren eingeschlossen.

9 % der Befragten erwähnen das Teetrinken als Mittel zur Krankheitsverhütung. Man nannte dabei folgende Kräuterteesorten: Birkenblätter, Fenchel-, Pfefferminz-, Kamillen-, Hagebutten-, Holunder-, Margeriten-, Mistel-, Brennessel- und Magentee.

Es wurde jedoch nicht näher angegeben, ob mit dem Kräutertee bereits bestehende Krankheiten gelindert werden oder ob er als gesundheitsförderndes und vorbeugendes Mittel getrunken wird.

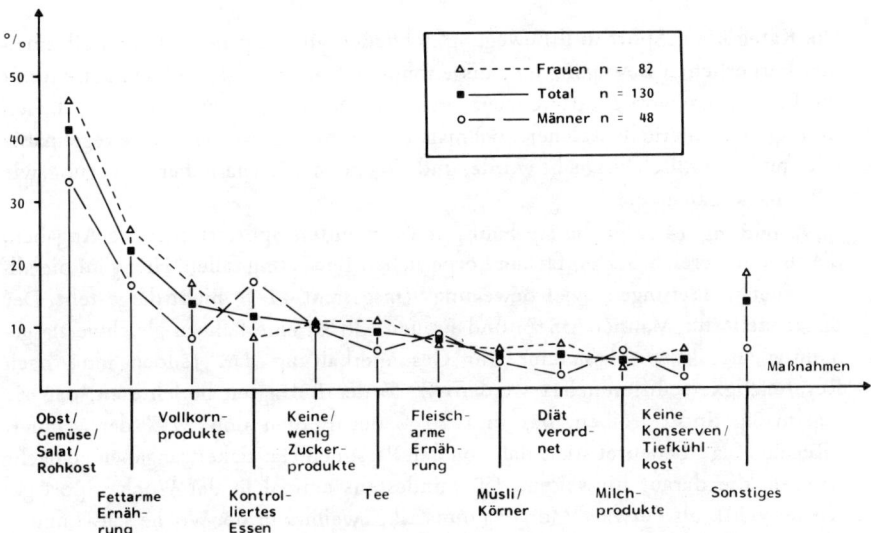

Abb. 13

Die übrigen Angaben zur Ernährungsweise sinken weit unter die 10 %-Grenze ab. Hinzuweisen ist auf den Verzehr von Müsli und Körnerprodukten, welcher von nur 5 % der Befragten erwähnt wurde, besonders auffällig jedoch in der Altersgruppe der 44 – 54jährigen. Von sieben Angaben sind fünf in der Altersgruppe der 44 – 54jährigen und je eine Angabe bei den 55 – 64 und 65 – 74jährigen. Eine Interpretation dieses Ergebnisses wäre bei einer geschlossenen Fragestellung besser möglich.

Unter den von uns befragten Personen müssen 5 % eine ärztlich verordnete Diät einhalten. Hier handelt es sich nicht mehr um eine freiwillige Entscheidung für eine gesunde Ernährung, diese ist vielmehr durch eine Erkrankung notwendig geworden.

Aus Abbildung 13 wird ferner deutlich, daß Männer wie Frauen überwiegend Obst, Gemüse, Salate und Rohkost, sowie eine fettarme Ernährung als Bestandteile gesunder Ernährung aufführen. Hierzu muß bemerkt werden, daß diese Angaben nicht weiter differenziert wurden, denn es nannte kaum jemand spezielle Obst- und Gemüsesorten. Die Angaben beschränkten sich gewöhnlich auf die bloße Nennung des Sammelbegriffes.

II. Sport und Bewegung

Die Kategorien ‚Sport und Bewegung‘ schließen alle Angaben zu einer allgemeinen körperlichen Bewegung ein, ausgenommen Gartenarbeit und den Aufenthalt im Freien. Es wurde differenziert zwischen Nennungen zu einer sportlichen Betätigung, innerhalb welcher nochmals unterschieden wurde, ob sie regelmäßig oder nur sporadisch ausgeübt wurde, und allgemeiner körperlicher Bewegung, wie z.B. Spaziergänge u.ä.

Abbildung 14 zeigt die am häufigsten genannten Sportarten sowie Angaben, die in den Bereich der einfachen körperlichen Bewegung fallen. Hier sind die allgemeinen Äußerungen „viel Bewegung" (insgesamt 11 %) nicht dargestellt. Der Sport stellt für Männer (35 %) und Frauen (38 %) eine nahezu gleichwertig genannte, attraktive Maßnahme zur Gesunderhaltung dar. Jedoch muß nach Regelmäßigkeit differenziert werden: 22 % der Befragten berichteten, daß sie regelmäßig Sport treiben, das sind 20 % der Frauen und 27 % der Männer. „Regelmäßig" bedeutet hier, daß von den Personen Häufigkeitsangaben gemacht wurden, die darauf hinweisen, daß mindestens einmal in der Woche Sport getrieben wird, also etwa: „Morgengymnastik, zweimal in der Woche schwimmen, Turnverein". Wurde auf eine sportliche Aktivität im Urlaub hingewiesen, so wurden diese Angaben nicht in diesem Bereich erfaßt (besonders: Skilaufen/Skilanglauf, Segeln, Wasserski). Im Unterschied zu der geschlechtsspezifischen Verteilung im Komplex ‚Ernährung‘, in dem die Werte der Frauen überwiegen, läßt sich hier feststellen, daß mehr Männer als Frauen regelmäßig Sport treiben. Der Bereich „Sport und Bewegung" zeigt insgesamt eine größere Aktivität der

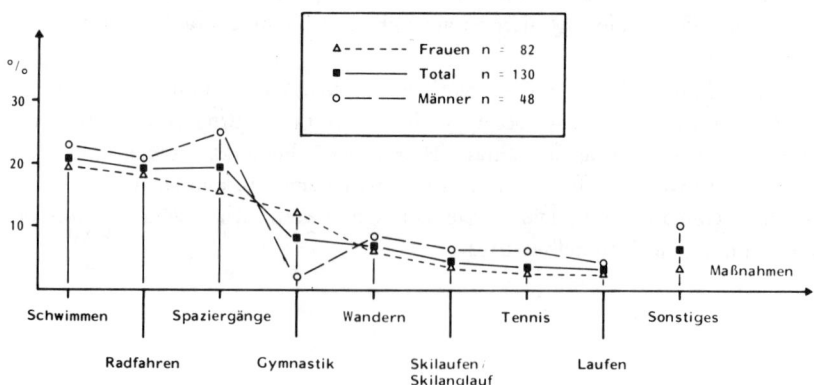

Abb. 14

Männer, während Frauen meist detailliertere Aussagen zu Ernährungsweisen machten. Zur attraktivsten Sportart zählt das Schwimmen (21 %) mit den größten Werten in der Altersgruppe der 44 – 54jährigen. Radfahren wurde von 19 % angegeben, wobei sich zur Häufigkeit und Regelmäßigkeit des Radfahrens selten Erläuterungen fanden, so daß nicht ersichtlich ist, ob es sich um nur gelegentliches oder ein sportliches Radfahren handelt.

Auffällig erscheint, daß 25 % der Männer (gegenüber 16 % der Frauen) aussagten, daß sie Spaziergänge machen. Die Abbildung zeigt die abweichenden Werte von Männern und Frauen in den Rubriken ‚Spaziergänge' und ‚Gymnastik'. Nur ein Mann berichtet, zusätzlich zum „Tennis, Schwimmen, Wandern und Skilanglauf in den Ferien", von regelmäßigen Gymnastikübungen (60 Finanzprokurist). Auch kommen Angaben zur Gymnastik erst in den Altersgruppen ab 55 Jahre vor, in der Gruppe der 44 – 54jährigen dagegen ist keine Nennung verzeichnet.

Wandern, Skilaufen/Skilanglauf, Tennis und Laufen zeigen Anteile unterhalb der 10%-Grenze, hier sind Männer aktiver.

Im Bereich ‚Sonstige' sind Sportarten erfaßt, die durch die geringe Häufigkeit für eine statistische Auswertung irrelevant sind (Tanzen, Kegeln, Ergometer, Fußball, Angeln, Tischtennis, Wasserski, Segeln).

III. Verschiedene Maßnahmen zur Gesunderhaltung

Die offene Fragestellung ermöglichte eine breite Fächerung von weiteren Antworten, besonders im Bereich der nicht ernährungs- oder sport-bewegungsbezogenen Maßnahmen. Hätte man eine geschlossene Fragestellung erarbeitet, wären die Angaben in den Bereichen Sport und Ernährung genauer ausgefallen und besser auszuwerten gewesen, andere Maßnahmen wären jedoch nicht in dieser Vielfalt genannt worden. Unter diesem Komplex finden sich auch sehr individuelle Äußerungen zu Maßnahmen der Gesundheitspflege. Eine Reihe dieser Aussagen wird unter dem Bereich „seelische Einstellung" zitiert. Von 62 % der Befragten (Männer 63 %; Frauen: 62 %) wurden Angaben zu diesem Komplex gemacht. In den meisten Fällen wurden zu den Nennungen einer gesunden Ernährung zusätzlich Angaben gemacht, die weitere Maßnahmen aufführten.

Neben einer gesunden Ernährung, neben Sport und Bewegung wird dem eingeschränkten bzw. völligen Verzicht auf Alkohol und Nikotin große Bedeutung beigemessen. Die Angaben lauten meist „nicht rauchen" oder „wenig rauchen", „kein" oder „wenig Alkohol". Gründe für den Verzicht oder die Einschränkung dieser Genußmittel wurden nicht genannt. Hier muß auf die Auswertung der Frage 6 nach den möglichen Ursachen für Krankheiten verwiesen werden, in der

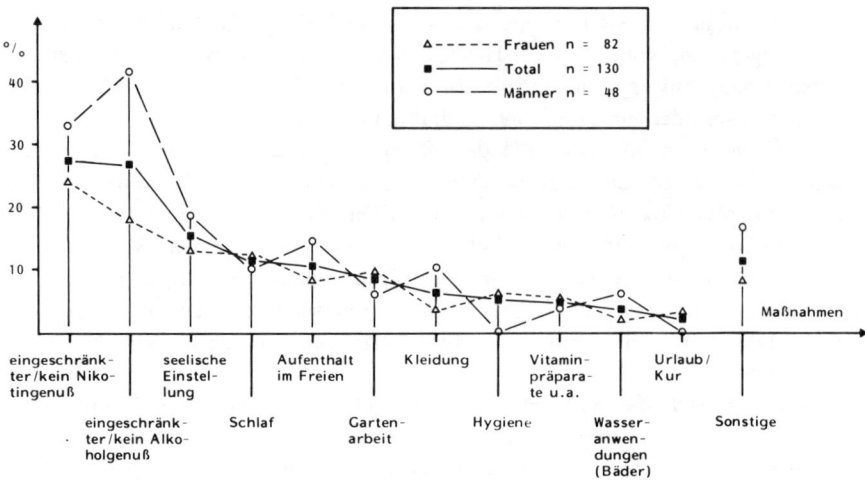

Abb. 15

das Rauchen und der übermäßige Alkoholgenuß als Krankheitsursachen aufgeführt werden (s. Kap. „Krankheiten und ihre Ursachen" in diesem Band).

Abbildung 15 verdeutlicht die unterschiedliche Verteilung der Angaben bei Männern und Frauen. So geben 33 % der Männer an, nicht oder wenig zu rauchen, dagegen nur 24 % der Frauen. Noch größere Differenzen bestehen beim Alkoholgenuß: 42 % der Männer und nur 18 % der Frauen schränken den Alkoholgenuß ein. Diese Unterschiede sind recht augenfällig, und es liegt nahe, darauf hinzuweisen, daß es in der Generation der Befragten überwiegend bei Männern üblich war, regelmäßig zu rauchen und alkoholische Getränke zu sich zu nehmen. Daher dürfte für sie ein Verzicht häufiger zur Diskussion stehen als bei Frauen.

Die Einschränkung oder der völlige Verzicht auf Genußmittel wird auch bei der Auswertung nach Altersgruppen in ihrer unterschiedlichen Bewertung deutlich (vgl. Abb. 12). In den Altersgruppen bis 74 Jahre zeigen sich (bis auf geringe Abweichungen) ähnliche Werte, während in dem Alter ab 75 Jahre besonders auf Einschränkungen beim Alkoholgenuß geachtet wird.

Die Kategorie „seelische Einstellung" bezieht sich auf Äußerungen, die das persönliche Wohlbefinden, die psychische Ausgeglichenheit betreffen. 15 % der Befragten halten es für möglich, daß sich eine bestimmte Lebensweise auf die Gesundheit auswirken könnte. So vermeidet ein 65jähriger Mann eine „ausschweifende Lebensweise", eine Frau gab an, „eine möglichst zufriedene und ausgeglichene Atmosphäre im Zusammenleben anzustreben" und „jedem ein Gefühl von persönlicher Freiheit zu vermitteln" (50 Hausfrau). „Gespräche gegen seelische Störungen" (50 Hausfrau), „Englischkurs an der VHS, um geistig rege zu bleiben, Besuche bei Kindern" (70 Berufsschullehrerin a.D.), „Dinge gelassen angehen, Streß vermeiden, daß es nicht zu Verspannungen kommen kann" (60 Hausfrau), sind einige Beispiele für Äußerungen, die in diesem Bereich zusammengefaßt sind. Mit Vorsätzen wie: „Im Alter langsamer leben" (78 Rentnerin) und „Rückbesinnung auf den Sinn des Lebens" (57 Technischer Kaufmann), Streßvermeidung und „möglichst nicht ärgern, im ganzen diszipliniert leben" (89 Architekt) wollen 19 % der Männer und 13 % der Frauen ihre Gesundheit unterstützen. Auch die Möglichkeit der Selbstbeobachtung, um „den Anfängen der Krankheit zu wehren" (57 Hausfrau) wurde einmal genannt. Da sich die Antworten aus den unterschiedlichsten persönlichen Meinungen ergaben, wurden mehrere Aussagen zitiert.

Ausreichender Schlaf, häufig ist der Mittagsschlaf genannt, wird von 12 % der Befragten erwähnt. Unter den 44 – 64jährigen fanden sich die meisten Angaben zu ausreichendem Schlaf, während in der Gruppe der 65 – 74jährigen dieser Aspekt nicht genannt wird. In der Gruppe der 75jährigen und älteren konnten dann wieder zwei Nennungen gezählt werden.

Der Aufenthalt im Freien, mit dem in den meisten Fällen wohl „Abhärtung durch frische Luft" (50 Hausfrau) gemeint ist, bedeutet für 11 % eine Möglichkeit der Gesundheitspflege. In der Auswertung des Antwortenmaterials zu diesem Punkt ergaben sich jedoch Schwierigkeiten der Unterscheidung zwischen körperlicher Bewegung im Freien und einfacher Zufuhr von frischer Luft. Sofern von den einzelnen Personen keine näheren Angaben über „Bewegung" gemacht wurden, sind die Angaben in dieser Kategorie zusammengefaßt.

Die Arbeit im Garten wurde von 8 % als gesundheitsfördernde Gewohnheit angeführt, in einigen Fällen in Zusammenhang mit einer „Ernährung aus eigenem Garten" (65 Rentner), oder mit „Bewegung" und dem Aufenthalt im Freien. Ferner achten 10 % der Männer und 4 % der Frauen auf „temperaturgerechte Kleidung" (57 Kaufmann) oder auf „Kleidung aus Naturfasern" (57 Dipl.-Sportlehrerin). Unter dem Begriff „Hygiene" sind Aussagen im Sinne der Körperpflege: (z.B. „baden und duschen") oder über allgemeine hygienische Verhältnisse gezählt worden. Alle Angaben in diesem Bereich kamen von Frauen (6 % der Frauen).

Mit Vitamin- oder anderen Präparaten sorgen 5 % der Befragten für ihre Gesundheit. Hier wurden keine Medikamente aufgezählt, sondern meist im Reformhaus oder in der Apotheke frei erhältliche Mittel: „Mineralien aus Heilquellen in Tablettenform" (72 Hausfrau), „Vitamin C-Tabletten im Winter" (69 Hausfrau), ferner: Knoblauchkapseln, Vitamin- und Eisenpräparate, Ascorbinsäure, Weißdorn- und Lezithinkapseln. Die Einnahme dieser Präparate wird von Frauen (5 %) und Männern (4 %) in ähnlicher Häufigkeit angegeben.

Von nur 4 % der Befragten werden Wasseranwendungen oder Kneipp-Bäder genannt, „Kneipp-Rosmarin-Bad bei heißem Wetter" (54 Studienrat). In zwei Fällen wird erwähnt, daß man Wechselbäder anwende, in allen übrigen Angaben findet sich der Zusatz, daß es sich um Kneipp-Anwendungen handele.

Überraschend wenig Personen (2 %) berichten von Urlaubs- und Kuraufenthalten. Diese geringen Werte sind vermutlich durch die offene Fragestellung zu erklären. Die Personen wurden nicht eigens auf Urlaubs- oder Kuraufenthalte hingewiesen, die Mehrzahl der Personen konzentrierte sich auf eine Schilderung des alltäglichen Verhaltens.

Im Bereich „Sonstige" sind weitere Maßnahmen zusammengefaßt, die für eine nähere Auswertung zu individuell und damit auch einmalig sind. Einige Beispiele sollen dies veranschaulichen: „keine direkte Sonnenbestrahlung wegen Hautkrebsgefahr" (51 Techn. Angestellter), „nur ausgewählte Sendungen im Fernsehen anschauen" (64 Hausfrau), „wenig heizen" (55 Lehrer), „keine Medikamente" (51 Beamter), „schlafen in unbezogenem Lama-Bett" (57 Dipl.-Sportlehrerin), „wenig Bewegung wegen Herzbeschwerden" (70 Hausfrau). Weitere Nennungen in dieser Gruppe: Bürstenmassage, Sauna, autogenes Training, Arbeit, Schnupftabak, Aufenthalte in Naturkliniken.

Insgesamt berichten 62 % der befragten Personen von Maßnahmen, die nicht in den Komplexen „Ernährung" und „Sport/Bewegung" erfaßt sind. Dieser hohe Wert mag mit der offenen Fragestellung zusammenhängen, die die Befragten zur Schilderung weiterer, persönlicher Maßnahmen anregte. Dennoch liegen die Schwerpunkte der genannten Maßnahmen zur Gesunderhaltung eindeutig in der Ernährungsweise und der körperlichen Bewegung, während die Auffächerung der anderen Themenkomplexe ein weit gestreutes Bild ergibt.

IV. Zusammenfassende Bemerkungen

Abschließend kann festgehalten werden, daß die Antworten zu der Frage nach eigenen Maßnahmen zu Gesundheitspflege oder Krankheitsverhütung ein gesteigertes Ernährungsbewußtsein widerspiegeln. Obwohl die Qualitätsunterschiede des Antwortenmaterials besonders in diesem Komplex augenfällig sind, belegt der hohe Prozentsatz der Personen (77 %), die darauf bedacht sind, ihre Ernährung möglichst gesund zu gestalten, ein positives Bild von der Verantwortung für die eigene Gesundheit. Daneben wird von ebenfalls 77 % der Befragten Sport getrieben oder sonstwie auf ausreichende Bewegung geachtet. Bei der Bewegung überwiegen die Anteile der Männer (52 %), während eine direkt sportliche Betätigung von beiden Geschlechtern nahezu gleichartig bewertet wird. Auch halten sich offenbar mehr Männer als Frauen häufig im Freien auf, ein Ergebnis, daß z.B. auch bei Voigt vorgestellt wird und möglicherweise durch „verfestigte Geschlechterrollen und die damit verbundene Doppelbelastung der Frau" (Voigt 1978:89) zu erklären ist.

Betrachtet man die Verteilung der Angaben in den verschiedenen Altersgruppen (vgl. Abb. 12), so zeigt sich, daß die Anzahl der Nennungen zu sportlichen Betätigungen abnimmt, die Bereitschaft zu Genußmittelverzicht jedoch zunimmt. Diese Abnahme sportlicher Aktivität mit zunehmendem Alter hängt offenbar mit einem generell schlechteren Gesundheitszustand und steigender Krankheitsanfälligkeit in höherem Lebensalter zusammen (vgl. Voigt 1978:89). Aus dem gleichen Grund verzichtet man dann auch auf gesundheitsgefährdende Genußmittel oder schränkt zumindest ihren Verbrauch ein. Dies gilt besonders für die Altersgruppe der 75jährigen und älteren. Mit dieser Auswertung konnte bei praktisch allen Befragten eine positive und aktive Einstellung zu einer gesunden Lebensweise angedeutet werden. Hier wurde der Bereich der persönlichen Prophylaxe angesprochen — wie verhält man sich nun gegenüber medizinischen Vorsorgemaßnahmen?

V. Medizinische Vorsorgemaßnahmen

Mit der zweiten Frage erkundigten wir uns nach der Inanspruchnahme präventiv-medizinischer Maßnahmen und Untersuchungen. Eine geschlossene Fragestellung wäre hier für die Auswertung sinnvoller gewesen, weil zum einen nur selten Kommentare der Befragten verzeichnet wurden und zum anderen eine Vielzahl anderer medizinischer Maßnahmen nicht genau zu benennen sind, da oft nur ausgesagt wurde, man gehe regelmäßig zum Arzt.

Von zwei Personen wurde die Frage nicht beantwortet, zwei weitere befanden sich in ständiger ärztlicher Behandlung und äußerten sich deshalb nicht weiter zu Vorsorgemaßnahmen.

Insgesamt bejahen 69 % die Vorsorgeuntersuchungen, 29 % lehnen sie entweder ab oder nehmen sie nur unregelmäßig in Anspruch. Begründet wurde die Unregelmäßigkeit der Besuche meist damit, daß man erst bei Schmerzen, also bei akuten Anlässen, den Arzt aufsuche. Einmal fand sich die Aussage: „Wir nehmen sie nicht sehr ernst" (59 Studiendirektorin). Zwei weitere Begründungen für unregelmäßige Inanspruchnahme der Kontrolluntersuchungen verweisen auf Selbsthilfe: „Man kennt sich selbst am besten, der Mensch kann sich selbst helfen" (50 Hausfrau) und: „Der Körper meldet sich, Vertrauen in den eigenen Körper, Selbsthilfe auch in Form von Selbstvertrauen" (65 Rentner). Zusätzlich zur medizinischen Vorsorgeuntersuchung wird von zwei Personen ein Heilpraktiker oder Homöopath konsultiert, zwei weitere gaben an, daß sie regelmäßig selbst den Blutdruck messen.

Abbildung 16 zeigt die geschlechtsspezifische Verteilung hinsichtlich von regelmäßigen Zahnarztbesuchen, von Krebsvorsorgemaßnahmen und anderen medizinischen Vorsorgeuntersuchungen. Personen, die keine Angabe zur Regelmäßigkeit ihrer Teilnahme machten, sind hier nicht dargestellt.

Der Bereich ‚andere medizinische Vorsorge' umfaßt regelmäßige Kontrollen durch den Hausarzt, Internisten, Ohren- und Augenarzt. Außerdem wurden Teilnahmen an Grippeschutzimpfungen und regelmäßigen Blutbildkontrollen genannt.

Regelmäßige Zahnarztbesuche und Krebsvorsorgeuntersuchungen werden von Frauen häufiger verzeichnet als von Männern. Dafür besuchen Männer öfter andere

200   Daniele Schmidt

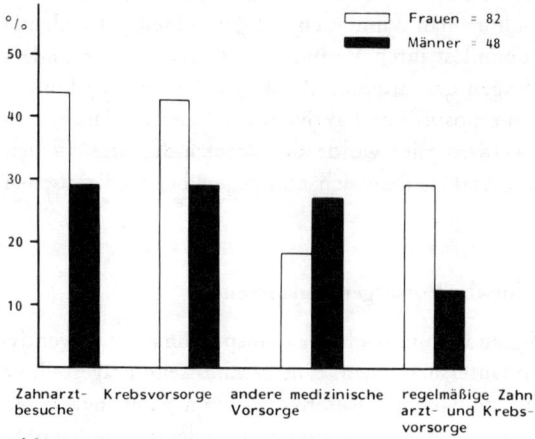

REGELMASSIGE MEDIZINISCHE VORSORGEMASSNAHMEN

Abb. 16

medizinische Einrichtungen. Eine ähnliche Tendenz der höheren Bereitschaft von
Frauen zu allem, was die Zahnhygiene betrifft, wurde auch im Mössinger Modell
(Steuer 1978:360 ff.) festgestellt. Es bleibt jedoch offen, woran dieses größere
Interesse der Frauen liegen mag. Mit zunehmendem Alter nimmt die Bereitwillig-
keit, an Vorsorgeuntersuchungen teilzunehmen, deutlich ab. Von einigen älteren
Personen wurde erläutert, daß sich für sie ein vorbeugender Zahnarztbesuch er-
übrige, da sie Zahnprothesen tragen.

Die folgende Tabelle zeigt die abnehmende Tendenz, bei höherem Alter an
einer Vorsorgeuntersuchung teilzunehmen. Generell kann hier auch berücksichtigt werden, daß Vorsorgemaßnahmen ab einer bestimmten Altersgruppe
ohnehin an Bedeutung abnehmen.

Alter	Zahnarztbesuche	Krebsvorsorge	andere medizinische Vorsorgemaßnahmen
44 – 54 (n = 42)	64 %	48 %	21 %
55 – 64 (n = 45)	29 %	42 %	20 %
65 – 74 (n = 29)	28 %	28 %	28 %
75 > (n = 14)	14 %	14 %	14 %

Tab. 15   Teilnahme der Altersgruppen an medizinischen Vorsorgemaßnahmen

Generell kann festgestellt werden, daß die Bereitschaft, präventivmedizinische Maßnahmen in Anspruch zu nehmen, recht groß ist. Besonders vor dem Hintergrund, daß unsere Befragung nur Personen über 44 Jahre erfaßte, erscheint dieses Ergebnis aufschlußreich.

Für eine genauere Auswertung der Einstellung gegenüber Vorsorgemaßnahmen hätte die Frage jedoch genauer formuliert werden müssen, insbesondere hinsichtlich der Regelmäßigkeit. Hier kann also nur die Tendenz festgestellt werden, daß sowohl eine gesunde Lebensweise als auch Vorsorgeuntersuchungen von mehr als der Hälfte der Befragten aufgeschlossen beurteilt wurden. Obwohl von etwas mehr als einem Drittel Vorsorgemaßnahmen gar nicht oder nur sehr unregelmäßig frequentiert werden (dies liegt zu einem großen Teil auch im Alter begründet), kann nicht von einer direkt negativen Einstellung gegenüber präventivmedizinischen Maßnahmen berichtet werden. Interessant erscheint vor allem, daß sich in vielen Fällen eine positive Haltung zeigt, man aber in der Praxis seltener an Vorsorgeuntersuchungen teilnimmt. Man sucht zwar regelmäßig den Zahnarzt auf, geht aber unregelmäßig zur Krebsvorsorge oder umgekehrt. Nur 23 % der Befragten gaben eine regelmäßige Teilnahme an beiden Maßnahmen an: Zahnarztbesuche und Krebsvorsorgeuntersuchungen. Dies läßt den Schluß zu, daß Präventivmaßnahmen im allgemeinen zwar aufgeschlossen beurteilt, daß sie jedoch nicht regelmäßig in Anspruch genommen werden. Offensichtlich besteht gerade hier eine Kluft zwischen besserem Wissen und dem Handeln danach.

Krankheiten und ihre Ursachen

von

Daniele Schmidt

Nach den vorangegangenen Fragen zu Gesundheitsverhalten, Vorsorge und Selbsthilfe oder Selbstmedikation wollten wir mit der sechsten Frage des Übersichtsfragebogens erfahren, ob ungesunden Verhaltensweisen oder äußeren Einflüssen besondere Krankheitsbilder zugeordnet werden.

Frage 6: Was meinen Sie, welche Krankheiten können entstehen,

  a) durch ungesunde Lebensweise?

  b) durch einen ungesunden Arbeitsplatz?

  c) durch Kummer, Ängste, Sorgen und andere seelische Belastungen?

  d) durch eine angeborene Schwäche?

Es wurden keine Krankheitsbezeichnungen von uns vorgegeben, so daß sich die Personen frei äußern konnten und das Spektrum der genannten Krankheiten entsprechend vielseitig ausfiel.

Einige Krankheiten wurden bei allen Unterpunkten wiederholt, wie zum Beispiel Herz- und Kreislauferkrankungen, Magen- und Darmerkrankungen, Krebs. Hier interessiert aber die Frage, in welchem Bereich bestimmte Krankheiten auffällig häufig genannt wurden.

Eine 50jährige Arzthelferin äußerte ihre Kritik an unserer Fragestellung, indem sie darauf hinwies, daß „alles miteinander verbunden, nicht nach einzelnen Ursachen trennbar" sei. Dennoch erwies sich unsere Differenzierung als sinnvoll, da die Krankheitsnennungen so besser strukturiert werden konnten, obwohl im Antwortenmaterial immer wieder die Meinung hervortrat, viele oder sogar alle Krankheiten könnten durch die entsprechenden Gründe entstehen. Die differenzierte Auswertung zeigte dann aber doch, daß die Vorstellungen über Krankheitsursachen beträchtlich variieren.

Obwohl wir mit dieser Frage Gebiete der medizinischen Ätiologie berühren, können in der Auswertung keine Vergleiche zu medizinischen Untersuchungen vorgenommen werden. Es soll nur vorgestellt werden, welche verschiedenen Krankheitsbilder nach Ansicht des befragten Personenkreises durch eigenes Verhalten (ungesunde Lebensweise, Kummer, Ängste, Sorgen) oder äußere Einwirkungen (ungesunder Arbeitsplatz) verursacht werden können.

Die Frage 6 d) nach Krankheiten, die durch eine angeborene Schwäche entstehen, wurde von vielen Personen nicht beantwortet. Da anzunehmen ist, daß diese Frage häufig mißverstanden wurde (es war den Befragten oft nicht klar, ob nach Erbkrankheiten oder Folgeerscheinungen gefragt war), kann eine

Auswertung hier nicht vorgenommen werden. Die folgenden Ausführungen beziehen sich also nur auf die Ergebnisse der Fragen 6 a) bis 6 c). Die größte Schwierigkeit der Auswertung bestand in der Suche nach sinnvollen Kategorien. Die verschiedenen Krankheiten — manchmal wurden auch nur Symptome genannt — mußten für eine übersichtliche Darstellung Oberbegriffen zugeordnet werden. Es wurde versucht, durch möglichst unmißverständliche Kategorien dem Antwortenmaterial gerecht zu werden. Es muß aber darauf hingewiesen werden, daß die gewählten Kategorien nicht den korrekten medizinischen Klassifizierungen entsprechen können. Dies betrifft vor allem Krankheitsbezeichnungen aus dem allgemeinen Sprachgebrauch, die für die Einordnung unter medizinische Begriffe zu undifferenziert sind und darum in der geäußerten Form verwendet werden, so zum Beispiel „Nervenleiden" und „Rückenschmerzen". Ferner muß beobachtet werden, daß unter den aufgeführten Klassifizierungen unterschiedlich stark ausgeprägte Krankheitserscheinungen zusammengefaßt sind, beispielsweise „Magenschmerzen", „Magenbeschwerden", „Magenleiden" und „Magengeschwüre" unter dem Begriff der „Magen- und Darmerkrankungen".

I. Ungesunde Lebensweise als Krankheitsursache

Die Antwortenbeteiligung zeigt mit 92 % (131 auswertbare Daten) die höchsten Anteile gegenüber den übrigen Unterfragen.

Daß „zuviel Theater um gesunde, beziehungsweise ungesunde Lebensweise gemacht" (56 Verkäuferin) werde, meinte nur eine der Befragten, dagegen sind 6 % davon überzeugt, daß „alle Krankheiten bis auf Knochenbrüche . . . durch eine ungesunde Lebensweise verstärkt, wenn nicht sogar hervorgerufen" (65 Rektor) werden oder daß „alle Krankheiten, außer denen, die eindeutig erblich determiniert sind" (61 Verwaltungsangestellter), so entstehen können. Diese 6 % nannten keine bestimmten Krankheitsbezeichnungen, wohingegen von einer Reihe Personen, die ebenfalls der Meinung waren, „viele" oder „alle" Krankheiten wären durch ungesunde Lebensweise verursacht, doch noch die eine oder andere Erkrankung aufgezählt wurde. Zum Teil wurde genau gesagt, welches ungesunde Verhalten eine bestimmte Krankheit auslösen könnte: So seien „Lustlosigkeit und Müdigkeit" eine Folge falscher Ernährung (45 Hausfrau), „ungesundes und zu hastiges Essen" verursache „Magenbeschwerden und Völlegefühl" (67 Rentnerin), „zuviel Essen von Fleisch (Rindfleisch)" führe zu „erhöhter Harnsäure" und „ungenügende Bewegung zum Herzinfarkt" (48 Krankengymnastin), „wenig Schlaf" sei der Grund für „Nervosität und Abgeschlagenheit", „Rauchen" für „Lungenkrebs", „Bewegungsmangel" für „Kreislaufstörungen" und „Streß" sei verantwortlich für „Nervosität und Herzbeschwerden" (54 Hausfrau und 54 Oberstudienrat).

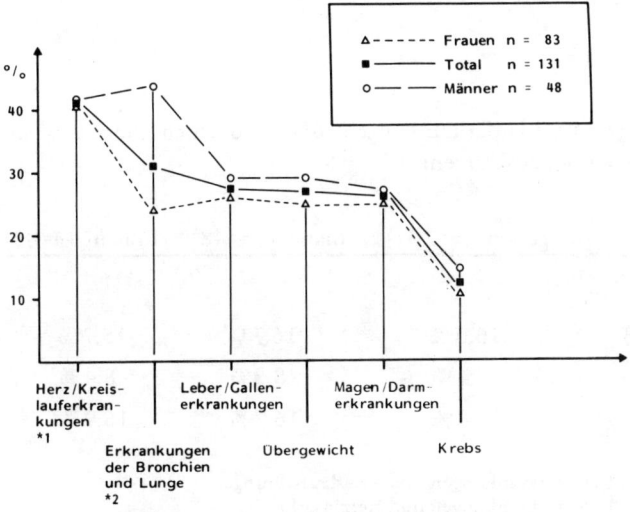

UNGESUNDE LEBENSWEISE ALS KRANKHEITSURSACHE (Mehrfachnennungen)

*1 inbegriffen 13 Doppelnennungen, Männer: 5, Frauen: 8
*2 inbegriffen 3 Doppelnennungen, Männer: 1, Frauen: 2

Abb. 17

Weitaus häufiger beschränkten sich die Befragten jedoch auf die einfache Aufzählung der Krankheiten ohne eine genaue Ursache hinzuzufügen. Darunter wurden folgende Krankheiten genannt: Aids, Allergien, Alkoholismus, Arterienverkalkung, Asthma, Augenerkrankungen, Bandscheibenleiden, Bluthochdruck, Diabetes, Drogenabhängigkeit, Durchblutungsstörungen, Erkrankungen des Blutes, Erkältungen, Gelenkverschleiß, Gicht, Hautkrankheiten, Herz- und Kreislauferkrankungen, Hörschäden, Kopfschmerzen, Leber- und Gallenbeschwerden, Lungen- und Bronchienkrankheiten, Lungenkrebs, Magen-Darmerkrankungen, Magersucht, Müdigkeit, Nieren- und Blasenerkrankungen, Rachitis, Raucherbein, Rheuma, Schlafstörungen, Stoffwechselstörungen, Übergewicht, Unterernährung und Zahnerkrankungen.

Es ergab sich also ein vielseitiges Bild sowohl leichter Beschwerden als auch schwerer Erkrankungen, in dem die Herz-Kreislauferkrankungen mit 41 % (inbegriffen 13 Doppelnennungen) und Erkrankungen der Bronchien und Lunge mit 31 % (inbegriffen 3 Doppelnennungen) dominieren.

Abbildung* 17 zeigt die am häufigsten genannten Erkrankungen. Während Herz- und Kreislauferkrankungen von Männern wie Frauen in annähernd gleicher

* Bei den Diagrammen handelt es sich nicht um Verlaufskurven, die Verbindungslinien der einzelnen Punkte sind als optische Hilfe zu lesen.

Häufigkeit genannt wurden, sind Erkrankungen der Bronchien und Lunge besonders von Männern angegeben worden.

Die Kategorien ‚Herz-Kreislauferkrankungen' und ‚Bronchien-Lungenerkrankungen' setzen sich wie folgt zusammen:

	gesamt (n=131)	Männer (n=48)	Frauen (n=83)
allgemeine Angaben zu Herzerkrankungen*	16,0 %	16,7 %	15,7 %
Herzinfarkt	8,4 %	8,3 %	8,4 %
Kreislaufstörungen	16,8 %	16,7 %	16,9 %

* Doppelnennungen: 11 Herzerkrankungen und Kreislaufstörungen
                     1 Herzerkrankungen und Herzinfarkt
                     1 Herzinfarkt und Kreislaufstörungen

	gesamt (n=131)	Männer (n=48)	Frauen (n=83)
allgemeine Angaben Bronchien-Lungenschäden*	13,7 %	18,8 %	10,8 %
Lungenkrebs	16,8 %	22,9 %	13,3 %
Tuberkulose	0,8 %	2,1 %	—

* Doppelnennungen: 3 Bronchien-Lungenschäden und Lungenkrebs

Tab. 16   Herz-Kreislauferkrankungen und Bronchien-Lungenerkrankungen

Im Vergleich fällt auf, daß bei den Angaben „Lungenkrebs" die Anteile der Männer genauso rund zehn Prozent über denen der Frauen liegen wie bei den Angaben über Rauchverzicht zur Erhaltung der Gesundheit (s.u. Kap. „Gesund bleiben und medizinische Vorsorge"). Ein sachlicher Zusammenhang wird dadurch wahrscheinlich, daß ein Teil der so Antwortenden das Rauchen als Ursache des Lungenkrebses direkt anspricht.

Alle übrigen häufig genannten Erkrankungen wie Leber- und Gallenerkrankungen (28 %), Übergewicht (27 %), Magen- und Darmerkrankungen (26 %) und Krebs (12 %) zeigen ähnliche Werte bei beiden Geschlechtern. Die weiteren oben aufgeführten Krankheiten machen in der Gesamtverteilung jeweils unter zehn Prozent aus und werden deshalb nicht gesondert vorgestellt. Doch vermittelt eben dieses mannigfaltige Bild unterschiedlicher Erkrankungen (ungefähr 28 verschiedene Krankheitsbilder mit Häufigkeiten unterhalb von zehn Prozent) den Eindruck, „alle Krankheiten" könnten durch eine ungesunde Lebensweise, also selbst verursacht sein.

II. Beruflich bedingte Krankheiten

„Der Arbeitsplatz ist ja ein wesentlicher Bestandteil der Lebensweise, und darum kann er auch für Krankheiten verantwortlich sein" (65 Rektor).

Diese Antwort scheint stellvertretend stehen zu können für 85 % der Befragten, denen von diesen wurden Krankheiten geschildert, die durch den Arbeitsplatz verursacht oder begünstigt werden könnten.

Von 12 % der Befragten wurde die Frage nicht beantwortet; eine Frau gab an, „keine Erfahrung" (87 Pensionsinhaberin) auf diesem Gebiet zu besitzen, ein Mann nannte keine Erkrankungen, da er die Ansicht vertritt: „Arbeit ist gesund" (55 Geophysiker). Ein weiterer meinte: „Früher war dies durchaus möglich, heute allerdings nicht mehr, weil die Kontrolle der Gewerbeaufsicht sehr strikt ist" (60 Finanzprokurist).

Daß wir unsere Frage näher hätten differenzieren sollen, verdeutlicht folgende Aussage: „Das ist abhängig von der Art des Berufes, ein Landwirt neigt zu Rheuma und Gicht, ein Bäcker zu Mehlkrätze, ein Molkereiarbeiter zu Ekzemen durch Milchpilze" (57 Technischer Kaufmann).

Unsere offene Fragestellung führte dazu, daß oftmals Krankheiten aufgezählt wurden, ohne daß die Befragten zusätzlich erläuterten, durch welche Arbeit die jeweiligen Erkrankungen verursacht werden. Wurden zum Beispiel Rückenschmerzen genannt und nicht vermerkt, wodurch sie hervorgerufen werden können, so bleibt unklar, ob sie durch „viel falsches Sitzen und Stehen" (47 Hausfrau) bedingt sind oder „bei Arbeiten im Baugewerbe" (59 Maurer) entstehen.

Obwohl es sich, bedingt durch die Fragestellung, bei allen Krankheiten um „Berufskrankheiten" handelt, erscheint folgende Klassifizierung sinnvoll:

Umweltbedingte Erkrankungen durch Staub, Lärm, Säuren etc.

	gesamt	Männer (n=48)	Frauen (n=83)
A. Bronchien-Lungenschäden allgemein*	14,5 %	10,4 %	16,7 %
a) Staublunge	15,3 %	20,8 %	12,0 %
b) Silikose	0,8 %	−	1,2 %
c) Asbestose	3,1 %	6,3 %	1,2 %
B. Störungen der Sinnesorgane			
a) Hörschäden	11,5 %	14,6 %	9,6 %
b) Augenerkrankungen	8,4 %	6,3 %	9,6 %
C. Hauterkrankungen	3,1 %	4,2 %	2,4 %
D. Allergien	7,6 %	4,2 %	9,6 %
E. Vergiftungen	2,3 %	2,1 %	2,4 %
F. Unfälle	0,8 %	2,1 %	−
G. Krebs	6,1 %	8,3 %	4,8 %
Umweltbedingte Erkrankungen gesamt, ohne Doppelnennungen	47,3 %	50,0 %	45,8 %
Krankheiten des Bewegungsapparates			
A. Degenerative Erkrankungen der Gelenke			
a) Rheuma	3,8 %	2,1 %	4,8 %
b) Gicht	1,5 %	2,1 %	1,2 %
c) Gelenkverschleiß	4,6 %	2,1 %	6,0 %
B. „Rückenschmerz durch viel Sitzen, Stehen, Heben oder Tragen", allg.	10,7 %	3,8 %	10,8 %
a) Verkrampfungen	6,1 %	2,1 %	8,4 %
b) Haltungsschäden	9,2 %	8,3 %	9,6 %
c) allgemeine Wirbelsäulenschäden	12,2 %	8,3 %	14,5 %
Krankheiten des Bewegungsapparates ges., ohne Doppelnennungen	38,9 %	33,3 %	42,2 %
Herz- und Kreislauferkrankungen			
A. allgemeine Herz- und Kreislauferkrankungen*	6,9 %	12,5 %	3,6 %
a) Durchblutungsstörungen	1,5 %	2,1 %	1,2 %
b) „Krampfadern"	12,2 %	6,3 %	15,7 %
Herz- und Kreislauferkrankungen gesamt, ohne Doppelnennungen	18,3 %	18,8 %	18,1 %
Magen- und Darmerkrankungen	9,2 %	10,4 %	8,4 %
Psychosomatische/psychische Krankheitsbilder	16,0 %	16,7 %	15,7 %

*   5 Doppelnennungen: Bronchien-Lungenschäden und Staublunge, M.: 1, F.: 4
    1 Doppelnennung: Staublunge und Asbestose, M.: 1
    1 Doppelnennung: Durchblutungsstörungen und Krampfadern, M.: 1

Tab. 17   Klassifizierung der beruflich bedingten Krankheiten

Unter der Rubrik der psychosomatischen und psychischen Krankheitsbilder (16 %) sind Ermüdungen, Schlafstörungen, vegetative Dystonien, Depressionen, Nervenerkrankungen, Neurosen, Nervosität und „Streß" erfaßt. Interessant erscheint, daß Streß offenbar nicht nur als Belastung empfunden wird: „Das ist das Schlimmste: Streß am Arbeitsplatz" (54 Kaufmännische Angestellte), sondern auch deutlich als Ursache für andere Krankheiten erkannt wird: „Streß bei beruflichen Reisen: Nervosität" (54 Hausfrau und 54 Oberstudienrat).

Die Hälfte aller Männer und 46 % der Frauen zählten Krankheiten aus dem Bereich der ‚umweltbedingten Erkrankungen durch Staub, Lärm, Säuren u.a.' auf. So berichtete eine 55jährige Hausfrau zum Beispiel, daß ihr Mann „durch seinen Arbeitsplatz (Tischlerei) schwerhörig geworden ist". Hörschäden, verursacht durch Lärm am täglichen Arbeitsplatz, wurden von 12 % der Befragten erwähnt; also etwas häufiger als Erkrankungen der Augen (8 %). Hier wurde in einigen Fällen die Neonbeleuchtung verantwortlich erklärt für Bindehautentzündungen oder allgemeine Augenerkrankungen.

Eine 45jährige kaufmännische Angestellte meinte, daß besonders „chemische Arbeitsplätze" gefährlich seien, da durch sie Ekzeme und Allergien begünstigt werden könnten. Hauterkrankungen sind jedoch nur von 3 % angegeben worden. Allergien — jedoch nicht näher differenziert — nannten dagegen allein 10 % der Frauen, aber nur 4 % der Männer.

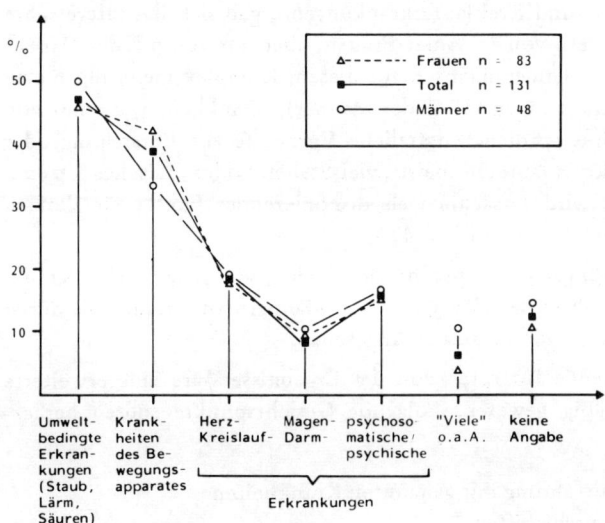

BERUFLICH BEDINGTE KRANKHEITEN (Mehrfachnennungen)

Abb. 18

Den größten Anteil der Angaben bilden jedoch die Nennungen zu Schädigungen der Bronchien und Lunge. Neben allgemeinen Aussagen über eine Erkrankung der Lunge (15 %) fallen die konkreteren auf: 21 % der Männer und nur 12 % der Frauen nennen die sogenannte ‚Staublunge'. Darüber hinaus können sich drei Männer und eine Frau Asbestose als mögliche Erkrankung vorstellen. Die vorwiegend bei Steinarbeitern durch Quarzstaub hervorgerufene Silikose wurde nur einmal genannt. Diese wird hier nicht unter ‚Staublunge' gefaßt, da es doch aufschlußreich erscheint, wie genau zum Teil von den Befragten differenziert wurde.

Alle aufgezählten Lungenerkrankungen sind als Folge „einer akuten oder chronischen Inhalation von Stäuben, Gasen, Rauch und Dämpfen" (Gross/ Schölmerich 1977: 476) zu verstehen und deshalb unter dem Sammelbegriff der ‚beruflichen Lungenerkrankungen' aufgeführt. Ein 65jähriger ehemaliger Glasschneider berichtete, daß die Arbeiter früher in der Glashütte durch Glasstaub und Strohstaub gefährdet waren. In den meisten Fällen wurde aber einfach nur die Bezeichnung der ‚Staublunge' erwähnt.

Allgemeine Erkrankungen des Bewegungsapparates wurden häufiger von Frauen (42 %) aufgezählt. Eine 70jährige Hausfrau beklagte sich über ‚Steifheit' und Rheuma durch übermäßiges Sitzen und wenig Bewegung und fügte hinzu: „Waldarbeiter sind abgehärtet und gesund". – Doch die verschiedenen Ursachen von Rückenschmerzen, Gicht, Rheuma, Verkrampfungen, Haltungsschäden, Gelenkverschleiß und allgemeinen Wirbelsäulenschäden sind nicht auszumachen, da nicht in allen Fällen erklärt wurde, ob sie nun in übermäßiger oder zu geringer körperlicher Bewegung begründet sind.

Im Bereich der Herz- und Kreislauferkrankungen ergab sich das interessante Ergebnis, daß Krampfadern von 16 % der Frauen, aber nur von 6 % der Männer angegeben wurden. Die Männer nannten aus diesem Komplex mehr allgemeine Herz- und Kreislauferkrankungen (13 % der Männer), Krankheiten, die nur von 4 % der Frauen erwähnt wurden. Zusätzliche Vermerke zur Entstehung oder Begünstigung von Varikosis lauteten meist „viel Stehen" oder „falsches Sitzen". Stehende Arbeitsweise wird tatsächlich als disponierender Faktor für Varizen anerkannt (vgl. Gross/Schölmerich 1977:414).

Magen-Darmerkrankungen und psychosomatische oder psychische Krankheitsbilder werden mit ähnlicher Häufigkeit von Männern wie Frauen als durch ungesunde Arbeitsbedingungen verursacht angesehen.

Für eine weiterführende Interpretation der Ergebnisse wäre eine erweiterte Fragestellung zweckmäßig gewesen. Folgende Gesichtspunkte sollten berücksichtigt werden:

a) Frage nach eigener Erfahrung mit genannten Krankheiten
b) Klärung des Krankheitsbegriffes
c) Genaue Differenzierung der Ursachen.

III. Seelische Belastungen als Krankheitsursache

„Fast alle organischen Funktionsstörungen (Magenkrämpfe, Schlafstörungen, Kopfschmerzen) sind auf die eine oder andere Art auf psychische Belastungen zurückzuführen" (78 Prokurist i.R.).

Insgesamt äußerten sich 90 % der Befragten zu unserer Frage nach Krankheiten, die psychisch verursacht sein könnten. Neben dem Auflisten der Krankheitsbezeichnungen fanden sich auch recht unterschiedliche Kommentare.

So meinte eine 78jährige Rentnerin, daß man Kummer und Ängste verkraften müsse: die „Leute steigern sich in Krankheiten hinein". Andere dagegen nannten „Gegenwirkungen durch Sport und ausgeglichene Lebensweise" (54 Kaufmännische Angestellte) oder meinten, daß „eine allgemeine positive Einstellung – kein Nörgeln über den Zustand – ... viele Krankheiten lindert" (65 Rentner). Während einige sich also bereits zu einem Heilungsprozeß äußerten, wie z.B. auch ein 51jähriger Beamter, der den „Mut zum Leben" als heilungsfördernd hervorhob, äußerten andere vereinzelt einen gewissen Unmut hinsichtlich einer Überbewertung seelischer Belastungen als Krankheitsursache:

„Das gibt es sicherlich auch" (60 Finanzprokurist), werde aber seiner Meinung nach übermäßig in den Vordergrund gerückt. „Wechselwirkungen zwischen Körper und Seele" (64 Hausfrau) wurden aber doch von dem Teil der Befragten akzeptiert, der eine Reihe möglicher Krankheiten nannte. Auch bei dieser Frage sprachen 7 % von „vielen" oder „allen" Krankheiten, ohne eine bestimmte hervorzuheben. Ein Beispiel sei hier aufgeführt: „Das kann den ganzen Menschen krankmachen und bis zum Tode führen, weil eben viele Krankheiten psychosomatische Ursachen haben" (61 Verwaltungsangestellte).

PSYCHISCHE ERKRANKUNGEN DURCH SEELISCHE BELASTUNGEN (Mehrfachnennungen)

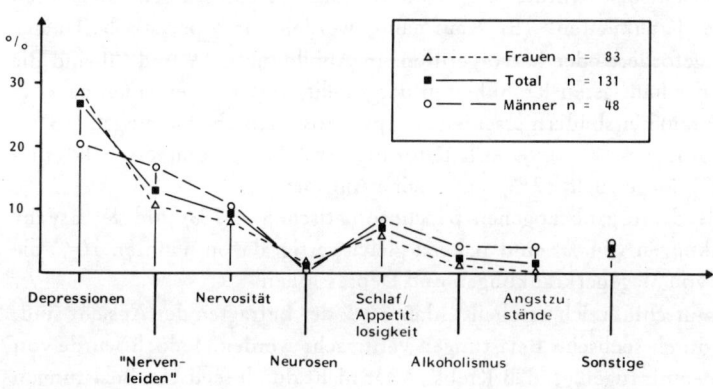

Abb. 19

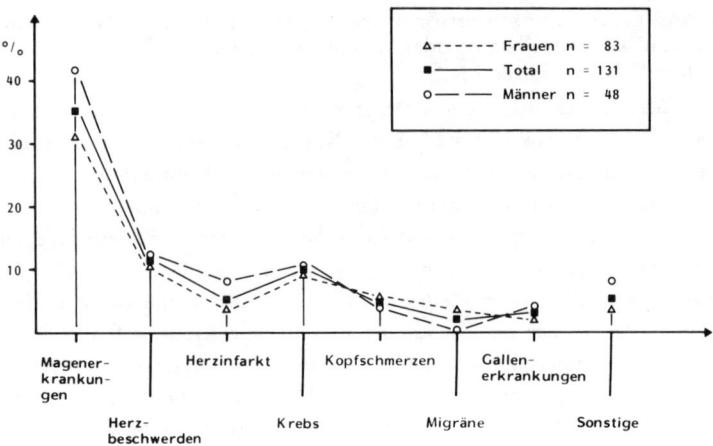

Abb. 20

Dennoch sind im Antwortenmaterial deutliche Schwerpunkte hervorgetreten. 42 % der Männer und 31 % der Frauen zählten verschiedene Magenerkrankungen auf, daneben wurde der Begriff der „Depressionen" von 23 % der Männer und 29 % der Frauen angegeben. Es konnte unterschieden werden zwischen organbezogenen psychosomatischen Krankheiten, allgemeinen psychosomatischen und psychischen Erkrankungen. Obwohl die Fragestellung voraussetzt, daß psychosomatische Krankheiten gemeint sind, erweist sich doch eine Unterscheidung von organbezogenen Krankheitserscheinungen als sinnvoll, da zum Beispiel von 10 % die Krebserkrankung genannt wurde, die gewöhnlich nicht zu psychosomatischen Erkrankungen gezählt wird. Daß auch von den Befragten teilweise unterschieden wurde, zeigt die Aussage, „Depressionen, aber auch viele ‚normale' Krankheiten" (57 Kaufmann) würden durch psychische Unausgeglichenheit gefördert oder hervorgerufen. In Abbildungen 19 und 20 sind die Verteilungen der häufigsten Krankheiten dargestellt. Unter allgemeinen psychosomatischen Krankheitsbildern erschienen: „psychosomatische Störungen" (3 %), vegetative Störungen (2 %), Kreislaufstörungen (2 %), „Kummerspeck" und Fettsucht (3 %), Magersucht (2 %), allgemeine Angaben.

Die Anteile der organbezogenen psychosomatischen (53 %) und der psychischen Erkrankungen (54 %) sind nahezu gleichwertig, davon nannten 10 % die Kombination von Magenerkrankungen und Depressionen.

Besonders aufschlußreich erscheint, daß 10 % der Befragten der Ansicht sind, Krebs könne durch seelische Belastungen verursacht werden. Jedoch wurde von einigen Personen hinzugefügt, daß Krebs „zwar nicht durch seelische Belastungen entstehen, aber durchaus begünstigt" (67 Rentnerin), „zwar nicht verursacht, aber ausgelöst" (71 Geschäftsfrau) werden kann. Kopfschmerzen und Migräne wurden öfter von Frauen aufgeführt. Anscheinend erkranken mehr Frauen als Männer an Migräne (Angaben nur von drei Frauen), auch wird Migräne hier erstmals genannt, die Ursache wird also verstärkt in seelischen Belastungen gesehen.

Neben den am häufigsten genannten Magenerkrankungen und Depressionen, sowie „Nervenleiden" und den bereits dargestellten Krankheiten konnte man sich noch folgende ,Leiden' vorstellen:

Unzufriedenheit und Aggressivität (1mal), bereits bestehende „Krankheiten verschlimmern sich" (51 Beamter), „übermäßiger Druck auf dem Solarplexus" (52 Hausfrau), „Gesicht altert schneller" (48 Kauffrau), und eine Frau stellte überhaupt fest: „seelische Belastung ist Krankheit" (51 Fachverkäuferin).

Auch die Frage nach seelisch bedingten Krankheiten zeigte ein mannigfaltiges Bild angefangen von den „Magenbeschwerden", „Depressionen" bis zu „nervösen Leiden", „Angstzuständen" und „Gallenerkrankungen". Es dominieren jedoch Magenerkrankungen und Depressionen, Krankheitsbilder, welche bei keiner der anderen möglichen Ursachen in dieser Häufung auftraten (vgl. Abb. 21). Die Ursache für Magen- und Darmerkrankungen wird vor allem von Männern als psychisch verursacht angesehen.

URSACHEN VON MAGEN-, DARM- UND HERZ-KREISLAUF-ERKRANKUNGEN

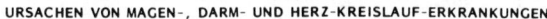

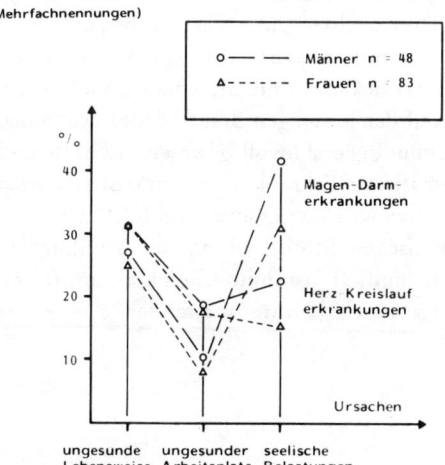

Abb. 21

In übereinstimmender Zahl (31 %) verstehen Männer wie Frauen Herz- und Kreislauferkrankungen als Folge ungesunder Lebensweise. Diese Krankheiten werden von Frauen jedoch weniger häufig als Auswirkung seelischer Belastungen verstanden.

IV. Ergebnisse und Aufgaben

Abschließend sollen die wichtigsten Ergebnisse nochmals im Zusammenhang aufgeführt werden.

Eine ungesunde Lebensweise verursacht nach Meinung der meisten Befragten Erkrankungen des Herz-Kreislaufsystems (41 %) und Bronchien-Lungenerkrankungen (31 %). Hier ergab sich am deutlichsten ein Schwerpunkt der konkreten Krankheiten, während unter den Antworten zu gesundheitsschädlichen Arbeitsverhältnissen kaum ein Krankheitsbild als charakteristisch hervorzuheben ist. Unterschiedliche Krankheiten bei diversen Berufen wurden in jeweils geringen Ausprägungen genannt. Einzelne Krankheiten stehen kaum im Vordergrund (vgl. Tab. 17). Dagegen ist deutlich die Tendenz festzustellen, Depressionen und Magenerkrankungen vor allem auf seelische Belastungen zurückzuführen. Auffällig erschien hier, daß Männer offenbar Magenerkrankungen eher als Depressionen auf Kummer, Ängste und Sorgen zurückführen, während Frauen sie in ähnlicher Häufigkeitsrate nennen.

Die relativ offene Fragestellung hätte doch einiger Zusätze bedurft. Frage 6 d) (Welche Krankheiten können durch eine angeborene Schwäche entstehen?) hätte deutlicher formuliert werden müssen. Doch vor allem könnte man sich nach Erfahrungen mit eigenen Krankheiten erkundigen. Die Frage nach beruflichen Erkrankungen hätte dann zum Beispiel im Hinblick auf die Beschäftigungsstruktur untersucht werden können. Dies erschien unter den gegebenen Voraussetzungen wenig fruchtbar, da man vermuten kann, daß Erkrankungen wie „Staublunge" schon vom Hörensagen her bekannt sind und eine Aufzählung solcher Krankheiten kaum Rückschlüsse auf den jeweiligen Beruf erlaubt. Außerdem wäre eine Klärung der Krankheitsterminologie sinnvoll gewesen. So hätten allgemeine Äußerungen wie „psychosomatische Erkrankungen" präzisiert werden können, hätte man sie während des Interviews näher erläutert und definiert.

Daß der Begriff der ‚psychosomatischen Störungen' in der Schulmedizin Krankheiten unterschiedlicher Genese umfaßt, ist hinreichend bekannt; aber was genau wird im allgemeinen Sprachgebrauch darunter verstanden?

Selbsthilfe — „Natürliche" Behandlung und Selbstmedikation

von

Regina Voith

Die beiden Fragen nach der Selbsthilfe und der Selbstmedikation waren im Anschluß an den Komplex über allgemeine Vorsorgemaßnahmen gestellt. Auf diese Weise konnte eine Einführung in die Selbsthilfe oder ein Vorbereiten auf die direkte Fragestellung nach Mitteln und Maßnahmen umgangen werden. Die Befragten waren bereits damit konfrontiert, auf ein aktives Interesse an ihrer Gesundhaltung angesprochen zu werden.

Frage 3: Bei welchen Beschwerden und Krankheiten helfen Sie sich in der Regel selbst?

Frage 4: Benutzen Sie Medikamente aus der Apotheke auch in eigener Verantwortung, also ohne Rücksprache mit dem Arzt? Wenn ja, welche?

Beide Fragen waren nahezu geschlossen gestellt. Frage 3 gab eine Tabelle mit Krankheitsbildern vor: Kopfschmerzen, Erkältung, Halsschmerzen, Fieber, Verletzungen, Magen- und Darmbeschwerden. Für weitere, nicht angeführte Beschwerden war ein Freiraum gelassen, der jedoch nur von wenigen genutzt wurde. Beim Vergleich zwischen den Ergebnissen des Probefragebogens[1], der den Interviewten völlige Freiheit zum Aufzählen von Selbsthilfemaßnahmen bei ihren persönlichen Beschwerden bot, und den Ergebnissen des endgültigen Fragebogens, kam die Überlegung auf, ob auch im endgültigen Fragebogen mit einer offenen Fragestellung vielseitigere Ergebnisse hätten gewonnen werden können. Denn offensichtlich glaubten die Befragten nach der Beantwortung der sechs Vorgaben das ihre gesagt zu haben, so daß auf eine gewisse Resignation, Selbsthilfemaßnahmen für andere Beschwerden anzuführen, geschlossen werden kann. Die Vorgabe von Antwortrubriken erwies sich allerdings für eine klare Auswertung von großem Vorteil; das Antwortmaterial konnte mit relativ geringem Zeitaufwand in konkrete Aussagegruppen gegliedert werden.

Frage 4 nach der Verwendung von Medikamenten aus der Apotheke in eigener Verantwortung (Selbstmedikation) wurde hauptsächlich zur näheren Beleuchtung der Angaben aus Frage 3 gestellt. Die Ergebnisse aus Frage 4 sollten gewissermaßen eine Kontrollfunktion zu vorher gegebenen Antworten übernehmen.

I. Selbsthilfe bei gängigen Beschwerden und Krankheiten

Die Auswertung des Antwortmaterials konzentriert sich auf die Herausarbeitung geschlechtsspezifischer Unterschiede. An Hand der Schaubilder* und Tabellen läßt sich das am Mittelwert gemessen höhere oder niedrigere Interesse von Männern oder Frauen bei bestimmten Eigentherapien ablesen. Doch muß bei der Interpretation behutsam vorgegangen werden, da verschiedene Kriterien zu beachten sind. Ganz entscheidend dabei ist die Einstellung der Befragten zum eigenen Körper, zu der bewußten Anwendung verschiedener Mittel und Maßnahmen sowie deren Kenntnis über Krankheiten und Beschwerden überhaupt. Häufige Spontanangaben weisen darauf hin, daß oft nur dann in eigener Initiative gegen Beschwerden vorgegangen wird, wenn man die Ursache des Übels oder zumindest die Erscheinungsform der körpereigenen Vorgänge kennt. Am Beispiel der Antworten auf Fieber läßt sich dieses Phänomen erläutern. Fieber wird grundsätzlich nicht als Krankheit definiert, sondern tritt als Folge eines Krankheitsherdes auf. Es kann also durch verschiedene, dem Laien meist nicht eindeutig klärbare Ursachen bedingt sein. Darüber waren sich auch die Befragten im klaren, da ihre Aussagen deutlich das Ablehnen der Selbsthilfe bei starkem Fieber widerspiegeln.

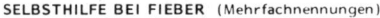
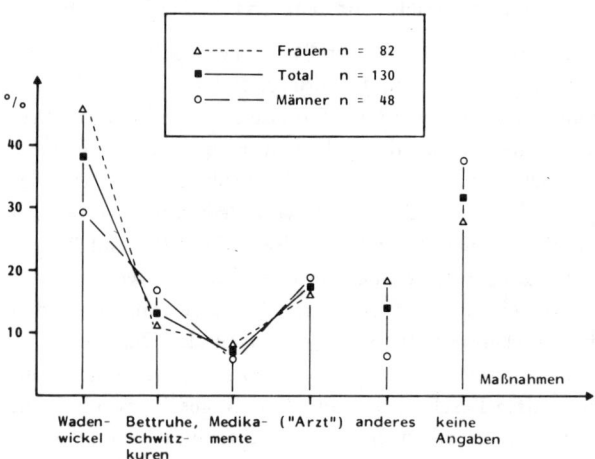

Abb. 22

Auf die Frage nach der Selbsthilfe bei Fieber wurde im Vergleich zu den anderen aufgeführten Beschwerden der höchste Anteil an negativen Belegen (Frauen 28,0 %, Männer 37,5 %) verzeichnet. Das geringe Vertrauen in die

---

* Bei den Diagrammen handelt es sich nicht um Verlaufskurven, die Verbindungslinien der einzelnen Punkte sind als optische Hilfe zu lesen.

Selbsthilfe bei Fieber und die Unkenntnis über die Ursache oder das wirkliche Krankheitsbild äußert sich gleichzeitig in der hohen Zahl von Antworten wie „den Arzt aufsuchen" o.ä. (Frauen 15,9 %, Männer 18,8 %). Beispielsweise gibt eine 64jährige Hausfrau ihrer Machtlosigkeit mit „auf jeden Fall zum Arzt gehen" Ausdruck, wie auch eine 54jährige kaufmännische Angestellte Fieber als „nicht direkt zu behandelnde Beschwerde" bezeichnet.

Betrachtet man die Maßnahmen, so läßt sich vor allem bei den Frauen großes Vertrauen in der Anwendung des Wadenwickels erkennen, wogegen die Männer der Bettruhe in Verbindung mit Schwitzkuren ein höheres Interesse zukommen lassen. Die medikamentöse Behandlung wird von beiden Geschlechtern nur in geringem Maße wahrgenommen, wobei es sich größtenteils um harmlose Fieberzäpfchen handelt. Daß Frauen aktiver um das Senken des Fiebers bemüht sind, zeigt sich nicht nur bei der Anwendung des Wadenwickels, sondern auch in der Häufigkeit von weiteren Einzelangaben wie Diäthalten, Tee (Lindenblüten- oder Holundertee) und Holunder- oder Brombeersaft trinken, das Zimmer gut lüften, Stirn und Handgelenke kühlen oder feuchtwarme Brustwickel auflegen. Auch die Männer nennen Holundertee und Holundersaft, zeigen sich mit den Frauen einig in Kühlung von Stirn und Brust, in kalten Umschlägen, behandeln Fieber außerdem mit einem Essigumschlag. Doch sind sie weitgehend passiver als Frauen (Männer 6,3 %, Frauen 18,3 % der weiteren Angaben).

Betrachtet man vergleichsweise die Antworten auf die Frage der Selbsthilfe bei *Erkältungen*, dann zeigt sich ein ganz anderes Bild. Hier fühlten sich die meisten Befragten auf die Eigeninitiative angesprochen (96,3 % der Frauen, 91,7 % der Männer). Das Schaubild läßt ein nahezu gleichgroßes Interesse der

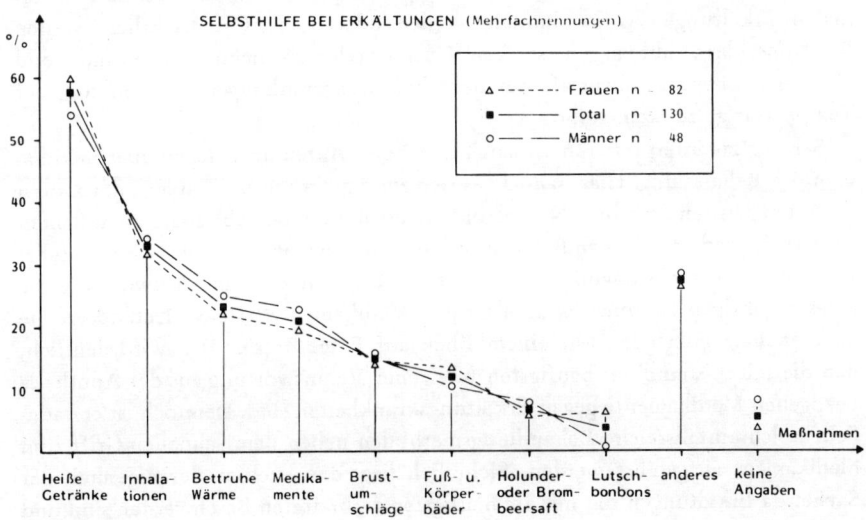

Abb. 23

beiden Geschlechter an den verschiedenen Selbsthilfemaßnahmen und ein breit gestreutes Spektrum an möglichen Behandlungsmethoden erkennen. Die Einnahme von heißen Getränken ist mit Abstand die am häufigsten angewandte Therapie (59,8 % der Frauen, 54,2 % der Männer).

Heiße Getränke	Frauen (n=82)	Männer (n=48)	insgesamt (n=130)
Kamillen-, Salbei-, Fenchel- und Erkältungstee	32 (39,0 %)	15 (31,3 %)	47 (36,2 %)
heiße Milch mit Honig	7 (8,5 %)	4 (8,3 %)	11 (8,5 %)
heiße Zitrone	5 (6,1 %)	5 (10,4 %)	10 (7,7 %)
Grog	5 (6,1 %)	2 (4,2 %)	7 (5,4 %)

Tab. 18   Heiße Getränke als Selbsthilfemaßnahme bei Erkältungen

Die einzelnen Behandlungsmethoden sind offensichtlich für verschiedene Krankheitsstadien zutreffend. Es wäre aufschlußreich gewesen, wenn die Befragten genauer beschrieben hätten, welches Gewicht sie der einen oder anderen Therapie bei leichten, mittleren Erkältungen oder gar schweren Grippen zukommen lassen. So ist zwar zu erkennen, daß bei Grippe fast alle Maßnahmen zutreffen, doch wurde nicht geklärt, ob z.B. Inhalationen auch schon bei normalen Erkältungen vorgenommen werden oder nicht. Offensichtlich werden Brustumschläge nur gegen starken Husten oder Bronchitis angewandt und Holunder- oder Brombeersaft bei fieberhaften Erkrankungen zur Senkung der Temperatur getrunken (vgl. o.).

Schwer zu interpretieren ist auch der hohe Anteil an Belegen über medikamentöse Behandlung. Hier handelt es sich zwar nicht nur um Tabletten, sondern auch um Hustensäfte und Nasentropfen, doch ist nicht ablesbar, ab welchem Krankheitsgrad die Behandlung medikamentös begonnen bzw. weitergeführt wird (es kann nicht davon ausgegangen werden, daß z.B. eine Antwort wie die eines 57jährigen Kaufmanns „bei Grippe Medikamente" stellvertretend für die anderen Befragten gilt). Mit einem Blick auf Frage 4 (s.u. III.) wird deutlich, daß die mit Abstand am häufigsten in eigener Verantwortung aus der Apotheke bezogenen Medikamente gegen Erkältungskrankheiten sind. Dennoch ist erstaunlich, welch einfallsreiche Behandlungsmethoden neben dem schnellen Griff zum Medikament aufgeführt werden. Sicherlich liegt dies auch an der Eigenheit der Sache, da Erkältungen die mit am häufigsten verbreiteten Beschwerden sind und fast jeder mehrmals im Jahresverlauf damit zu kämpfen hat.

Das Spektrum der nicht im Schaubild verzeichneten Behandlungsweisen soll an dieser Stelle Beachtung finden: die Frauen nannten „Salbei gurgeln (hier sei auf die Selbsthilfe bei Halsschmerzen verwiesen), einen Schal mit einem feuchten oder warmen Tuch um den Hals legen, warmes Bier trinken (2 x), an die frische Luft gehen (3 x), sich vor ein Rotlicht setzen (2 x), Honig essen, kalten Obstsaft trinken, Vitamine zu sich nehmen, eine mit Kandiszucker bestreute Zwiebel vier Stunden ziehen lassen und den Saft trinken, einen Tropfen japanisches Heilöl auf die Zunge nehmen, Zitronensaft mit Zucker oder einen selbstgebrauten Husten-sirup trinken, eine Zitronenschale mit Salz bestreuen und auslutschen, Kloster-frau Melissengeist oder in Wacholderschnaps aufgesetzte Schwedenkräuter (2 x) trinken und warme Suppen zu sich nehmen". Die Männer waren nicht weniger einfallsreich: „An die frische Luft gehen, wenig trinken, Rotlichtbestrahlungen, löffelweise Honig essen, Vitamine zu sich nehmen, Schnupftabak schnupfen, den Körper kalt abreiben, Alkohol (2 x) oder Klosterfrau Melissengeist trinken". Ein Herr nannte zur Vorbeugung gegen Erkältungen das Trinken von Brennessel-tee im Winter und häufiges Entspannen in Wechselbädern.

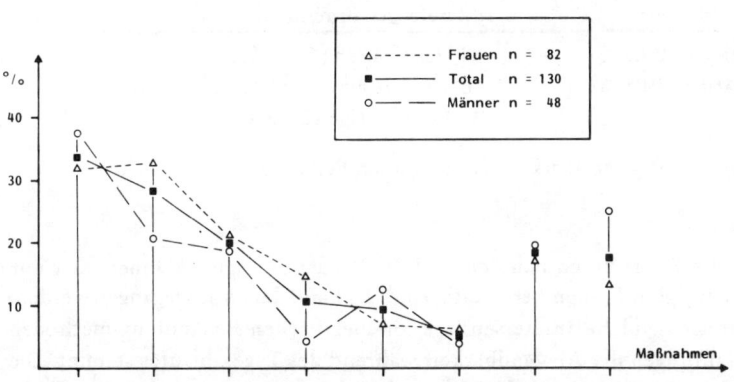

Abb. 24

Als eigene Rubrik wurde die Selbsthilfe bei *Halsschmerzen* abgefragt, die meist als eine der vielen Erscheinungsformen von Erkältungskrankheiten auftreten. Hier war die Antwortenbeteiligung niedriger als bei der Frage nach den Therapien bei Erkältungen (86,6 % der Frauen, 75,0 % der Männer). Die Werte des Schau-bildes zeigen größere geschlechtsspezifische Unterschiede auf. Das Gurgeln ver-schiedener Lösungen und die Anwendung des Halswickels (zum Teil auch nur eines Schweißstrumpfes) kristallisieren sich als die beiden am häufigsten ge-nannten Behandlungsmethoden heraus. Doch sind die Interessen der beiden

Gurgeln mit	Frauen (n=82)	Männer (n=48)	insgesamt (n=130)
a) Tee (Salbeitee o.ä.)	12 (14,6%)	6 (12,5%)	18 (13,8%)
b) Salzwasser	9 (11,0%)	6 (12,5%)	15 (11,8%)
c) Mundwasser	4 (4,9%)	6 (12,5%)	10 (7,7%)
d) Heilerde	1 (1,2%)	–	1 (0,8%)

Tab. 19   Das Gurgeln verschiedener Lösungen bei Halsschmerzen

Geschlechter verschieden gelagert. Männer vertrauen dem Gurgeln weit mehr als Frauen, wogegen die Frauen dem Halswickel eine größere Bedeutung zukommen lassen. Bei den anderen Behandlungsweisen zeigen sich ebenfalls charakteristische Unterschiede: Männer lehnen die medikamentöse Therapie weit stärker ab als Frauen, greifen öfter zu Tees und nennen häufiger spezifische Einzelmaßnahmen. Für die Interpretation ist es nützlich, einen Blick auf die Beschäftigungsstruktur der befragten Personen zu werfen.

48 befragte Männer	82 befragte Frauen
14 Pensionierte (29,2%)	54 Hausfrauen (65,9%)
34 Berufstätige (70,8%)	6 ohne ausübenden Beruf (7,3%)
	22 Berufstätige (26,8%)

Tab. 20   Beschäftigungsstruktur der befragten Personen

Aus Tabelle 20 ist zu entnehmen, daß 70,8% der befragten Männer, aber nur 26,8% der befragten Frauen berufstätig sind. Es kann davon ausgegangen werden, daß die unterschiedliche Interessenslage an spezifischen Behandlungsmethoden aus den Erfahrungen der Anwendbarkeit während des Tagesablaufes stammt. Die einzelnen Therapien könnten beispielsweise auf folgende Kriterien hin untersucht werden: a) Zeitaufwand, b) Anzahl der Behandlungsschritte (Aufwendigkeit der Behandlungsmethode), c) Realisierbarkeit in der lokalen Umgebung. Bei dem hohen Anteil an berufsausübenden Männern scheinen diese Kriterien ausschlaggebend für die Anwendung des relativ raschen, einfach zu handhabenden und „auf jeder Herrentoilette" realisierbaren Gurgelns zu sein. Dem Halswickel kommt umgekehrt eine eher auf die häusliche Umgebung zugeschnittene Rolle zu. Diese Aussage scheint im Widerspruch zu den häufigen Nennungen „Tee" bei den Männern zu stehen. Doch deckt sich dieser Widerspruch durch die Überlegung auf, daß Männer bei ihrer offensichtlich abwartenden Haltung gegenüber Halsschmerzen (hoher Anteil an Negativbelegen (25,0%), niedriger Anteil an medikamentöser Therapie) wohl abends in häuslicher Umgebung einen heißen Tee zu

sich nehmen. Frauen greifen aktiver mit Medikamenten, Lutschbonbons, Zitronensaft in den Verlauf der Beschwerde ein. Der vergleichsweise niedere Anteil
an negativen Belegen (13,4 %) unterstützt diese These.

Die Spontanangaben lassen einen Einblick in einfallsreiche Behandlungsweisen
gewinnen. So nennen Frauen: mit Kandis bestreute Zwiebel ziehen lassen und
den Saft trinken[2], warmes Fußbad, Heublumenbäder, Kamillendampfbad (2 x),
Inhalieren, JHP einnehmen (2 x), Vitamin C zu sich nehmen, heiße Milch mit
Honig trinken (2 x), mit Pinimenthol einreiben, den Kindern bei Schluckbeschwer-
den einen Beutel mit warmen Leinsamen an den Hals legen, „bei Mandelentzündungen Eisstücke lutschen oder den Sud aus Salbeiblättern und Honig gurgeln" (52 Hausfrau). Die Männer zeigen Interesse an „abwechselnd Warmes
oder Kaltes und heiße Milch mit Honig trinken, Quarkumschläge auflegen,
Kamillosan inhalieren, sich warmhalten, einen Hering essen und schwitzen
bzw. schlafen."

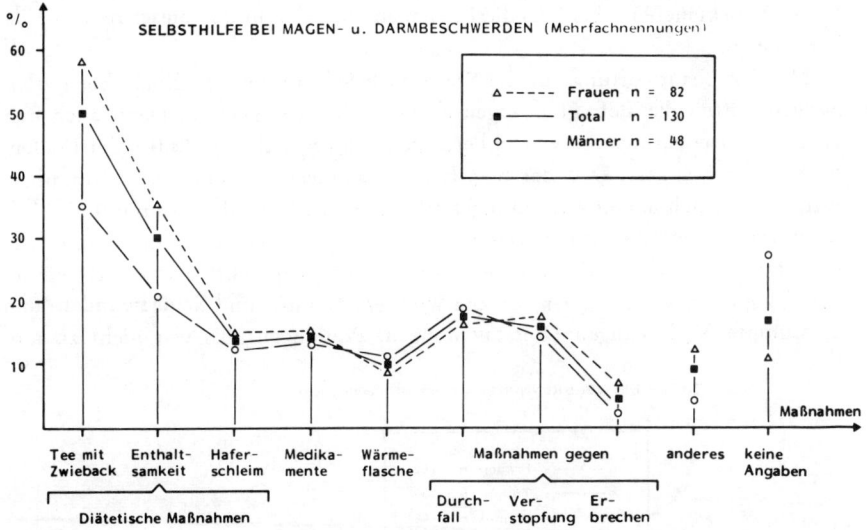

Abb. 25

Ein weit gefächertes Bild zeigen die Selbsthilfemaßnahmen bei *Magen- und
Darmbeschwerden.* Daß hier das Schaubild zunächst verwirrend wirkt und in
der Darstellungsweise von den anderen Schaubildern abweicht, ist die Folge
eines Durcheinanders an Antworten, die sich offensichtlich auf verschiedene
Zustände beziehen. „Magen- und Darmbeschwerden" ist ein weit gefaßter
Begriff, der verschiedene Ursachen, verschiedene Formen und vor allem speziell
und punktuell einsetzbare Behandlungsmethoden umfaßt. Deswegen mußten die
Antworten den Unterpunkten „Diätetische Maßnahmen, Erbrechen, Durchfall,
Verstopfung" zugeordnet werden. die diätetischen Maßnahmen nehmen dabei

eine Sonderstellung ein, da sie sich auf alle Formen der Magen- und Darmbeschwerden beziehen. Enthaltsamkeit und leichte Kost, die sich meist auf die
Einnahme von Tee mit Zwieback oder Haferschleim beschränkt, wurden grundsätzlich als die beiden ersten und vorrangigen Maßnahmen genannt. Auch die
Wärmflasche, die in den Rücken oder auf den Bauch gelegt wird, findet bei
beiden Geschlechtern hohe Beachtung.

Bei Erbrechen wird Cola mit Salzstangen verabreicht, gegen Durchfall hilft
Kohle, „Feinsand" und Schokolade, Verstopfungen werden mit Weizenkleie,
Leinsamen und Vollkornbrot, Trockenfrüchten, Midrotee, Rohkost und mit
Schwedenkräutern, die in Schnaps aufgesetzt werden, angegangen.

Die Frauen erweisen sich bei den Magen- und Darmbeschwerden als die
aktiveren, verabreichen Blaubeeren, Schnaps mit Muskat, japanisches Heilöl,
Essigumschläge, Sahne, verbieten Zucker und nehmen Heilerde in Wasser auf-
gelöst ein. Weit weniger einfallsreich zeigen sich die Männer, die sich sonst nur
noch mit Knoblauchpillen zu helfen wissen und allgemein mit geringerem
Eifer (27 % keine Angaben) als die Frauen an die Bekämpfung dieser Beschwerde
herangehen.

Mit der Beantwortung auf die Frage nach Selbsthilfemaßnahmen bei *Verletzungen* hatten die Befragten augenscheinlich Schwierigkeiten. Denn auch hier
ist eine relativ geringe Antwortenbeteiligung zu verzeichnen (78,0 % der Frauen,
68,8 % der Männer). Daß der Begriff „Verletzungen" zu umfassend formuliert
war, spiegelt sich in den Zuordnungen verschiedener Maßnahmen auf unterschiedliche Verletzungsarten wider. Daher wurde bei der Auswertung eine Zuordnung
der Antworten auf drei Kategorien vorgenommen: Selbsthilfe bei a) Verbrennungen, b) spitzen Verletzungen (offene Wunden, Schnitt- und Schürfwunden) und
c) stumpfe Verletzungen (Verstauchungen, Prellungen). Es war nicht zu um-

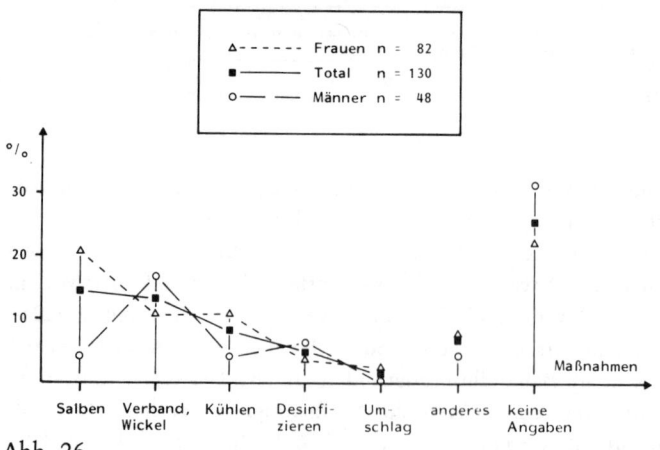

Abb. 26

gehen, eine Antwort oft allen drei Gruppen zuordnen zu müssen, wenn nicht zu erkennen war, auf welche der drei Verletzungsarten sie sich nun direkt bezog. Aus diesem Grund wurden auch drei Schaubilder erstellt.

Frauen behandeln – die meist in der Küche vorkommenden – *Verbrennungen* häufig mit Salben und kühlenden Umschlägen, während Männer Verbrennungen keine große Beachtung schenken und sie eher ruhen lassen. Aus den Spontanangaben wird deutlich, daß diese Verletzungen nicht mit fließendem Wasser gekühlt werden sollen. Einmal wird sogar erwähnt, daß die Wunden nicht verbunden, sondern nur ruhiggestellt werden sollen (53 Hausfrau). Schwedenkräuter mit Alkohol, Saft von Aloeblättern, Arnikatinktur und heiße Vaseline scheinen außerdem Linderung zu verschaffen.

Bei *spitzen Verletzungen* ist man sich größtenteils einig, daß ein Verband oder ein Pflaster nach Säuberung der Wunde alleinige Behandlungsmethoden sind. Das Desinfizieren einer Wunde geschieht meist mit Jod, Urin oder Klosterfrau Melissengeist. Auch wird in einigen Fällen, wie dies auch in ebenso häufiger Weise bei Verbrennungen und stumpfen Verletzungen geschieht, ein Arzt konsultiert (9,8 % der Frauen, 8,3 % der Männer). Zwei Frauen lehnen das Auswaschen und Verbinden von offenen Wunden ab, da der Heilungsprozeß länger dauerte.

SELBSTHILFE BEI SPITZEN VERLETZUNGEN

(Mehrfachnennungen)

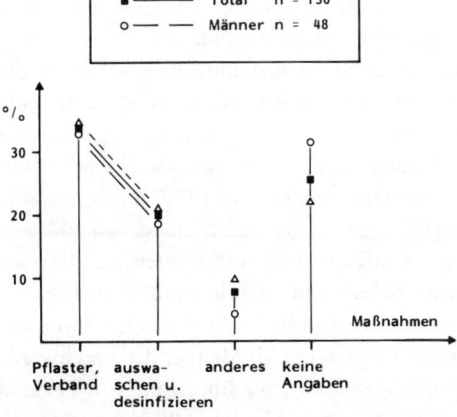

Abb. 27

Bei Verstauchungen und Prellungen *(stumpfe Verletzungen)* zeichnet sich ein ähnliches Bild wie bei den Verbrennungen ab. Feste Wickel scheinen den Männern, die ihre Erfahrungen meist aus Sportverletzungen ableiten (78 ehem. Prokurist, 48 Lehrer), am geläufigsten zu sein. Frauen behandeln dagegen wieder häufiger

SELBSTHILFE BEI STUMPFEN VERLETZUNGEN (Mehrfachnennungen)

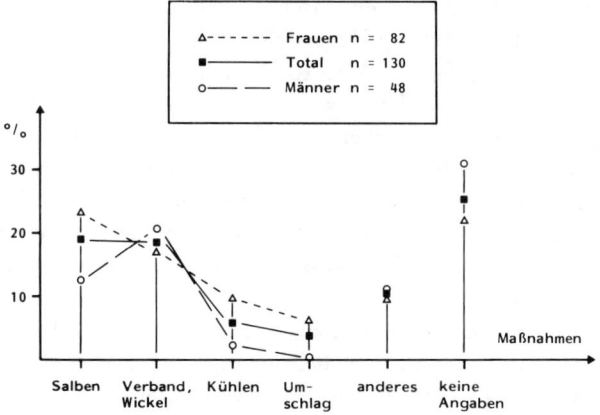

Abb. 28

mit Salben und mit Kühlung. Die Spontanangaben bieten einige interessante Behandlungsweisen: Frauen verordnen sich Massage, reiben die Verletzungen mit Alkohol ein (2 x), kochen Ringelblumensalbe mit Schweinefett und tragen dieses Gemisch auf, reiben mit Schwedenkräutern (auf Alkohol angesetzt) ein, halten die verwundete Körperstelle in ein Bad aus Rosmarinkraut und filtriertem Zinnkraut und lehnen den Verband weitgehend ab. Die Männer dagegen tupfen entzündete Wunden mit einem Sud ab, der aus mit Spitzwegerich abgekochtem Wasser besteht, behandeln verletzte Bänder mit essigsaurer Tonerde, bestrahlen die Verwundung, stellen sie ruhig und streichen heiße Vaseline auf.

Als letzte, im Fragebogen aber an erster Stelle genannte, Rubrik sollen die Selbsthilfemaßnahmen bei *Kopfschmerzen* vorgestellt werden; als letzte deshalb, weil bei ihr die medikamentöse Therapie als vorrangige Behandlungsmethode genannt ist. Dabei ist der Anteil der Frauen (42,7 %), die ihre Beschwerden mit Tabletten bekämpfen, weitaus höher als jener der Männer (25,0 %). Der starke Hang der Frauen zur Selbstmedikation läßt sich aus den Spontanangaben erklären, die darauf hinweisen, daß sie häufiger an Migräne leiden (5 Frauen), und darauf beharren, nur medikamentös von ihren Schmerzen befreit werden zu können. Den Frauen kann durchaus ein aktiveres Verhalten bei der Bekämpfung von Kopfschmerzen zugesprochen werden, da sie gezielter als Männer die Beschwerde mit dem Einreiben der Schläfen (japanisches Heilöl), der Einnahme von Tee und Kaffee sowie der Anwendung kalter Kompressen angehen. Wieder, wie auch schon bei anderen Beschwerden beobachtbar, nehmen die Männer eine eher abwartende Haltung ein. Der recht hohe Anteil an negativen Belegen (31,3 % Männer, 13,4 % Frauen) bekräftigt diese Feststellung. Am Schaubild nicht ablesbar ist die Tatsache, daß sich vier Frauen strikt gegen die medikamentöse Behandlung aussprechen. Sicherlich scheint hier zunächst ein Widerspruch zu

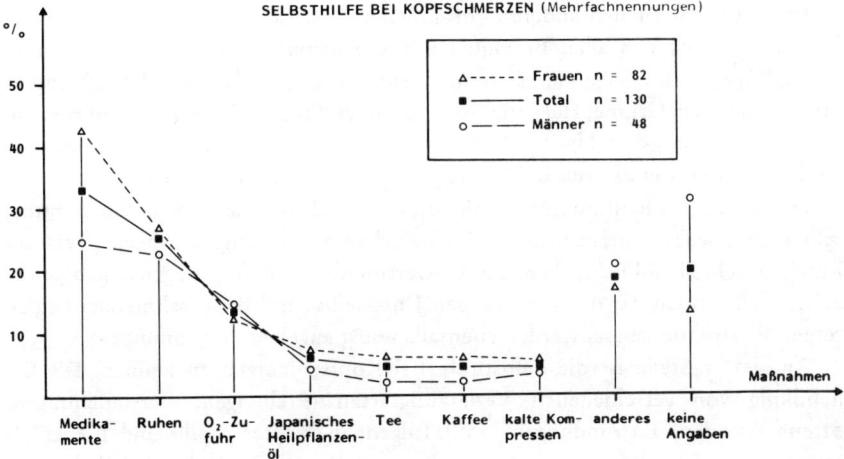

Abb. 29

den recht hohen Angaben über die Einnahme von Tabletten zu bestehen, doch
erklärt sich das Nebeneinander widersprüchlicher Aussagen dadurch, daß diejenigen, die Medikamente ablehnen, statt dessen andere Maßnahmen und Mittel
angeben. Die große Aktivität der Frauen spiegelt sich in den spontanen Aussagen wie der Einnahme von Melissengeist, Akkupressur, Massage des obersten
Halswirbels, der Schläfen und des Nackens, kalten und warmen Umschlägen,
dem Entspannen in einem Vollbad oder heißen Fußbad und dem Tragen eines
Magnetarmbandes (schützt angeblich vor Migräne) und dem Ein- und Ausatmen
in eine Plastiktüte (Vorsicht bei dieser Therapie) wider. Männer versuchen durch
Schnupfen von Pfeffer mit Niesen die Kopfschmerzen loszuwerden, reiben mit
Schnaps die Schläfen ein, nehmen Baldriantropfen ein, genießen Voll- und
Wechselbäder, tauchen die Füße in kaltes Wasser, massieren den Nacken und
versuchen sich in gymnastischen Übungen. In den folgenden Aussagen kam
deutlich zum Ausdruck, daß sich die Befragten bei Kopfschmerzen häufig mit
den Ursachen beschäftigten: „Kopfschmerzen kommen vom Magen, man muß
weniger essen" (76 Hausfrau), „der niedrige Blutdruck ist die Ursache von
Kopfschmerzen" (67 Hausfrau), „sie sind ein Signal des Körpers" (67 Rentner).

II. Die am häufigsten selbstbehandelten Beschwerden und Krankheiten

Aufgrund der Tatsache, daß bei den Fragen nach der Selbsthilfe eine außerordentlich hohe Antwortbeteiligung vorliegt (im Durchschnitt 76,6 %), kann
unter Berücksichtigung der Ergebnisse des Probefragebogens eine Skala der am
häufigsten selbstbehandelten Beschwerden und Krankheiten aufgestellt werden.

Im Vergleich zu den anderen körperlichen Beschwerden werden Erkältungskrankheiten fast von allen Befragten selbst bekämpft, wobei das Spektrum an
Behandlungsmethoden am größten und farbigsten ist (vgl. Tab. 21). Dies geschieht
insbesondere bei Grippe, Hals- und Mandelentzündungen, Schnupfen und Husten.
Zu den Erkältungskrankheiten lassen sich auch die Halsschmerzen zählen, die
an dritter Stelle der aktiven Bekämpfung gegen Beschwerden liegen.

Das am nächst häufigsten selbsttherapierte Übel sind die Magen- und Darmbeschwerden, wobei unterschieden wird zwischen Verdauungsstörungen (Verstopfung), Durchfall und Erbrechen. Die Auswertung des Probefragebogens ergab gleichzeitig, daß Frauen die oft von heftigen Unterleibs- und Bauchschmerzen beglei-
teten Menstruationsbeschwerden ebenfalls selbst angehen (9 Nennungen).

An vierter Stelle ist die Selbsthilfe bei Kopfschmerzen zu nennen. Die Behandlung von verschiedenen Verletzungsarten (Prellungen, Verstauchungen,
offene Wunden, Entzündungen, etc.) folgen an fünfter Stelle und Fieber als
Symptom anderer Beschwerden an sechster Stelle. Die Tatsache, daß Fieber nur
mit Vorsicht und nur bei niedrigen Temperaturen selbst behandelt wird, zeigt
auch die geringe Zahl an Belegen (18)[3] im Probefragebogen.

Es wurden der Häufigkeit nach weitere Selbsthilfemaßnahmen auf andere
Beschwerden in folgender Reihenfolge genannt: Rheumatische Erkrankungen
(Gelenk- und Gliederschmerzen), Rückenschmerzen (Hexenschuß, Bandscheiben-
schäden), Kreislaufbeschwerden (Schwindelanfälle, niedriger oder hoher Blutdruck, Durchblutungsstörungen), venöse Erkrankungen (Krampfadern, Blut-
erguß), Nervosität (Schlaflosigkeit, Schilddrüsenüberfunktion). Ischias, Zahn-
schmerzen, Nieren- und Blasenerkrankungen, Herzbeschwerden (vgl. auch

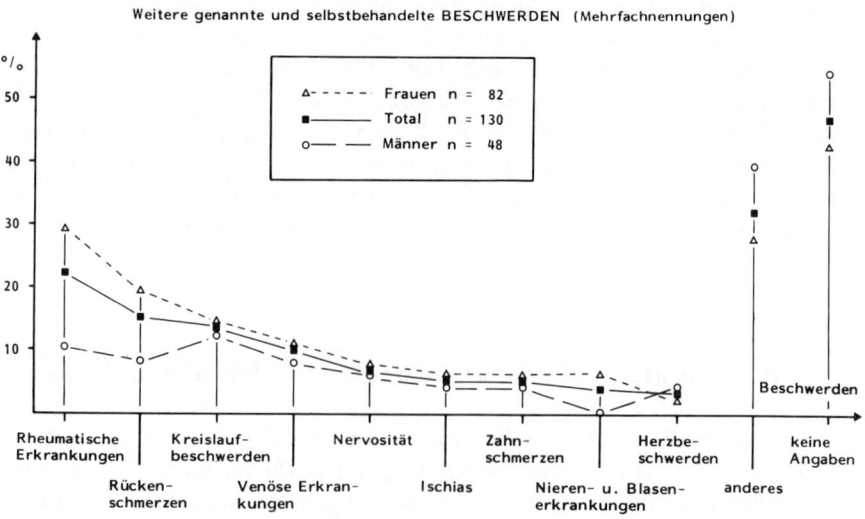

Abb. 30

Selbsthilfe und Selbstmedikation

Personen-beteiligung	Kopf-schmerzen	Erkältung	Hals-schmerzen	Fieber	Verletzungen			Magen- und Darmbeschw.	weitere Beschwerden
					Ver-bren-nung.	spitze Ver-letzg.	stumpfe Ver-letzg.		
Anzahl der antwortenden Personen	104 (80,0%)	123 (94,6%)	107 (82,3%)	89 (68,5%)	97 (74,6%)			108 (83,1%)	69 (53,1%)
davon Frauen	71 (86,6%)	79 (96,3%)	71 (86,6%)	59 (72,0%)	64 (78,0%)			73 (89,0%)	47 (57,3%)
davon Männer	33 (68,8%)	44 (91,7%)	36 (75,0%)	30 (62,5%)	33 (68,8%)			35 (72,9%)	22 (45,8%)
Anzahl der Antworten	147	258	168	117	70	92	88	219	154
davon Frauen	101	165	109	80	48	61	62	153	107
davon Männer	46	93	59	37	22	31	26	66	47

Tabelle 21 (Übersicht): Anzahl der antwortenden Personen und der Antworten auf die Frage nach der Selbsthilfe

Nervosität) und eine ganze Reihe von Einzelangaben (Ohrenschmerzen, vorzeitiges Verkalken, brüchige Fingernägel, Allergien, Heuschnupfen, Akne, Asthma, Gallen- und Leberbeschwerden, Drüsenschwellungen, Gicht, Fußschmerzen, Fußpilz, Frostbeulen, Mumps, Warzen, entzündete Augen, Heiserkeit, Schweißfüße, Tuberkulose, Sonnenbrand, Insektenstiche, Geschwüre, Schuppenflechte, Hämorrhoiden, Haarausfall, Grießkörner, Seitenstiche).

Die in der Einleitung bereits diskutierte Form der Fragestellung (ganz offen oder mit Nennung von Krankheiten) und das Abwägen, auf welche Weise interessantere und mannigfaltigere Ergebnisse erreicht werden, kann aus dem Vergleich des Antwortmaterials der beiden Fragebögen näher beleuchtet werden. Deutlich zeigen sich quantitativ äquivalente Ergebnisse, jedoch ergab ein qualitativer Vergleich ein besseres Ergebnis bei der offenen Fragestellung des Probefragebogens. Es wurden hier fast dieselben selbst zu behandelnden Beschwerden und farbenreichere Behandlungsmaßnahmen genannt, denen durch Beschreibungen der Krankheitsbilder oft aufschlußreichere Bedeutungsinhalte beigemessen werden konnten.

III. Zusammenfassung — Selbsthilfe und Selbstmedikation

Betrachtet man noch einmal die Schaubilder und Tabellen, vergleicht die Häufigkeit der Antworten von Frauen und Männern, so lassen sich relativ konkrete Aussagen[4] über die Aktivität der beiden Geschlechter in der Selbsthilfe — auf fast alle Beschwerden und Krankheiten zutreffend — finden. Deutlich kristallisiert sich eine höhere Aktivität der Frauen heraus, die sich in der größeren Antwortenbeteiligung und häufig in den breiteren Spektren an Behandlungsmethoden manifestiert. Den Männern muß eine eher abwartende bzw., im Vergleich zu den Frauen, ablehnendere Haltung zugeschrieben werden, da sie oftmals in weit geringerem Maße Stellung bezogen. Ohne Zweifel spielt der Aspekt der Beschäftigungsstruktur dabei eine entscheidende Rolle: so sind berufstätige Männer (70,8 % der Befragten) in der Anwendbarkeit verschiedener therapeutischer Maßnahmen weit eingeschränkter als die größtenteils im Haushalt beschäftigten Frauen (65,9 %), die auch häufiger mit Kinderkrankheiten konfrontiert werden. Es darf jedoch nicht übersehen werden, daß bei beiden Geschlechtern auf fast alle Beschwerden dieselben Maßnahmen in vergleichbarer Reihenfolge genannt wurden, was auf ein allgemeines Interesse an bestimmten und allgemein bevorzugten Behandlungsmaßnahmen schließen läßt.

Die Auswertung der Frage 4 nach der Selbstmedikation beleuchtet die Ergebnisse der Selbsthilfe weiter. Generell kann von einer gleichgroßen Verneinung und Bejahung der medikamentösen Eigentherapie ausgegangen werden.

Bei einer Gegenüberstellung der in Frage 3 neben anderen Behandlungsmaßnahmen aufgeführten medikamentösen Therapie und der aus Frage 4 gewonnenen

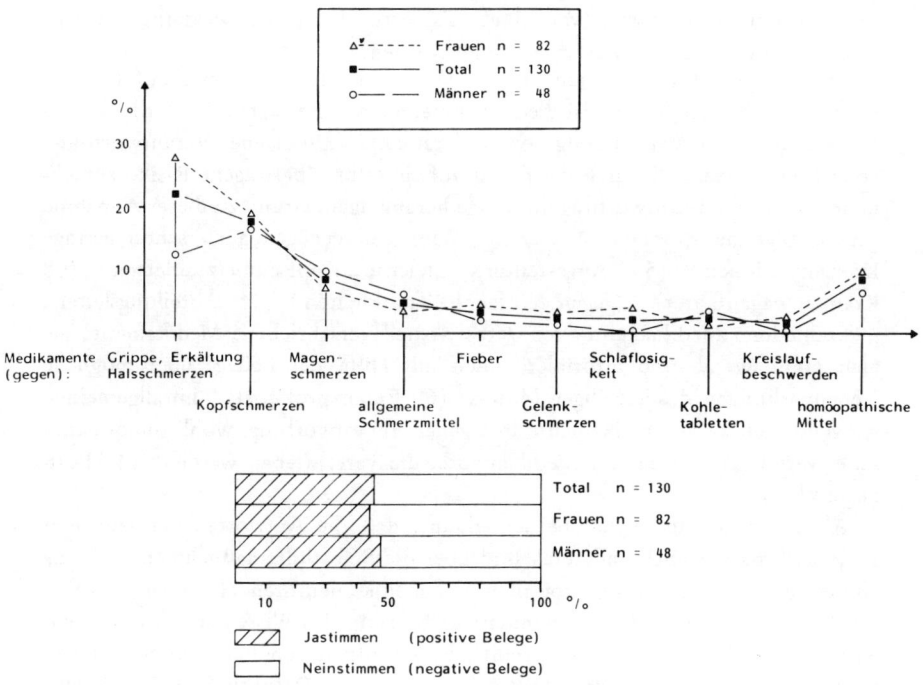

Abb. 31

Resultate treten charakteristische Ergebnisse auf. Durchgängig sind auf Frage 3 höhere Prozentzahlen zur medikamentösen Selbsthilfe zu verzeichnen. Folgende mögliche Interpretationen bieten sich an: So scheint der medikamentöse Rahmen bei Frage 3 wesentlich weiter gesteckt zu sein als bei Frage 4 (da hier fast ausschließlich Tabletten aufgeführt wurden). Außerdem ist nicht feststellbar, ob die in Frage 3 angegebenen Medikamente aus der Hausapotheke noch von früheren, ärztlichen Behandlungen vorrätig waren und bei Bedarf noch weiter verwendet wurden. Anhand der auf Frage 4 am häufigsten selbstmedikamentierten Beschwerden (Erkältungskrankheiten, Kopfschmerzen, Magenschmerzen) lassen sich diese Beobachtungen belegen. Vergleicht man die Werte der beiden Fragen bei Erkältungskrankheiten, so reicht das Spektrum der in Frage 3 unter dem Begriff „Medikamente" zusammengefaßten Mittel von Nasensprays über Hustensäfte bis hin zu Tabletten, wogegen in Frage 4 unter „Medikamenten" ausschließlich in Tablettenform dargebotene Mittel verstanden wurden. Bei Kopfschmerzen wurde auf Frage 3 die medikamentöse Therapie als erste Behandlungsmethode genannt, wogegen bei der direkten Fragestellung in Frage 4 nur halb so viele Angaben über die Einnahme von selbstbesorgten Medikamenten auftauchen. Dieser quantitative Unterschied läßt sich bei der eindeutigen Aussage, daß es sich immer um Kopfschmerztabletten handelt, nur so erklären, daß bei Frage 3 vom Arzt ehemals verordnete Tabletten bei einem wiederholten Auftreten der Beschwerden wiederverwendet wurden.

Eine weitere Interpretation für die deutlich niedrigeren Werte auf Frage 4 nach der Selbstmedikation, ist die Annahme, daß die Befragten durch die direkte Fragestellung der Verwendung von Medikamenten „in eigener Verantwortung" vorsichtiger, eventuell durch das damit auf sie selbst übertragene Risiko zurückhaltender an die Beantwortung der Frage herangingen. Grund zu dieser Annahme gaben folgende spontane Aussagen: „Zum Teil genügen auch schon geringe Konzentrationen" (53 Angestellter), „leichte Kopfschmerztabletten" (58 Krankenwagenfahrer), „gegen einfache Krankheiten" (44 Abteilungsleiter), „verschiedene Medikamente: ich setze aktuell verschriebene Medikamente gezielt ein bzw. ab und informiere mich mit Hilfe der Beilage über mögliche Nebenwirkungen des jeweiligen Mittels" (60 Finanzprokurist), „im allgemeinen verwende ich keine Medikamente in eigener Verantwortung, wohl homöopathische Mittel, ansonsten nur Medikamente, die verschrieben werden" (47 Postangestellte).

Als kritische Stellungnahme sei erlaubt, daß die Antworten bei genauerer Fragestellung ein abgerundeteres Bild über die Selbsthilfemaßnahmen und eine eindeutigere Interpretation (vor allem der medikamentösen Therapien) zugelassen hätten. Darunter sind zu nennen: a) Klärung des Wissensstandes über das Krankheitsbild (Ursache und Verlauf), b) Zuordnen von Behandlungsmaßnahmen auf bestimmte Krankheitsstadien, c) eindeutigere Definition des Krankheitsbildes. Bei einer weiteren, in größerem Umfang angelegten Befragung wäre es sicher von Bedeutung, diese Kriterien in die Ausarbeitung einer neuen Fragestellung miteinzubeziehen. Dem Komplex „Selbsthilfe" kommt innerhalb des Fragebogens eine geringe Bedeutung zu. Um diese Thematik angemessen abzudecken, wäre ein eigener Fragebogen sinnvoll. Die Erarbeitung des Hintergrundwissens über die Krankheitsbilder und die Anwendung bestimmter Therapien, muß als Voraussetzung gelten für sinnvolle Einzelanalysen und die Interpretation wichtiger Aspekte. Nur unter dieser Vorbedingung lohnte sich das Heranziehen von Ergebnissen aus ähnlichen Studien.

Als abschließendes Ergebnis aus der Befragung sollen die Behandlungsmethoden der Frage 3 zwei Komplexen zugeordnet werden: den „natürlichen" und den „aus der Schulmedizin abgeleiteten" Behandlungsmethoden. Zunächst bedarf es hier einer Definition des Begriffes „natürliche" Behandlungsmethoden. Darunter sind alle Maßnahmen aufzureihen, die im weitesten Sinne der Naturheilkunde entstammen, also nicht nur die aktive Anwendung eines bestimmten Mittels (z.B. der Kräuterheilkunde) sondern auch Therapien, die man mit dem Begriff „abwartende" oder „passive Verhaltensformen" bezeichnen könnte (z.B. Spazierengehen, Frischluftzufuhr, Bettruhe). Innerhalb der natürlichen Therapien findet die Kräuterheilkunde in Tabelle 22 besondere Beachtung, da

Gesamtübersicht: „Natürliche" und „aus der Schulmedizin abgeleitete" Behandlungsmethoden

Krankheit/Beschwerde	natürliche Behandlungsmethoden in %			darunter: Kräuterheilkunde in %			schulmedizinische Behandlungsmethoden in %		
	F	M	insg.	F	M	insg.	F	M	insg.
Kopfschmerzen	65,5	73,8	68,0	19,7	14,6	17,9	34,7	26,1	29,3
Erkältung	89,1	87,1	88,4	35,4	33,3	34,6	10,9	12,9	11,7
Halsschmerzen	79,8	78,0	79,1	36,7	28,2	33,9	14,7	13,6	14,3
Fieber	73,8	67,6	71,8	11,9	4,0	8,4	10,0	8,1	9,4
Verbrennungen	54,2	59,1	55,7	11,6	7,6	10,2	41,7	22,7	35,7
spitze Verletzungen	16,4	9,7	14,1	29,9	–	23,4	70,5	77,4	72,8
stumpfe Verletzungen	33,9	19,2	29,5	19,2	40,1	23,1	53,2	65,4	56,8
Magen- und Darmbeschwerden	83,7	74,2	80,8	46,8	42,9	45,8	15,7	22,7	17,8
Mittelwert:	62,1	58,6	60,9	26,4	21,3	24,7	31,4	31,1	31,0

Tabelle 22: Die Gegenüberstellung von „natürlichen" und „schulmedizinischen Behandlungsmethoden

das Interesse der Befragten an diesen Maßnahmen (es handelt sich hier z.B. um Tees aller Arten, Kräuteressenzen, Umschläge etc.) herausgestellt werden sollte.

Die Unterscheidung der Behandlungsmethoden in diese beiden Gruppen wurde vorgenommen, um den oftmals hohen Anteil an „anderen/weiteren" Einzelmaßnahmen aufzuschlüsseln und ein abgerundeteres Bild über das Verhältnis von natürlichen zu klassisch medizinischen Behandlungsmaßnahmen entstehen zu lassen.

Aus der Tabelle ist zu entnehmen, daß allgemein doppelt so häufig auf natürliche Weise gegen Beschwerden angegangen wird und nur ein Drittel aller Behandlungsmethoden auf schulmedizinischen Erkenntnissen basiert. Betrachtet man allerdings die Verteilung der Maßnahmen auf einzelne Beschwerden, so ergeben sich doch signifikante Verlagerungen. So ist deutlich zu erkennen, daß bei Erkältungen, Halsschmerzen und Magen- und Darmbeschwerden ein höheres Interesse an natürlichen Behandlungsmethoden und besonders der Kräuterheilkunde besteht. Der recht hohe Anteil an schulmedizinischen Therapien bei den Verletzungsarten setzt sich aus der Anwendung von Sportsalben, Verbandmaterial (Pflaster, Binden) zusammen.

Zum Schluß noch einige Anregungen für weitere Untersuchungen: es gilt, Entwicklungen aufzuzeigen, die in zweierlei Hinsicht von Interesse sind. Einerseits könnten vergleichbare Studien zu einem späteren Zeitpunkt ergeben, ob sich das Verhältnis der natürlichen zu den schulmedizinischen Behandlungsmethoden verschiebt. An zweiter Stelle ist ein Vergleich zwischen der Anwendung bestimmter Therapien bei jungen, mittleren und älteren Altersgruppen zu nennen.

Anmerkungen

1 Der Probefragebogen wurde im Frühjahr 1985 erstellt und die Befragung durchgeführt. Die Ergebnisse aus diesem Fragebogen waren die Vorarbeit z.B. für die Erstellung der Vorgaben bei Frage 3 im endgültigen Fragebogen.
2 Hier fällt deutlich die Verbindung zu den Selbsthilfemaßnahmen bei Erkältungen auf. So kam es häufig vor, daß die Befragten zwischen den beiden Rubriken nicht unterschieden und querverwiesen.
3 Zum Beispiel im Vergleich zu Erkältungen (60 Belege), Magen- und Darmbeschwerden (54 Belege), Kopfschmerzen (43 Belege).
4 An dieser Stelle muß noch einmal darauf hingewiesen werden, daß die hier getroffenen Aussagen nur Hypothesencharakter besitzen können. Schon allein die Tatsache, daß nur halb so viele Männer als Frauen an der Befragung teilnahmen, läßt keinen repräsentativen Vergleich zu.

Familiengespräch und Doktorbuch.
Die Vermittlung des Wissens um die Selbsthilfe

von

Günter Wiegelmann

Zwei Fragen zielten auf die Übermittlung des Wissens, Frage 5 (nach den Wegen für die Übermittlung) und Frage 14 (nach medizinischen Ratgebern). Frage 5 folgt auf die Fragen nach der Selbsthilfe im Hause (Fr. 3) und nach der Selbstmedikation (Fr. 4). Deshalb ist zu erörtern, auf welchen Tatbestand die Befragten die Frage 5 bezogen. Zwar war in der Frageformulierung eindeutig die „Selbsthilfe" angesprochen, aber kurz vorher und auf derselben Seite war eben nach den Medikamenten aus der Apotheke gefragt worden. Dennoch ergibt sich aus den wenigen Spontanangaben, daß die Interviewten die Frage 5 durchweg auf die Selbsthilfe bezogen; denn alle spontanen Äußerungen weisen in diese Richtung, so z.B. „Tips, keine Medikamente", „Tees, keine Medikamente", es wird von Kamilletropfen, Knoblauchpillen und der Nützlichkeit von Weintrauben gesprochen. Schließlich weist einer darauf hin, daß man früher von alten Schäfern viel hätte lernen können.

Die Fragen lauteten:

5. Wie haben Sie Ihr Wissen um die Selbsthilfe erworben?
   a) aus der Familienüberlieferung?
   b) durch Hinweise in Gesprächen mit Bekannten, Verwandten, Nachbarn?
   c) durch eigene Erprobung?
   d) durch den Rat von Ärzten und Apothekern?
   e) durch den Rat eines Heilpraktikers?
   f) in Kursen, Vorträgen oder Lehrgängen?
      welchen?
   g) aus dem Reformhaus?
   h) aus Gesundheitssendungen des Radios oder des Fernsehens?
      welchen?
   i) aus Ratgeberspalten von Zeitungen/Illustrierten?
   j) aus Büchern oder Broschüren?

Hinter den einzelnen Fragen waren drei Rubriken angeboten, in denen angekreuzt werden konnte, ob man „viel", „einiges" oder „nichts" übernommen hat. Diese Frage ist fast ganz geschlossen gestellt. Deshalb gab es kaum Erläuterungen und Spontanangaben. Nur bei zwei Unterfragen (f und h) war nach ergänzenden Angaben gefragt. Bei den Kursen und Lehrgängen wurden genannt: Volkshochschulkurse (dreimal), autogenes Training (dreimal), Altenpflege-,

Ernährungs- und Erste-Hilfe-Kurse (je zweimal), schließlich ein Heilkräuter-kursus. Von den Gesundheitssendungen des Radios und des Fernsehens wurden lediglich zwei aufgeführt, besonders häufig das „Gesundheitsmagazin Praxis" des Zweiten Deutschen Fernsehens (dreizehnmal) und einmal die Sendung „Sprechstunde" auf WDR III.

Frage 14

a) Haben Sie einen gedruckten medizinischen Ratgeber im Hause, eine Art „Doktorbuch", in dem Sie bei Bedarf nachlesen?

b) (Wenn ja) Bitte Titel, Verlag, Verfasser und Erscheinungsjahr der benutzten medizinischen Ratgeber aufschreiben.

Bei dieser Frage begnügte sich ein Teil der Gewährspersonen damit, lediglich die Frage a) zu verneinen oder zu bejahen. Aber viele führten dann doch eine Fülle von Buchpublikationen auf, aus der sich erste Ergebnisse ermitteln ließen.

Bei Frage 5 wurden zehn verschiedene *Übermittlungswege* unterschieden. Diese gliedern sich aber in drei große Komplexe. Einer umfaßt die persönliche Übermittlung in der Familie und im Umkreis der Familie (Fr. a — c), ein zweiter den Rat, den man bei Fachleuten verschiedener Ausbildungsgrade erhält (Fr. d — g), schließlich die Anregungen aus den verschiedenen heute für die Über-mittlung von Wissen wichtigen Medien (Fr. h — j). Vergleicht man die Antworten

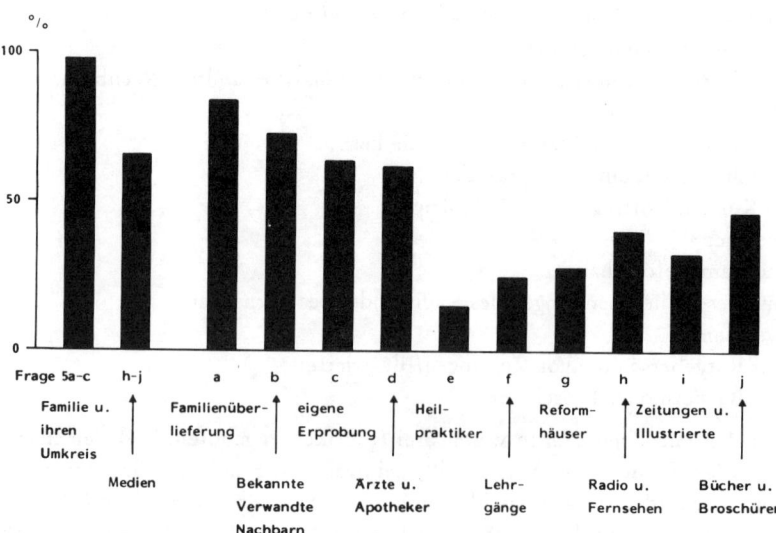

Abb. 32 Übermittlung des Wissens um die Selbsthilfe. Anteile der positiven Antworten.

von diesen drei Komplexen, dann wird sogleich deutlich, daß die Familientradition und direkte Gespräche im Umkreis der Familie absoluten Vorrang haben.
Das wird schon klar, wenn man nur die positiven Antworten auszählt, also nicht
danach unterscheidet, ob die Personen viel oder einiges übernommen haben
(vgl. Abb. 32 und Tab. 23). Zwar wird man beim Vergleich verschiedener Werte
zu beachten haben, daß ein gewisser Positionseffekt wirksam wurde, dadurch,
daß die Familienfragen am Anfang standen und erfahrungsgemäß die zuerst
genannten Rubriken etwas häufiger angekreuzt werden als die späteren. Aber
diese Überlegung kann wohl nur die absoluten Zahlen etwas korrigieren, nicht
die Größenordnung der einzelnen Blöcke. In Abb. 32 ist summarisch zunächst
die Familientradition den Medienanregungen gegenübergestellt worden. Danach
erhielten die Personen scheinbar zwei Drittel soviel Anregungen aus den Medien
wie aus der Familie und ihrem Umkreis. Aber wenn man die Werte der einzelnen
Sparten vergleicht, dann sieht man, daß die drei Unterfragen für den Familienumkreis (a – c) in jedem Falle sehr häufig bejaht wurden, während die positiven
Angaben bei den Medien stets deutlich unter 50 % liegen (vgl. Abb. 33).

Bei den einzelnen Positionen bei Abb. 32 fallen zunächst die Werte konti-
nuierlich ab (und das mag auch mit dem genannten Positionseffekt zusammenhängen), aber dann ergaben sich doch tiefgreifende Schwankungen bei den

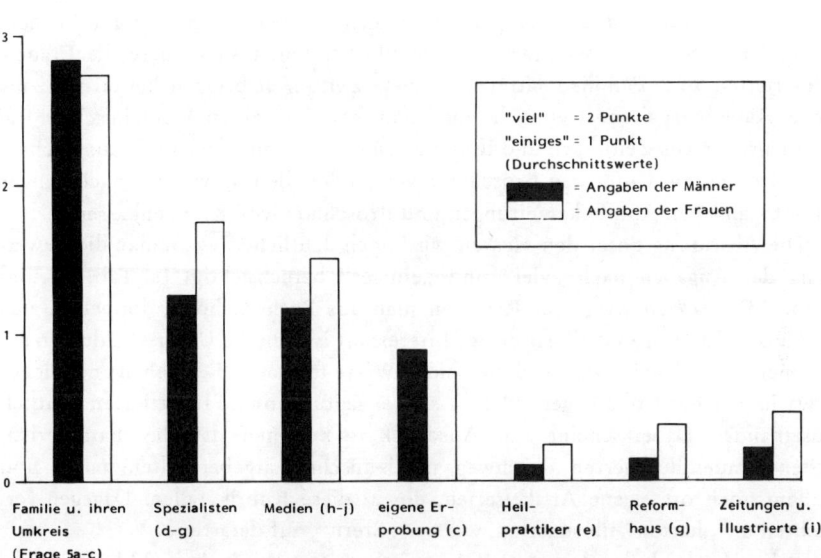

Abb. 33 Bewertung der Übermittlungswege für die Selbsthilfe durch Männer
und Frauen.

einzelnen Unterfragen. Besonders groß ist der Unterschied zwischen den 61,5 %
für Ärzte und Apotheker und den nur fast 15 % für die Heilpraktiker. Diese
Werte scheinen gar nicht mit anderen Ergebnissen der Befragung zusammen zu
passen. Denn immerhin gaben etwa 50 % der Befragten an, schon einmal einen
Heilpraktiker aufgesucht zu haben, und aus den Befragungen der Patienten von
Heilpraktikern wird ersichtlich, daß diese besonders viel Ratschläge zur Lebensführung und zur Selbsthilfe geben (vgl. den Beitrag über die Heilpraktiker).
Demnach sollte man bei den Heilpraktikern auch hier höhere Werte erwarten.
Aber beim Vergleich der verschiedenen Positionen ist zu bedenken, daß unter d)
nach dem Rat von Ärzten *und* Apothekern gefragt wurde, während unter e)
und g) gesondert nach dem Rat von Heilpraktikern und aus dem Reformhaus
gefragt wurde. Zählt man die beiden Prozentzahlen für Heilpraktiker und Reformhaus zusammen, dann kommt man immerhin auf knapp 43 % und damit auf
einen Wert, der im Vergleich zu Ärzten und Apothekern durchaus dem entspricht, was die anderen Befragungen ergeben haben.

Die Tatsache, daß die *Familienüberlieferung* (im weiteren Sinne) nach den
Angaben deutlich dominiert, an zweiter Stelle dann die Ratschläge der Fachleute
folgen und die Anregungen der Medien ganz eindeutig im Hintergrund stehen,
mag damit zusammenhängen, daß überwiegend Personen über 50 Jahre befragt
wurden. Bei jüngeren Menschen könnte sich vielleicht ein anderes Bild ergeben.
Vermutlich orientieren sich diese stärker an den Medien als an der Familienüberlieferung. Aber selbst für die älteren Leute erscheint es überraschend, welch
hohen Stellenwert die direkte Kommunikation unter den Menschen heute noch
einnimmt. Zwar sind die Ratgebersendungen im Fernsehen und Radio nicht
besonders zahlreich, aber praktisch alle Illustrierten, insbesondere die Frauenillustrierten und Familienblätter und viele Zeitungen bringen heute medizinische Ratgeberspalten. Dennoch holt man sich indirekten medizinischen Rat
nicht primär aus Zeitungen und Illustrierten, sondern in erster Linie aus Büchern
und Broschüren. Unter den Broschüren verstanden die Interviewten nach einigen
Spontanangaben Apothekerzeitungen und Broschüren von Krankenkassen.

Die Abstufung unter den *Medien* wird noch deutlicher, wenn man die Bewertung der Angaben nach „viel" und „einiges" berücksichtigt (s. Tab. 23 und
Abb. 33). Danach wiegt der Rat, den man aus Büchern holte, doppelt so viel
wie aus Zeitungen und Illustrierten. Interessant ist nun die Unterscheidung nach
Männern und Frauen. Während die beiden Werte für Radio/Fernsehen und Bücher
etwa in gleicher Höhe liegen, klaffen sie bei Zeitungen und Illustrierten deutlich
auseinander. Dabei scheint zum Ausdruck zu kommen, daß die charakteristischen Frauenillustrierten durchweg medizinische Ratgeberspalten haben und
zudem noch oft eigene Artikelserien, die in diese Rubrik fallen. Dagegen verzichten die „harten" Illustrierten, wie der „Stern", auf derartiges.

Beim Vergleich der drei großen Vermittlungsgruppen in Abb. 33 kommt sehr
klar die überragende Rolle der Familientradition zum Ausdruck. Interessant ist
dabei, daß es insgesamt gesehen keine Unterschiede zwischen Männern und

	Positive Angaben n = 130		Bewertete Angaben[1] Männer	Frauen
a) Familienüberlieferung	109	83,8 %	1.20	1.19
b) Bekannte, Verwandte, Nachbarn	93	71,5 %	0.76	0.82
c) Eigene Erprobung	83	63,8 %	0.89	0.74
d) Ärzte und Apotheker	80	61,5 %	0.72	0.86
e) Heilpraktiker	18	14,9 %	0.11	0.25
f) Kurse, Vorträge, Lehrgänge	32	24,6 %	0.28	0.26
g) Reformhaus	36	27,7 %	0.15	0.38
h) Radio, Fernsehen	52	40,0 %	0.39	0.44
i) Zeitungen, Illustrierte	42	32,7 %	0.22	0.46
j) Bücher, Broschüren	60	46,2 %	0.57	0.60

1 Für eine Angabe „viel" wurden zwei Punkte, für „einiges" ein Punkt gegeben und die Summe der Bewertungen jeweils durch die Zahl der Befragten (46 Männer bzw. 84 Frauen) geteilt.

Tab. 23 Die Vermittlung des Wissens um die Selbsthilfe

Frauen in der Familienüberlieferung gibt und sich nur in einer Sparte, der eigenen Erprobung, die Männer als eindeutig aktiver erweisen. Dagegen stützen sich die Frauen lieber auf Fachleute und auf Medien. Aus der Abbildung ist zu erkennen, daß das Übergewicht der Frauen bei den Fachleuten sich insbesondere auf Heilpraktiker und Reformhäuser bezieht. Dieser Unterschied stimmt mit den Aussagen überein, die bei den Heilpraktikerbefragungen ermittelt wurden, daß nämlich zumeist mehr Frauen Heilpraktiker (wie auch andere alternative Heiler) aufsuchen.

Auf die Frage nach dem *Doktorbuch* (Fr. 14), einem medizinischen Ratgeber, den man in der Wohnung zur Hand hat, haben ca. 60 % (57,7 %) der Befragten positiv geantwortet. Aber nur 18,5 % kannten zwei oder mehr Bücher. Diese Zahlen müssen nicht repräsentativ sein für die Zahl der in den Haushalten vorhandenen medizinischen Ratgeber; denn daß Mehrfachnennungen so selten waren, liegt sicherlich auch daran, daß die Frage 14 ausdrücklich nach „einem gedruckten Ratgeber" fragte, nicht nach mehreren.

Wenn man die mit Jahreszahl versehenen Titelangaben zeitlich aufgliedert, dann zeigt sich, daß 20 Bücher in den 80er Jahren erschienen, 29 in den 70er, 15 in den 60er, 7 in den 50er Jahren und nur 5 in den 40er und 30er Jahren. Damit wird deutlich, daß man sich ganz überwiegend auf neue Publikationen stützt. Noch von den Eltern übernommene Doktorbücher haben offensichtlich kaum eine Rolle gespielt.

Unter den 113 mit Titeln genannten Büchern nimmt das 1980 erschienene Kräuterbuch von Maria Treben („Gesundheit aus der Apotheke Gottes") mit neun Nennungen die Spitzenstellung ein. Demgegenüber bleiben Kneippbücher mit sechs Nennungen schon etwas zurück, obwohl diese Anzahl für einen Autor, der seine Bücher vor 100 Jahren publizierte, doch erstaunlich hoch liegt. Darin dokumentiert sich die in der Einleitung angesprochene große Bedeutung der Kneipp-Überlieferung in der deutschen Bevölkerung. Eine Dominanz von Büchern mit Kneippschen Anwendungen über das Kräuterbuch von Maria Treben, wie in der Vorpublikation (Wiegelmann/Voith 1987) erwähnt, ergibt sich nur dann, wenn man die Bücher mit erkennbar Kneippschen Anwendungen hinzurechnet, selbst wenn der Name Kneipp nicht direkt genannt ist.

Insgesamt werden 75 verschiedene Titel genannt. Davon sind 22 im Titel oder durch den Autor eindeutig als naturheilkundlich erkennbar einzustufen (einschließlich der zwei homöopathischen Publikationen), außerdem wurden 13 Kräuterbücher genannt. Zusammengerechnet sind das 35 naturheilkundliche Bücher, also fast die Hälfte aller genannten Titel.

Wenn man die Titel durchsieht, ist man erstaunt, daß kaum ausgesprochene Ernährungsbücher aufgeführt werden. Nur ein Buch von O. Bruker wird genannt. Das ist deshalb verwunderlich, weil bei der Frage 1 nach den Maßnahmen zur Gesunderhaltung die Ernährung mit 77 % an erster Stelle rangiert.

An sich müßte man vermuten, daß die Antworten auf Frage 5 j (nach dem Wissen aus Büchern) und auch Frage 14 (nach dem Besitz von Büchern) im wesentlichen übereinstimmen. Das ist jedoch nicht durchweg der Fall. Von den 75 Befragten, die medizinische Ratgeber im Hause haben, geben nur 43 an, sie würden einiges oder vieles aus Büchern für die Selbsthilfe entnehmen. Dem stehen aber 30 Personen gegenüber, die zwar Bücher besitzen, aber angeben, ihr Wissen für die Selbsthilfe nicht daraus bezogen zu haben. Das ist einigermaßen erstaunlich, zumal wenn man sich erinnert, daß die Bücher fast alle jüngeren Datums sind, also von den Gewährsleuten wohl selbst angeschafft wurden.

Schließlich kann man danach fragen, ob diejenigen, die medizinische Ratgeber besitzen, aktiver in der häuslichen Selbsthilfe sind. Aber eine derartige Korrelation ließ sich nicht bestätigen. Die Zahl der Selbsthilfemaßnahmen liegt bei den Buchbesitzern nur unwesentlich höher als bei denen, die kein Buch hatten. Jedoch gab es einen deutlichen Zusammenhang zwischen Buchbesitzern und eigenverantwortlicher Verwendung von Medikamenten. Bei diesem Vergleich wurden allerdings nicht nur die Angaben zur Frage 4 (Selbstmedikation) gezählt, sondern auch diejenigen aus Frage 3 (Selbsthilfe), bei denen in der Selbsthilfe die Einnahme von Tabletten genannt wurde. Zwei Drittel jener Gewährspersonen, die Doktorbücher besitzen, nehmen Medikamente in eigener Verantwortung ein. Demgegenüber nannten nur knapp 50 % der Personen ohne medizinischen Ratgeber die selbständige Verwendung von Medikamenten. Dieser Vergleich zwischen Buchbesitzern, häuslicher Selbsthilfe und Selbstmedikation ist etwas irritierend, wenn man den hohen Anteil der naturheilkundlichen Bücher vor Augen hat.

Der gesamte Bereich der Wissensvermittlung, des Buchbesitzes und der Buchbenutzung müßte sicherlich in nachfolgenden Untersuchungen genauer durchleuchtet werden. Aufgrund der in der Übersichtsbefragung ermittelten knappen Orientierungsfragen wurden nur einige grobe Unterschiede erkennbar. Bei der Wissensvermittlung sollte man über die hier gebotenen rein statistischen Daten hinaus Genaueres erfragen über die Vermittler (in der Familie und ihrem Umkreis, wie auch bei den Fachleuten) sowie nachdrücklicher nach Zeitungen und Illustrierten, denen man in erster Linie vertraut. Es wäre wahrscheinlich auch sinnvoller, die Frage nach dem Buchbesitz und der Buchbenutzung in direktem Zusammenhang mit der Wissensvermittlung zu stellen.

Anhang

1. Fragebogen der Übersichtsbefragung
2. Fragebogen der Ärztebefragung

242

Volkskundliches Seminar der
Westfälischen Wilhelms-Universität

Volkskundliche Kommission für Westfalen
des Landschaftsverbandes Westfalen-Lippe

4400 M ü n s t e r , Domplatz 23

DIE EIGENE ENTSCHEIDUNG IN KRANKHEIT UND GESUNDHEIT

1. Wie sorgen Sie und die Mitglieder Ihrer Familie dafür, daß Sie gesund bleiben, möglichst wenig krank werden?
   [Wenn allgemeine Begriffe genannt werden - wie "Sport", "Ernährung" usw. -, bitte nach der genauen Form und Häufigkeit
   fragen]

2. Wie halten Sie es mit den medizinischen Vorsorgemaßnahmen (wie regelmäßiger Zahnarztbesuch, Krebsvorsorgeuntersuchungen)?

3. Bei welchen Beschwerden und Krankheiten helfen Sie sich in der Regel selbst? [Zunächst Krankheiten spontan nennen lassen!]

Krankheiten	Mittel und Maßnahmen
a) Kopfschmerzen	
b) Erkältung	
c) Halsschmerzen (Mandelentzündung)	
d) Fieber	
e) Verletzungen	
f) Magen-, Darmbeschwerden	
g) Weitere	

2

4. a) Benutzen Sie Medikamente aus der Apotheke auch in eigener Verantwortung, also ohne jeweilige Rücksprache mit Ihrem Arzt?

( ) Ja

( ) Nein

b) [Wenn ja] Welche?

5. Wie haben Sie Ihr Wissen um die Selbsthilfe erworben?

	viel	einiges	nichts
a) aus der Familienüberlieferung? _____			
b) durch Hinweise in Gesprächen mit Bekannten, Verwandten, Nachbarn?			
c) durch eigene Erprobung? _____			
d) durch den Rat von Ärzten und Apothekern? _____			
e) durch den Rat eines Heilpraktikers? _____			
f) in Kursen, Vorträgen oder Lehrgängen? _____ welchen?			
g) aus dem Reformhaus? _____			
h) aus Gesundheitssendungen des Radios oder des Fernsehens? _____ welchen?			
i) aus Ratgeberspalten von Zeitungen/Illustrierten? _____			
j) aus Büchern oder Broschüren? _____			

6. Was meinen Sie, welche Krankheiten können entstehen? [Die Fragen a) bis d) sind einzeln zu stellen und zu beantworten]

a) durch ungesunde Lebensweise?

b) durch einen ungesunden Arbeitsplatz?

c) durch Kummer, Ängste, Sorgen und andere seelische Belastungen?

d) durch eine angeborene Schwäche?

7. a) Wie beurteilen Sie die übliche medizinische Versorgung durch niedergelassene Ärzte?
1. Was gefällt Ihnen daran?

2. Was gefällt Ihnen nicht?

b) Wie beurteilen Sie die übliche medizinische Versorgung in Krankenhäusern?
1. Was gefällt Ihnen daran?

2. Was gefällt Ihnen nicht?

244

- 3 -

8. a) In welchen Fällen haben Sie (oder Mitglieder Ihrer Familie) einen Heilpraktiker aufgesucht?

Krankheiten	Art der Behandlung	Ergebnis

b) Würden Sie in Zukunft eventuell einen Heilpraktiker aufsuchen?　　　( ) Ja
　　　　　　　　　　　　　　　　　　　　　　　　　　　　　　　　　　( ) Nein

c) [Wenn ja] Bei welchen Krankheiten?

d) [Wenn nein] Warum nicht?

9. a) Wissen Sie von einem Heilpraktiker, der viel Zulauf hat?　　　　　( ) Ja
　　　　　　　　　　　　　　　　　　　　　　　　　　　　　　　　　　( ) Nein

b) [Wenn ja] Kennen Sie seinen Namen und seinen Wohnort?

c) Warum hat er soviel Zulauf?

10. a) Gab es in Ihrer Familie in den letzten Jahrzehnten Fälle von schweren, unheilbaren
oder chronischen Leiden? [Zeit und Art der Erkrankung schildern]　( ) Ja
　　　　　　　　　　　　　　　　　　　　　　　　　　　　　　　　　　( ) Nein

b) Hat man sich dabei ganz auf den Rat der Ärzte verlassen?　　　　　( ) Ja
　　　　　　　　　　　　　　　　　　　　　　　　　　　　　　　　　　( ) Nein

c) Suchte man darüber hinaus nach anderen Möglichkeiten der Heilung oder　( ) Ja
Linderung?　　　　　　　　　　　　　　　　　　　　　　　　　　　( ) Nein
[Wenn ja] Welche wurden versucht? Mit welchem Ergebnis?

11. a) Suchen Sie bei schweren Krankheiten (eigenen oder denen von Angehörigen)　( ) Ja
auch Hilfen im Gebet?　　　　　　　　　　　　　　　　　　　　　　( ) Nein

b) Auch in anderen religiösen Handlungen?
Welchen?

- 4 -

12. a) Können Sie sich eine Lage vorstellen, in der Sie jemanden aufsuchen würden, der durch Besprechen, Hand auflegen oder Bestreichen, geistiges Heilen oder Magnetisieren zu helfen sucht?

b) Wissen Sie von einem derartigen Heiler, einer Heilerin?

c) [Wenn ja] In welchem Ort?

13. a) Wissen Sie von Krankheitsfällen, bei denen man Erdstrahlen oder Wasseradern entdeckte?
[Bei Verneinung weiter bei Fr. 14. a]

b) Bei welchen Beschwerden, bei welchen Krankheiten?

c) Was tat man, um die Wirkung der Strahlen zu verhindern?

d) Was wurde dadurch bei dem Kranken erreicht?

e) Wissen Sie von Fällen, in denen vorbeugend nach Erdstrahlen oder Wasseradern gesucht wurde?

f) Woher kam der Wünschelrutengänger, der die Strahlen feststellte?

14. a) Haben Sie einen gedruckten medizinischen Ratgeber im Hause, eine Art "Doktorbuch", in dem Sie bei Bedarf nachlesen?   ( ) Ja   ( ) Nein

b) [Wenn ja] Bitte Titel, Verlag, Verfasser und Erscheinungsjahr der benutzten medizinischen Ratgeber aufschreiben:

15. Haben wir bei diesem Thema etwas vergessen? Fällt Ihnen dazu noch etwas ein?

16. Einige allgemeine Angaben:

Wohnort: Beruf:

Seit wann leben Sie in diesem Ort:

[Wenn nicht von Kind an:] Woher stammt Ihre Familie?

Alter: ...... Jahre   ( ) Mann   ( ) pflichtversichert
                           ( ) Frau   ( ) privat versichert

Volkskundliche Kommission für Westfalen   4400 Münster, im Januar 1986
des Landschaftsverbandes Westf.-Lippe   Domplatz 23, Tel. 02 51/ 83 44 04

Alternative Heilverfahren und Außenseitermethoden in der ärztlichen Praxis

1. Mit welchen der folgenden Heilverfahren oder Außenseitermethoden haben Sie
   sich schon einmal beschäftigt? (Bitte ankreuzen)

   1. Östliche Heilverfahren (z. B. Akkupunktur, Yoga)   ( )
   2. Homöopathie   ( )
   3. Naturheilverfahren (Kneipp, Kräutertherapie)   ( )
   4. Anthroposophische Medizin   ( )
   5. Chiropraktik   ( )
   6. Magnettherapie   ( )
   7. Mesmerismus   ( )
   8. Radiästhesie (Wünschelrute, Pendel)   ( )
   9. Geist- und Spruchheilung   ( )
   10. Sauerstoff-Mehrschritt-Therapie nach Ardenne   ( )
   11. Ozon-Therapie   ( )
   12. Frischzellentherapie   ( )
   13. Neuraltherapie nach Hunneke   ( )
   14. Biochemische Heilweise nach Schüssler   ( )
   15. Andere, nämlich:...

2. Wodurch erhielten Sie die Anregung? (Bitte tragen Sie jeweils die Ziffern der
   oben durchnumerierten Heilverfahren ein.)

   ... Pflichtveranstaltung in der Ausbildung
   ... Wahlveranstaltung in der Ausbildung
   ... Besuch von Kursen und Seminaren
   ... Besuch öffentlicher Veranstaltungen (Vorträge)
   ... Mitarbeit in Arbeitsgruppen, z. B. im Rahmen der Ärztefortbildung
   ... Bücher und Zeitschriften
   ... Als Assistent bei einem zur Weiterbildung ermächtigten Arzt
   ... Besuch von Auslandskursen (z. B. China)
   ... Kontakte zu nichtapprobierten Heilern
   ... Hinweise durch Kollegen
   ... Hinweise durch Patienten
   ... "Familientradition"
   ... Andere, nämlich ....

3. Lesen Sie Literatur und Zeitschriftenartikel zur Volks-, Laien- und Paramedizin?

   ( ) regelmäßig   ( ) gelegentlich   ( ) selten   ( ) nie

4.a) Welche der folgenden Verfahren wenden Sie bei welchen Krankheiten an?

   Akkupunktur, bei ....
   ....
   Atemtherapie, bei ....
   ....
   Entspannungstherapie (Autogenes Training), bei ....
   ....
   Bäder mit Kräuterzusätzen, bei ....
   ....
   Tee- und Natursaftkuren, bei ....
   ....
   Heilpflanzenöl, bei ....
   ....

- 2 -

Kräuterkissen, bei ....
....
Mistelpräparate und andere Immunstimulantien, bei ....
....
Homöopathische Arzneimittel, bei ....
....
Sauerstoff-Mehrschritt-Therapie, bei ....
....
Frischzellentherapie, bei ....
....
Ozontherapie, bei ....
....
Mesmerismus, bei ....
....
Magnete, bei ....
....
Kupferarmbänder, bei ....
....
Radiästhetische Diagnoseverfahren, bei ....
....
Geist- und Spruchheilung, bei ....
....
Vollwertkost (welche Kostform?) ....
.... bei ....
....
Neuraltherapie, bei ....
....
Andere, nämlich: ....
.... bei ....
....

4 b) Warum wenden Sie die genannten Verfahren an? (Bitte ankreuzen. Mehrfachnennungen möglich.)

1. Da sie nebenwirkungsärmer sind
2. Da sie erfolgreicher sind
3. Da sie kostensparender sind
4. Weil der Patient es wünscht

	1	2	3	4
Akkupunktur				
Atemtherapie und Yoga				
Entspannungstherapie				
Bäder mit Kräuterzusätzen				
Tee- und Natursaftkuren				
Heilpflanzenöl				
Kräuterkissen				
Mistelpräparate und andere Immunstimulantien				
Homöopathische Arzneimittel				
Sauerstoff-Mehrschritt-Therapie				
Frischzellentherapie				
Ozontherapie				
Mesmerismus				
Magnete				
Kupferarmbänder				
Radiästhetische Diagnoseverfahren				
Geist- und Spruchheilung				
Vollwertkost				
Neuraltherapie				
Andere, nämlich				

248

5. Wie ändert sich Ihre Diagnose- und Therapiezeit bei den von Ihnen angewendeten Verfahren?

Diagnosezeit: ( ) verlängert sich   ( ) verkürzt sich   ( ) gleich
Therapiezeit: ( ) verlängert sich   ( ) verkürzt sich   ( ) gleich

6. Wenn Sie die oben genannten Verfahren noch nicht angewandt haben, welche Voraussetzungen müßten für eine Anwendung erfüllt sein? (Bitte ankreuzen. Mehrfachnennungen möglich.)

1. Sie müßten naturwissenschaftlich erklärbar und reproduzierbar sein
2. Sie müßten durch die gesetzliche Krankenkasse finanziert werden
3. Der Arzt müßte bei der Durchführung dieser Methode durch juristische Regelungen abgesichert sein
4. Viele Patienten müßten diese Behandlungsmethode fordern
5. Andere, nämlich:...
   ....

	1	2	3	4	5
Akkupunktur					
Atemtherapie und Yoga					
Entspannungstherapie					
Bäder mit Kräuterzusätzen					
Tee- und Natursaftkuren					
Heilpflanzenöl					
Kräuterkissen					
Mistelpräparate und andere Immunstimulantien					
Homöopathische Arzneimittel					
Sauerstoff-Mehrschritt-Therapie					
Frischzellentherapie					
Ozontherapie					
Mesmerismus					
Magnete					
Kupferarmbänder					
Radiästhetische Diagnoseverfahren					
Geist- und Spruchheilung					
Vollwertkost					
Neuraltherapie					
Andere, nämlich					

7. a. Welche Bedeutung für den Gesundungsprozeß messen Sie dem Glauben an die Heilung, dem Lebens- oder Gesundungswillen des Patienten bei? (Bitte auf der Skala ankreuzen)

grundlegend wichtig |————————+————————|————————+————————| irrelevant

b. Wie berücksichtigen Sie das in Ihrer Behandlung?

8. a. Setzen Sie in Ihrer Therapie Placebos ein?
   b. Bei welchen Erkrankungszuständen halten Sie den Einsatz von Placebos für angezeigt? (Ausgenommen Arzneimittelforschung)

9. Haben Sie schon einmal einem Ihrer Patienten empfohlen, einen nicht-approbierten Heiler aufzusuchen? (Bitte begründen Sie Ihren Ratschlag)

- Ja, einen Heilpraktiker, weil ....
  ....
- Ja, einen Magnetiseur, weil ....
  ....

- Ja, einen Geist- und Spruchheiler, weil ....
  ....
- Ja, einen Wünschelrutengänger, weil ....
  ....
- Ja, einen ...., weil ....
  ....

10. Wie oft etwa haben Sie im letzten Jahr (1985) Ihren Patienten einen nicht-appro-
    bierten Heiler empfohlen?

    ca. ....

11. Sind Ihnen Patienten bekannt, die von einem alternativen Heiler zu Ihnen gekommen
    sind? Welche Gründe gab es dafür?
    - Von einem Heilpraktiker, weil ....
      ....
    - Von einem Magnetiseur, weil ....
      ....
    - Von einem Geist- und Spruchheiler, weil ....
      ....
    - Von einem Wünschelrutengänger, weil ....
      ....
    - Von einem ...., weil ....
      ....

12. Bei welchen Beschwerden und Erkrankungen kann ein Patient Ihrer Meinung nach
    zunächst oder überhaupt auf den Arztbesuch verzichten?

13. In den letzten Jahren wurden von den Medien alternative Heilverfahren aufgegrif-
    fen und diskutiert.

    a. Inwieweit haben sich die Ansprüche Ihrer Patienten daraufhin geändert?

    b. Wie wirkt sich diese Tatsache auf Ihre Tätigkeit aus?

14. Welcher Prozentsatz Ihrer Patienten ist privat versichert?   .... %

15. Krankenscheine pro Quartal:

    Unter 1000   ( )
    1000-1500   ( )
    1500-2000   ( )
    Über 2000   ( )

16. In welchem Ort befindet sich Ihre Praxis?

17. Seit wann sind Sie in Ihrer Praxis dort tätig?

18. Welcher Altersgruppe gehören Sie an?

    ( ) bis 30   ( ) 31-40   ( ) 41-50   ( ) 51-60   ( ) über 60

19. Geschlecht?   ( ) weibl.   ( ) männl.

Literatur

Hier werden im wesentlichen die den Beiträgen zugrunde liegenden Titel verzeichnet. Eine Zusammenstellung der weitverzweigten, rasch anwachsenden Literatur zur heutigen Volksmedizin wäre eine eigene Aufgabe.

Angst, Beatrice Elsbeth 1972: Magische Praktiken des Menschen unserer Zeit in ihrer sozialpsychologischen und psychodynamischen Bedeutung. (Europäische Hochschulschriften, Reihe VI, Bd. 7). — Bern und Frankfurt/M.

Approbationsordnung für Ärzte. Vom 28.10.1970. Prüfungsstoff für den Ersten Abschnitt der ärztlichen Prüfung. — Köln (2. Aufl. 1972).

Assion, Peter 1975: Zur Kritik an einer parapsychologischen Volkskunde. In: Zeitschrift für Volkskunde, 71 Jg.: 161 — 180.

— *1976:* Legitimierte Irrationalität. Zur popularisierten Parapsychologie. In: Direkte Kommunikation und Massenkommunikation. Referate und Diskussionsprotokolle des 20. Deutschen Volkskundekongresses in Weingarten. Hrsg. v. H. Bausinger und E. Moser-Rath. (Untersuchungen des Ludwig Uhland-Instituts 41) — Tübingen: 145 — 154.

Ausserehl, Peter 1968: Über die Ausbildung und die diagnostischen und therapeutischen Methoden des Heilpraktikers. Diss. — Marburg.

Bachler, Käthe 1983: Erfahrungen einer Rutengängerin. Ergebnis einer Tatsachenforschung bei mehr als 3000 Wohnungs- und Arbeitsplatzuntersuchungen. 8. Aufl. — Linz.

Bachmann, Christian 1981: Die Krebsmafia. Intrigen und Millionengeschäfte mit einer Krankheit. (Aktualisierte Ausg. im Fischer Tb.3837, 1983). — Frankfurt a.M.

Bandler, Richard/Grinder, John 1981: Metasprache und Psychotherapie. Die Struktur der Magie I (Amerik. Ausg.: The Structure of Magic, Volume I, Science and Behaviour Books 1975). (Reihe: Innovative Psychotherapie und Humanwissenschaften, Bd. 11). — Paderborn.

— *1982:* Kommunikation und Veränderung. Die Struktur der Magie II. (Reihe: Innovative Psychotherapie und Humanwissenschaften, Bd. 12). — Paderborn.

Barthel, Günther 1981: Schichtspezifisches Gesundheits- und Krankheitsverhalten und laienätiologische Vorstellungen. Eine volkskundliche Erkundungsstudie im ehemaligen Landkreis Marburg. — Dautphetal.

— *(Hrsg.) 1986:* Heilen und Pflegen. Internationale Forschungsansätze zur Volksmedizin. (Hessische Blätter für Volks- und Kulturforschung, Bd. 19). — Marburg.

Bauer-Hack, Karl 1984: Mitteilung. In: Volksheilkunde, 36. Jg.: 201 — 221.

Bausinger, Hermann 1963: Aufklärung und Aberglaube. In: Deutsche Vierteljahrsschrift für Literaturwissenschaft und Geistesgeschichte 37: 345 — 362.

Bender, Hans 1935: Zum Problem der außersinnlichen Wahrnehmung. Ein Beitrag zur Untersuchung des „Hellsehens" mit Laboratoriumsmethoden. Sonderabdruck aus: Zeitschrift für Psychologie, Bd. 135. — Leipzig.

Benz, Ernst 1976: Franz Anton Mesmer und seine Ausstrahlung in Europa und Amerika. (Abhandlungen der Marburger Gelehrten Gesellschaft, Jg. 1973, Nr. 2). — München.

Bonin, Werner F. 1984: Lexikon der Parapsychologie. Das gesamte Wissen der Parapsychologie und ihrer Grenzgebiete. — Bern und München.

Brinkmann, Manfred/Franz, Michael (Hrsg.) 1982: Nachtschatten im weißen Land. Betrachtungen zu alten und neuen Heilsystemen. — Berlin.

Carter, Mary Ellen/Mc Garey, William A. 1980: Edgar Cayce und das Heilen. (Amerik. Ausg. 1972: Edgar Cayce On Healing. 1975², 1976³. New York). — Freiburg i.Br.

Claussen, Claus 1984: In der Lücke zwischen Arzt und Priester. In: esotera 10, 35. Jg.: 882 – 885.

Cornielje, Georg G.L. 1985: Die Kraft des Heilens. Erfahrungen und Erfolge. — Kleve.

Daten des Gesundheitswesens 1983: Schriftenreihe des Bundesministers für Jugend, Familie und Gesundheit, Bd. 152. — Stuttgart.

Derlon, Pierre 1984: Heiler und Hexer. Die überlieferte Medizin der Fahrenden. — Basel.

Dersee, Thomas 1981: Prävention: Selbsthilfe und Gesundheitserziehung? In: *Lundt 1981:* 239 – 241.

— */Dupke, Stephan 1981:* Bankrott der Gesundheitsindustrie. Eine Kritik des bestehenden medizinischen Versorgungssystems. (Dokumentation des Gesundheitstages Berlin 1980, Bd. 4). — Berlin.

— *1986:* Selbsthilfe in der Bundesrepublik Deutschland. In: *Barthel 1986:* 77 – 81.

Diepgen, Paul 1949: Geschichte der Medizin. Die historische Entwicklung der Heilkunde und des ärztlichen Lebens. Bd. I. — Berlin.

Dorner, Wolf G. 1984: Heilkunst im Zeichen der apparativen Medizin. Das Verhältnis zwischen „alternativer Medizin" und „Schulmedizin". In: Deutsches Ärzteblatt, 81. Jg., Heft 11: 781 – 784.

Edwards, Harry 1978: Praxis der Geistheilung. Erkenntnisse und Erfahrungen aus vierzig Jahren. 2. Aufl. — Freiburg i.Br.

Elias, Norbert 1969: Über den Prozeß der Zivilisation. Soziogenetische und psychogenetische Untersuchungen. 2 Bde. 2. Aufl. — Bern und München.

Ferber, Christian von 1971: Gesundheit und Gesellschaft. Haben wir eine Gesundheitspolitik? — Stuttgart, Berlin, Köln, Mainz.

Frank, Jerome D. 1981: Die Heiler. Wirkungsweisen psychotherapeutischer Beeinflussung. Vom Schamanismus bis zu den modernen Therapien. (Originalausg.: Persuasion and Healing — A Comparative Study of Psychotherapy. Baltimore/London 1961). (dtv Tb. 15001). — Stuttgart.

Freitag, Erhart F. 1985: Kraftzentrale Unterbewußtsein. Der Weg zum positiven Denken. 6. Aufl. (Goldmann Tb. 11740). — München.

Fritsch, Volker 1955: Das Problem geopathogener Erscheinungen vom Standpunkt der Geophysik. Kritische Untersuchungen der Wünschelrute, Erdstrahlen und ähnlicher Phänomene. — München.

Geisler, Gert (Hrsg.) 1984: Paramedizin — andere Wege des Heilens. Eine Anthologie der besten Berichte in esotera über alternative Konzepte und Methoden zur Wiederherstellung einer positiven Gesundheit. (esotera Tb.). — Freiburg i.Br.

Geisler, Hans (Hrsg.) 1983: Das hat mich geheilt, das hat mir geholfen. 5. Aufl. — Freiburg i.Br.

Grabner, Elfriede (Hrsg.) 1967: Volksmedizin. Probleme und Forschungsgeschichte. (Wege der Forschung. Bd. LXIII). — Darmstadt.

— *1978:* Grundzüge und Probleme heutiger Volksmedizinforschung in den Ostalpen. In: Österreichische Zeitschrift für Volkskunde 81: 243 – 262.

— *1985:* Grundzüge einer ostalpinen Volksmedizin. (Österreichische Akademie der Wissenschaften. Philosophisch-Historische Klasse, Sitzungsberichte, 457. Bd., Mitteilungen des Instituts für Gegenwartsvolkskunde Nr. 16). — Wien.

Graves, Tom 1984: Radiästhesie — Pendel und Wünschelrute. Theorie und praktische Anwendung. (Originalausg.: Dowsing — Technique and Applications. London 1976). 3. Aufl. — Freiburg i.Br.

Gross, Rudolf/Schölmerich, Paul (Hrsg.) 1977: Lehrbuch der Inneren Medizin. 5. Aufl. — Stuttgart, New York.

Grossinger, Richard 1982: Wege des Heilens. Vom Schamanismus der Steinzeit zur heutigen alternativen Medizin. (Originalausg.: Planet Medicine. New York 1980). — München.

Hackethal, Julius 1979: Krankenhaus. Über Patientenschicksale und Zustände in unseren Kliniken. — Wien, München, Zürich, Innsbruck.

Hahn, Peter (Hrsg.) 1985: Psychosomatische Medizin. (Wege der Forschung, Bd. 222). — Darmstadt.

Halter, Hans (Hrsg.) 1981: „Vorsicht Arzt! — Krise der modernen Medizin". (Spiegel-Buch). — Hamburg.

Hampp, Irmgard 1961: Beschwörung, Segen, Gebet. Untersuchungen zum Zauberspruch aus dem Bereich der Volksheilkunde. (Veröffentlichungen des staatl. Amtes für Denkmalpflege Stuttgart. Reihe C: Volkskunde, Bd. 1). — Stuttgart.

Hartmann, Ernst 1967: Krankheit als Standortproblem. 2. verbesserte Aufl. von: Vorstoß in biologisches Neuland. — Heidelberg.

Hewer, Walter 1980: Eine empirische Untersuchung zum Vergleich der Arzt-Patient-Beziehung mit der Beziehung zwischen Heilpraktiker und Patient. Diss. — Gießen.

Höhne, Anita 1984: Die neuen Magier der Gesundheit. Ein Report über Heiler. — München.

Honko, Lauri 1979: Methods in Folk-Narrative Research. In: Ethnologia Europaea, Vol. XI (1979/80): 6 — 27.

Huber, Ellis/Lundt, Stefan 1981: Im Anstieg des Regenbogens? Kritische Nachgedanken zum Gesundheitstag 1980. In: *Lundt 1981:* 89 — 99.

Hüffer, Adelheid 1945: Volksmedizin in Westfalen. Diss. — Münster.

Illich, Iwan 1977: Die Nemesis der Medizin. Von den Grenzen des Gesundheitswesens. — Reinbek bei Hamburg.

Jaffe, Dennis T. 1983: Kräfte der Selbstheilung. (Originalausg.: Healing from within. New York 1980). — Stuttgart.

Jones, Ernest 1978: Die Theorie der Symbolik und andere Aufsätze. (Ullstein Tb. 3480). — Frankfurt/M., Berlin, Wien.

Jungbauer, Gustav 1934: Deutsche Volksmedizin. Ein Grundriß. — Berlin und Leipzig.

Kirchner, Georg 1984: Pendel und Wünschelrute. Handbuch der modernen Radiästhesie. 7. Aufl. — Genf.

Kirfel, Bernhard 1986: Materialien zum Spruchheilen in der Eifel. In: Traditionelle Heilkundige. Sonderband 5: 55 — 60.

Klein, Klaus/Zepp, Jürgen (Hrsg.) 1984: 2000 Jahre Gesundheitssicherung. Im Auftrag der Landeszentrale für Gesundheitserziehung in Rheinland-Pfalz e.V. — Mainz.

Koch, Egmont R./Klopffleisch, Reinhard/Maywald, Armin 1986: Die Gesundheit der Nation. Eine Bestandsaufnahme. Karten, Analysen, Empfehlungen. — Köln.

Krabbe, Wolfgang R. 1974: Gesellschaftsveränderung durch Lebensreform. Strukturmerkmale einer sozialreformerischen Bewegung im Deutschland der Industrialisierungsperiode. (Studien zum Wandel von Gesellschaft und Bildung im 19. Jh. Bd. 9). — Göttingen.

Kruse, Johann 1978: Hexen unter uns. Magie und Zauberglauben in unserer Zeit. — Leer.

Kußmaul, Adolf 1919: Jugenderinnerungen eines alten Arztes. 10. Aufl. — Stuttgart.

Langbein, Kurt/Martin, Hans-Peter/Sichrowsky, Peter/Weiss, Hans 1983: Bittere Pillen. Nutzen und Risiken der Arzneimittel. Ein kritischer Ratgeber. 20. korrig. Aufl. — Köln (vollst. neubearb. u. erw. Ausg. 1986/87. — Gütersloh).

Leonhard, Joachim 1984: Motive zum Heilpraktikerbesuch. Eine empirische Untersuchung über die sozialen Aspekte und die Krankengeschichte als Hintergrund eines Entscheidungsprozesses. (Diplomarbeit Psychologie). — Teningen.

LeShan, Lawrence 1986: Von Newton zu PSI. Neue Dimensionen im Umgang mit der Wirklichkeit. (Originalausg.: From Newton to ESP. Northhamtonshire 1984). (rororo Tb. 7966). — Hamburg.

Look, Maria van o.J.: Franz Anton Mesmer — Reinhold Schneider. — Freiburg.

Lundt, Stefan (Hrsg.) 1981: Rebellion gegen das Valiumzeitalter. Überlegungen zur Gesundheitsbewegung. (Dokumentation des Gesundheitstages Berlin 1980, Bd. 7). — Berlin.

Marx, Hans H. 1984: Zu dem Beitrag von *Rothschuh 1984.* In: Deutsches Ärzteblatt, 81. Jg. Heft 15: 1184.

Mauss, Marcel 1978: Soziologie und Anthropologie. Bd. 1: Theorie der Magie. Soziale Morphologie. (Ullstein Tb. 3448), Bd. 2: Gabentausch, Todesvorstellungen, Körpertechniken, Begriff der Person. (Ullstein Tb. 3491). — Frankfurt/M., Berlin, Wien.

Merscheim, Horst 1978: Medizin in Illustrierten. Berichterstattungs-Analyse von „Bunte", „Neue Revue", „Quick" u. „Stern". (Bochumer Studien zur Publizistik- und Kommunikationswissenschaft 17). — Bochum.

— *1984:* Medizin im Fernsehen. Probleme massenmedial vermittelter Gesundheitsberichterstattung — eine empirisch-analytische Studie. (Bochumer Studien zur Publizistik- und Kommunikationswissenschaft 39). — Bochum.

Miles, Richard B. 1982: Humanistische Medizin und ganzheitliche Heilweise. In: Baumann, Edward u.a.: Das Buch der ganzheitlichen Gesundheit. Alles über die natürlichen Heilweisen und Mittel der Selbsthilfe zu Körper, Geist und Seele umfassender Gesundheit. Hrsg. v. Berkeley Holistic Center (Knaur Tb. 4321). — München: 21 — 30.

Möckli-von Seggern, Margarete 1965: Arbeiter und Medizin. Die Einstellung des Zürcher Industriearbeiters zur wissenschaftlichen und volkstümlichen Heilkunde. (Schriften der Schweizerischen Gesellschaft für Volkskunde, Bd. 46). — Basel.

Morris, Charles William 1973: Zeichen, Sprache und Verhalten. (Originalausg.: Signs, Language, and Behaviour, New York 1955). (Sprache und Lernen 28). — Düsseldorf.

Müller-Lüning, Doris 1978: Georg Cornielje und die paranormale Begabung. — Kleve.

Neuloh, Otto/Teuteberg, Hans-Jürgen 1979: Ernährungsfehlverhalten im Wohlstand. Ergebnisse einer empirisch-soziologischen Untersuchung in heutigen Familienhaushalten. — Paderborn.

Oepen, Irmgard 1985: An den Grenzen der Schulmedizin. Eine Analyse umstrittener Methoden. — Köln.

„Pfad" 1985: „Ein Pfad gesäumt von duftenden Kräutern". In: Der Spiegel (1985) Nr. 49: 82 — 102.

Pfeifer, Samuel 1982: Gesundheit um jeden Preis? 5. Aufl. — Basel und Gießen.

Pohl, Gustav Freiherr von 1983: Erdstrahlen als Krankheits- und Krebserreger. (Originalausg.: Erdstrahlen als Krankheitserreger — Forschungen auf Neuland. München 1932). — Feucht.

Prokop, Otto (Hrsg.) 1964: Medizinischer Okkultismus. Paramedizin. 2. Aufl. — Stuttgart.

— */Wimmer, Wolf 1976:* Der moderne Okkultismus. Parapsychologie und Paramedizin. Magie und Wissenschaft im 20. Jahrhundert. — Stuttgart.

— */Wimmer, Wolf 1985:* Wünschelrute, Erdstrahlen, Radiästhesie. Die okkulten Strahlenfühligkeitslehren im Lichte der Wissenschaft. 3. völlig neu bearb. Aufl. — Stuttgart.

Rattner, Josef 1977: Psychosomatische Medizin heute. Seelische Ursachen körperlicher Erkrankungen. (Fischer Tb. 6369 = Bücher des Wissens). — Frankfurt a.M.

Riese, Michael 1979: Zur Heiltätigkeit ohne ärztliche Approbation. Diss. — Marburg.

Rogalla, Dorothea/Wollert, Annemarie 1980: Warum gehen Patienten zum Heilpraktiker? Eine Untersuchung der Gründe und Leitsymptome, die Patienten zum Heilpraktiker führen, ihre Persönlichkeitsstruktur und Verhaltensweisen, ihre Erwartungen, durchgeführt in zwei Heilpraktikerpraxen. Diss. — Hannover.

Rothschuh, Karl E. 1983: Naturheilbewegung, Reformbewegung, Alternativbewegung. — Darmstadt.

— *1984:* Das Verhältnis von „Schulmedizin" und „Naturheilkunde" in historischer Sicht. In: Deutsches Ärzteblatt, 81. Jg., Heft 3: 122 — 125.

Rudolph, Ebermut 1977: Die geheimnisvollen Ärzte. Von Gesundbetern und Spruchheilern. 2. Aufl. — Olten.

— *1986:* Zur Psychologie deutschsprachiger „Spruchheiler". In: *Barthel 1986:* 147 — 153.

Rutschky, Michael (Hrsg.) 1984: Ethnographie des Inlands. Verschiedene Versuche. — Frankfurt a.M.

Sauermann, Dietmar (Hrsg.) 1980: Sagen aus Westfalen. — Husum.

Schenda, Rudolph 1973: Volksmedizin — was ist das heute? In: Zeitschrift für Volkskunde, 69. Jg.: 189 — 210.

— *1975:* Stadtmedizin — Landmedizin. Ein Versuch zur Erklärung subkulturalen medikalen Verhaltens. In: Stadt-Land-Beziehungen. Verhandlungen des 19. Deutschen Volkskundekongresses in Hamburg vom 1. bis 7. Oktober 1973. Hrsg. v. G. Kaufmann. — Göttingen: 147 — 170.

Schiegl, Heinz 1983: Heilmagnetismus — Die Übertragung von Lebenskraft. Theorie und Anleitung zur Durchführung heilmagnetischer Behandlungen. — Freiburg i.Br.

Schleip, Holger 1980: Zur Praktik des Handauflegens durch Heiler. Fragebogen-Untersuchung am Patientengut zweier Heiler. Diss. — Freiburg i.Br.

Schmidsberger, Peter 1987: gesünder leben! Der kritische Ratgeber zur Gesundheitsvorsorge. — München.

Schönrock, Holger 1978: Außenseitermethoden in der Allgemeinpraxis. Beeinflussung durch regionale und individuelle Gegebenheiten, Fortbildungsverhalten sowie Motivationen und Meinungen zur Frage der Anerkennung bzw. Ablehnung der Außenseitermethoden. Diss. — Freiburg i.Br.

Schott, Heinz 1984: Die „Suggestion" und ihre medizinhistorische Bedeutung. In: Bausteine zur Medizingeschichte. Heinrich Schipperges zum 65. Geburtstag. Hrsg. v. Eduard Seidler u. Heinz Schott. (Sudhoffs Archiv. Zeitschrift für Wissenschaftsgeschichte, Heft 24). 111 — 121.

— *(Hrsg.) 1985:* Franz Anton Mesmer und die Geschichte des Mesmerismus. — Freiburg.

Schrödter, Willy 1975: Grenzwissenschaftliche Versuche für jedermann. 4. Aufl. — Freiburg i.Br.

Sehrt, Ursula 1978: Im Tee gerührt. In: Münchener Medizinische Wochenschrift, 120. Jg., Nr. 12: 383.

Speiser, Hermann 1983: Heilpraktiker in Gefahr? (Status des Heilpraktikers). In: Volksheilkunde, 35. Jg.: 211 — 221.

Stangl, Anton 1984: Heilen aus geistiger Kraft. Zur Aktivierung innerer Energien. (Econ Tb. 20029 680). — Düsseldorf.

Steuer, Walter 1978: Gesundheitsvorsorge. Krankheitsfrüherkennung. 2. Aufl. — Stuttgart.

Stinckens, M. 1987: Volksgeneeskunde. Verslag studiedag PVC dd. 05.10.1986 te Limbricht, Nederland. In: Volkskunde 88, nr. 1: 38 – 41.

Strauch, Ingeborg 1958: Zur Frage der „Geistigen Heilung". Ergebnisse einer experimentellen Untersuchung an einem „Geistigen Heiler" und seinen Patienten. Diss. – Freiburg i.Br.

Stutzer, Petra 1978: Außenseitermethoden in der Allgemeinpraxis. Arten, Ausmaß, Anwendungsbereiche, Erfolge und Kostenerstattung. Diss. – Freiburg i.Br.

Tenhaeff, W.H.C. 1957: Außergewöhnliche Heilkräfte. Magnetiseure, Sensitive, Gesundbeter. (Originalausg.: Magnetiseurs, Somnabules en Gebedsgenezers). – Olten.

Tepperwein, Kurt 1985: Geistheilung durch sich selbst. Gesund und glücklich durch Psychokybernetik und Hypnomeditation. (Goldmann Tb. 11738) 4. Aufl. – München.

Tielemans, Eddy 1986: Volksgeneeskunde in Limburg: een bibliografie/samengest. en van comment. voorz. door E. Tielemans. (Limburgs Volkskundig Instituut). – Limbricht. *Bespr. v. Catteeuw, P.* in: Volkskunde 87, nr. 3 (1986): 230 f.

Thimmel, Karen/Kirfel, Bernhard 1985: Ein Wandel im Weltbild. In: esotera 1, 36. Jg.: 59 – 64.

Top, Stefaan 1979: Volksgeneeskunde nu: een programma. De Werkgroep Volksgeneeskunde aan de K.U. Leuven. In: Volkskunde 80: 199 – 233.

Treben, Maria 1980: Gesundheit aus der Apotheke Gottes. Ratschläge und Erfahrungen mit Heilkräutern. – Steyr.

– *1987:* Heilkräuter aus dem Garten Gottes. Guter Rat aus meiner Kräuterfibel für Gesundheit und Wohlbefinden. Sondert.: Meine größten Heilerfolge. Überarb. Ausg. Liz: Ausg. – Güterloh.

Voigt, Dieter 1978: Gesundheitsverhalten. Zur Soziologie gesundheitsbezogenen Verhaltens. Hypothesen-Theorie-empirische Untersuchungen. – Stuttgart.

Volksheilkunde mit der ständigen Beilage „Der Heilpraktiker". Fachzeitschrift für Heilpraktiker in der Bundesrepublik Deutschland und dem benachbarten Ausland. Bochum: Deutsche Heilpraktikerschaft, Landesverband Nordrhein-Westfalen, 35. u. 36. Jg. (1983/ 84).

„Wege" *1984:* Wege zum Heilpraktiker. Alles Wissenswerte über die Ausbildung zum Heilpraktiker und die Ausübung der Heilkunde ohne Bestallung. Hrsg. v. d. Aktion Bildungsinformation e.V. (ABI) Gemeinnütziger Verein (1984). – Reichenbach.

Werner, Roland 1985: Traditionelle Heiler – unsere Partner? In: Deutsches Ärzteblatt, 82. Jg., Heft 14: 986 – 988.

Wiedemann, Fritz 1981: Biologisch leben – biologisch heilen. Ein umfassender Überblick über die traditionellen und modernen biologischen Heilmethoden und ihre Erfolge. (Heyne Tb. 4748). – München (2. überarb. Ergänzung 1985).

Wiegelmann, Günter/Voith, Regina 1987: Selbsthilfe heute. In: Münchener Medizinische Wochenschrift, Jg. 129, 5: 52 – 55.

Wimmer, Wolf, 1975: Parapsychologie, Aberglaube und Verbrechen. In: Zeitschrift für Volkskunde, 71. Jg.: 181 – 201.

Beiträge zur Volkskultur in Nordwestdeutschland

Heft 1, Knechte und Mägde in Westfalen um 1900, herausgegeben von Dietmar Sauermann, 1979, 2. Auflage, 173 S., DM 12,80.

Heft 2, Engel an Ravensberger Bauernhäusern, von Gertrud Angermann. Ein Beitrag zum Wandel des Dekors vom 18. bis 20. Jhdts. 1986, 2. Auflage, 216 S. mit 71 Abb., DM 19,80.

Heft 3, Töpferei in Nordwestdeutschland, herausgegeben von Wingolf Lehnemann, Vorträge, gehalten auf der Jahrestagung 1974 der Volkundlichen Kommission für Westfalen, 2. Auflage, 291 S. 130 Abb. i. Text, DM 19,80.

Heft 4, Töpferei in Schermbeck, von Helmut Müller, (vergriffen).

Heft 5, Städtisches Fastnachtsbrauchtum in West- und Ostfalen, von Norbert Humburg. Seine Entwicklung vom Mittelalter bis ins 19. Jahrhundert, 1976, 434 S., DM 13,50.

Heft 6, Weihnachten in Westfalen um 1900. herausgegeben von Dietmar Sauermann. Berichte aus dem Archiv für westfälische Volkskunde. 1979, 2. Auflage, 262 S., 31 Abb., DM 14,80.

Heft 7, Handwerk und Kleinstadt, von Hermann Kaiser. Das Beispiel Rheine, 1978, VIII, 501 S., mit vielen Tabellen. DM 19,80.

Heft 8, Historische Hausforschung, von Konrad Bedal. Eine Einführung in Arbeitsweisen, Terminologie und Literatur, 1978, VI, 186 S., mit 23 Tafeln u. 32 Abb., DM 19,80.

Heft 9, Kulturelle Stadt-Land-Beziehungen in der Neuzeit, herausgegeben von Günter Wiegelmann, 1978, VI, 337 S., m. Abb. u. Tabellen im Text, DM 19,80.

Heft 10, Türkische Arbeiter in Münster, von Halil Narman. Ein Beitrag zum Problem der temporären Akkulturation, 1978, X, 176 S. m. 64 Tabellen im Text, DM 16,80.

Heft 11, Bibliographie zum Schützenwesen in Westfalen, bearbeitet von Gerda Osthoff, 1979, VI, VI, 126 S., DM 12,80.

Heft 12, Ländliches Wohnen vor der Industrialisierung, von Volker Gläntzer, 1980, 306 S. m. 41 Abb., DM 19,80.

Heft 13, Gemeinde im Wandel, herausgegeben von Günter Wiegelmann, Volkskundliche Gemeindestudien in Europa 1979, 215 S. m. Abb. im Text, DM 14,80 (vergriffen).

Heft 14, Fachwerkbauten in Westfalen vor 1600, von Fred Kaspar, 1978, VI, 130 S., 47 Abb. u. Tafeln, 1 Faltkarte, DM 29,80 (vergriffen).

Heft 15, Mode und Tracht, von Martha Bringemeier, Beiträge zur geistesgeschichtlichen und volkskundlichen Kleidungsforschung, 1985, 302 S. m. v. Abb. i. Text, DM 26,80.

Heft 16, Volkskundliche Forschung in Westfalen von 1770-1970, von D. Sauermann. Geschichte der Volkskundlichen Kommission und ihrer Vorläufer, 1986, Band I, Historische Entwicklung, 320 S. und Band II, Grundlagenmaterial des Archivs für westfälische Volkskunde, 315 S., je Bd. DM 22,80.

Heft 17, Autobiographische Aufzeichnungen des münsterländischen Bauern Philipp Richter (1815-1880), herausgegeben von Helmut Müller, 1979, III. 76 S. m. Abb. u. Taf., DM 9,80. (vergriffen).

Heft 18, Nachbarschaften und Vereine in Ahaus, von Burkhard Schwering. Studien zur Kultur und Bedeutung organisierter Gruppen, 1979, 671 S., DM 29,80.

Heft 19, Novationsphasen der ländlichen Möbelkultur in Minden-Ravensberg, von Berthold Heizmann, 1981, VIII, 216 S. 39 Abb. a. Taf., DM 19,80.

Heft 20, Häuser und Mobiliar in einem westfälischen Dorf, von Bernhard Klocke, 1980, 262 S. m. 35 S. Abb., DM 19,80.

Heft 21, Geschichte der Alltagskultur, herausgegeben von Günter Wiegelmann, 1980, 174 S. m. Abb. u. Tabellen im Text, DM 14,80 (vergriffen).

Heft 22, Bäuerliches Brotbacken in Westfalen, herausgegeben von Martha Bringemeier, 1980, 136 S. DM 12.80 (vergriffen).

Heft 23, Aus dem Leben einen Heuerlings und Arbeiters. Rudolf Dunkmann berichtet, herausgegeben von Dietmar Sauermann, 1980, 178 S. m. 24 S. Abb., DM 14,80.

Heft 24, Hattingen, von Fred Kaspar und Karoline Terlau. Zum Baubestand einer westfälischen Kleinstadt vor 1700, 1980, VI, 323 S. m. Abb. i. Text und 4 Karten in Falttasche. DM 19,80.

Heft 25, Aus dem Leben einer Bäuerin im Münsterland, herausgegeben von Renate Brockpähler, 1981, VII, 192 S. u. 54 Abb. a. Tafeln, DM 16,80.

Heft 26, Westfalen in der Neuen Welt, von Walter D. Kamphoefner. Eine Sozialgeschichte der Auswanderung im 19. Jahrhundert 1982, 211 S., 40 Abb. a. Tafeln DM 19,80.

Heft 27, Land-Stadt-Beziehungen, von Gertrud Angermann, Bielefeld und sein Umland, 1760-1860 unter besonderer Berücksichtigung von Markenteilungen und Hausbau, 1982, 400 S. m. 51 Tab., 7 Ktn. und 8 Schaubildern, 36 Abb. a. Taf., DM 24,80.

Heft 28, Die Kornfege in Mitteleuropa, von Uwe Meiners. Wort- und sachkundliche Studien zur Geschichte einer frühen landwirtschaftlichen Maschine, 1983, 496 S., mit vielen Abb. im Text und 6 Karten in Falttasche, DM 26,80.

Heft 29, Das Drechslerhandwerk in Ostwestfalen, von Volker Rodekamp. Ein traditionelles Handwerk im Strukturwandel des 20. Jahrhunderts, 1981, 393 S., 14 S. Abb., DM 19,80 (vergriffen).

Heft 30, Koreanerinnen in Deutschland, von Tai-Soon Yoo. Eine Analyse zum Akkulturationsverhalten am Beispiel der Kleidung, 1981, 225 S., DM 14,80.

Heft 31, Realität und Abbild in Stadtdarstellungen des 16. bis 19. Jahrhunderts, von Michael Schmitt und Joachim Luckhardt. Untersuchungen am Beispiel Lippstadt, 1982, X, 172 S. m. 47 Abb. i. Text, 1 Faltkarte, DM 16,80.

Heft 32, Sterbfallinventare des Stiftes Quernheim (1525 bis 1808), von Christiane Homoet, Dietmar Sauermann, Jochen Schepers. Eine quellenkritische Untersuchung zur Diffusionsforschung, 1982, 204 S., DM 19,80.

Heft 33, Alte Tagebücher und Abschreibebücher, herausgegeben von Helmut Ottenjann und Günter Wiegelmann. Quellen zum Alltag der ländlichen Bevölkerung in Nordwesteuropa, 1982, DM 19,80.

Heft 34, West-östliche Kulturverflechtungen in Mitteleuropa. Festgruß zum 80. Geburtstag von Bruno Schier. 1982, 50 S. DM 6,80.

Heft 35, Neue Heiligenkulte in Westfalen, von Gerhard Best. 1983, 288 S. m. 96 Abb. im Text, DM 19,80.

Heft 36, Erinnerungen aus einer Bergarbeiterkolonie im Ruhrgebiet, von Moritz Grän, 1983, 89 S. DM 12,80.

Heft 37, Friedenszeiten und Kriegsjahre im Spiegel zweier Lebenserinnerungen, Sophie und Fritz Wiechering berichten, herausgegeben von Kai Detlef Sievers, 1984, 408 S. m. 24 Abb. im Text, DM 24,80.

Heft 38, Bäuerliche und bürgerliche Möbel aus dem Westmünsterland, von Dörte Becker, 1984, 292 S. m. 21 Abb., 10 Karten und 54 Fotos, DM 24,80.

Heft 39, Nachlaßverzeichnisse — Probate Inventories, Internationale Biographie — International Bibliography, von Hildegard Mannheims u. Klaus Roth, 1984, 160 S., DM 14,80.

Heft 40, Nord-Süd-Unterschiede in der städtischen und ländlichen Kultur Mitteleuropas, herausgegeben von Günter Wiegelmann, 1985, 420 S. m. zahlreichen Karten, Abbildungen u. Tabellen. DM 29,80.

Heft 41, Heimat und Fremde, Wanderhändler des oberen Sauerlandes, von Peter Höher, 1985, 224 S. m. 13 Abb., DM 26,80.

Heft 42, Volkskundliche Kulturraumforschung heute, herausgegeben von H. L. Cox u. Günter Wiegelmann, Beiträge eines internationalen Symposiums in Bonn, v. 21-24.4.1982, 1984, 180 S. Text mit zahlreichen Karten u. Abb., DM 16,80.

Heft 43, Eine ländliche Arbeiterfamilie der vorindustriellen Zeit, von Maria Rörig. Ein Beitrag zur Sozialgeschichte des kurkölnischen Sauerlandes. 1985, 104 S. m. 31 Abb., DM 16,80.

Heft 44, Studien zur Arbeiterkultur, herausgegeben von Albrecht Lehmann. Beiträge der 2. Arbeitstagung der Kommission ,,Arbeiterkultur" in der Deutschen Gesellschaft für Volkskunde in Hamburg v. 8.-12.5.1984. 542 S. Text u. 16 S. Abb., DM 26,80.

Heft 45, Bauerngärten in Westfalen, herausgegeben von Renate Brockpähler. Berichte aus dem Archiv für westfälische Volkskunde. 1985, DM 39,80.

Heft 46, Ostern in Westfalen, herausgegeben von Dietmar Sauermann. Materialien zur Geschichte eines volkstümlichen Kirchenfestes. 1986. 396 S. Text u. 18 S. Abb., DM 26,80.

Heft 47, Das Kleidungsverhalten jugendlicher Protestgruppen in Deutschland im 20. Jahrhundert, von Marion Grob. Am Beispiel des Wandervogels und der Studentenbewegung. 1985, 358 S. m. 53 Abb., DM 24,80.

Heft 48, Puppenspieler in Nordwestdeutschland, von Marion Wehmeyer. Ein Vergleich von Spielerpersönlichkeiten verschiedenen Alters. 1985, 208 S. m. 53 Abb., DM 24,80.

Heft 49, Nachbarschaft in der Großstadt, von Jutta-Beate Engelhard, Neue Initiativen, dargestellt am Beispiel der Stadt Münster. 1986, 364 S., DM 24,80.

Heft 50, Die Stube im westfälischen Bauernhaus, von Sabine Hacke-Reuter. 1987, 270 S. m. zahlreichen Zeichnungen, DM 19,80.

Heft 51, So kochten wir damals in Westfalen, von Willi Krift. 1985, 90 S., DM 14,80.

Heft 53, Alte niederdeutsche Volkstänze, von Margrit Vogt. 1986, 212 S. Text mit zahlreichen Zeichnungen u. 18 S. Abb., DM 19,80.

Heft 54, Märkische Hausbandweber, von Sabine Schachtner. Arbeit und berufsbezogene Einstellung „selbständiger Lohnarbeiter". 1986, 352 S. Text und 14 S. Abb., DM 26,80.

Heft 57, Volksmedizin heute, herausgegeben von Günter Wiegelmann. Berichte und Studien. 1987, X, 256 S., DM 19,80.

Heft 59, Schneidermeisterinnen in Münster, von Paula Lutum. Untersuchung zur historischen Entwicklung und aktuellen Berufskultur der selbständigen Frauenarbeit im Schneiderhandwerk. 1987, 230 S., DM 19,80.

Studien zur Geschichte des Alltags

Herausgegeben von Hans. J. Teuteberg und Peter Borscheid

Band 1, Ehe, Liebe, Tod, von P. Borscheid und H.J. Teuteberg, 1984, 330 S. DM 24,80.

Band 2, Wohnen in Hamburg vor dem Ersten Weltkrieg, von Clemens Wischermann, 1983, 488 S., mit 54 Schaubildern, 57 Karten und 56 Fotos im Text, DM 26,80.

Band 3, Wohnalltag in Deutschland 1850-1914, Bilder, Daten, Dokumente, von Hans J. Teuteberg und Clemens Wischermann, 1985, 498 S., 300 Fotos, 70 Tab. u. Abb., Format 24 x 27 cm, DM 58,00.

Band 4, Homo habitans. Zur Sozialgeschichte des ländlichen und städtischen Wohnens in Europa in der Neuzeit, von Hans J. Teuteberg, 1985, 491 S., 98 Tab., 71 Abb., DM 48,00.

Band 6, Unsere tägliche Kost, von Hans J. Teuteberg und G. Wiegelmann, 1986, 472 S., DM 48,00.

Band 7, Geschichte des Alters, Bd. I: 16.–19. Jahrhundert, von Peter Borscheid, 1987, 390 S., m. zahlreichen Fotos u. Grafiken, 10 Farbbildern. Format 24 × 27 cm. DM 54,00.

Band 8, Durchbruch zum modernen Massenkonsum, von Hans J. Teuteberg, 1987, 397 S., DM 44,00.